Research for
the Health Professional

# 保健・医療のための

A Practical Guide (Second Edition)
発想から発表まで

# 研究法入門

Diana M. Bailey 著

**朝倉隆司** 監訳
**朝倉京子**｜**奥原秀盛**｜**鈴木久義**｜**松本佳代子**｜**守田美奈子**｜**谷津裕子** 訳

協同医書出版社

装幀……岡孝治［戸田事務所］

Research for the Health Professional :
A Practical Guide,
Second Edition
by Diana M. Bailey

The original English language work has
been published by F.A. DAVIS
Philadelphia, Pennsylvania, U.S.A.
Copyright © 1997. All rights reserved.

# 監訳者の序文

　この本は，保健・医療，看護の領域において何らかの研究を試みようとしている人に，その道案内となることを意図して書かれている．そのオリジナルの副題「A Practical Guide」に込められた著者の思いを，日本語版では「発想から発表まで」という副題で表現したのだが，まさにこの本は，何を研究しようか，あるいは研究に取り組むこと自体が必要なのだろうかと迷う時期から，発想のヒントを摑み，研究方法や対象を選択し，データを分析して，考察を加え，その成果を公表するまでの長い道のりを，励ましながら共に歩いてくれるガイドなのである．そのための実践的なツールとしては，著者が数年をかけて開発した豊富なワークシートが用意されている．本書を読みながら，ワークシートを仕上げていくことで，研究プロジェクトが完成していくように仕組まれている．

　さて，「研究」という言葉に読者はどの様なイメージを抱いているだろうか．「研究」という言葉を聞いて，「私には関係のない何か難しいこと」「専門家だけが理解できる特別なこと」あるいは「臨床や実践，現実生活には役に立たない机上の空論」等と決めつけてはいないだろうか．私自身は，研究，すなわち何か物事を深く理解したり，その原因を探ったりする知的活動は，私たちが日常的に行っている社会化された営みであり，したがって誰もがなしえることだと捉えている．たとえば，私たちが何か買い物をしたり，旅行を計画したり，パートナーを選ぶことを考えてみよう．より良い意志決定をして何事かを選択する際には，それらの選択肢を様々な角度から比較したり，ある選択をした場合に起こり得ることを予想してみるなど，その判断の根拠となりそうな事実を探求しようとするのではないだろうか．あるいは，ある事象や体験を人と共有しようとして微に入り細に入り描写して伝えながら，何が，なぜ起こったのか自分なりの分析と説明，つまり「仮説」を考え出したりするではないか．さらに驚くべきことに，「このような特徴の人は，○○しやすい」など身近な生活事象について個人的「理論」を作り上げたりもしている．したがって，誰にとっても研究という活動は決して特別なことではなく，むしろきわめて実際的で，現実生活において頻繁に行われている知的な営みのはずである．

　過去には，人間の本質を一言で射抜こうとした賢者達の様々な言葉があるが，パスカルの「人間は考える葦である」という有名な洞察を敷衍すれば，「人間は研究する動物である」とさえ言うことが可能だと思う．「なぜ」「なに」「どうして」という基本的な問いかけは，人が生まれて言語というコミュニケーションの手段を獲得するといちはやく発せられるものではないか．未知の事柄を知ろうとする旺盛な知的探求心は，誰もが生まれ持っていたはずである．ただ，それが研究と結びつくとは，思ってもみないのかも知れない．学生にしばしば尋ねられるのは，「研究ってなんですか？」という問いである．彼らは，研究すると改まったときに，どんな疑問を求められているのか，何をすればよいのか，日頃行っていることとは別世界，異次元で特別なことを考えなければならないと思い込み，深い悩みの森に迷い込んでしまったりする．保健・医療や看護，福祉，そして教育などという人間の生活活動や生き方，あるいは社会の在り方を対象にした応用科学の領域では，むしろ現実に密着した発想からの地に足が着いた研究が求められているはずである．ただし，何事にも一定の方法，ルールやコツがあるように，それをうまく実現するためには，研究というプロセスにおける手続きをマスターする必要がある．

　ところが，実験デザインを中心とした医学研究と比べると，臨床やフィールドに密着して行う保健・医療や看護領域など健康やヒューマンケア，ヒューマンサービスに関連した科学研究は，まだ学問領域自体が新しく，そ

の研究方法の理解や普及，蓄積が十分ではなく，発展途上にあると思われる．そのような状況下では，「研究」に興味を持ちながらも，そのプロセスで傷ついた学生，大学院生や臨床家も決して少なくないだろう．研究の各段階で適切な助言が得られないために迷い，研究自体を諦めてしまうか，いいかげんなところで妥協してしまっていたのではないだろうか．そのような時に，本書，とりわけその「迷いやすい箇所」は，有益な示唆を与えてくれるとともに自分だけが迷うのではないことを知り勇気づけられるだろう．

さらに，そのような混沌とした状況もあってか，量的研究と質的研究を対立させて考えたり，特定の研究方法論にしか目が届かず，研究や教育の視野が狭くなりがちのように思える．研究方法は，どの方法にも長所と短所があり，必ずしもどれが優れていると単純に断定できるものではない．現実の現象に迫るためには，それぞれに適した対象や状況を設定する必要があり，それに応じて研究方法を使い分けたり，補完的に用いるべきではないだろうか．したがって，少なくとも両者については基礎的なことを知っておくべきである．選択肢の多さが問題解決の手助けとなるはずだから．そのためには，研究法を学び始めるときに広い視野に立ち，多様な研究方法を概観しておく必要があると考える．そうすれば，それぞれの研究方法が立脚している異なった世界観，考え方を排除するのではなく，互いに協同して研究テーマに取り組む必要性が理解できよう．そして，研究はもっと楽しくなるはずである．このBaileyの第2版は，そのような要望をバランス良く満たしてくれており，保健・医療や看護領域で研究を始めようとする人が学習するテキストとしてふさわしいと思っている．決して，これで十分というわけではないが，量的な研究法のみでなく，質的な研究法，とりわけ通常厄介なそのデータ分析法もわかりやすくまとめられており，この数章だけでも一読の価値がある．

また，すでに研究法を学んだことがある人，ある方法論を用いて研究を行っている人には，自分が学んだもの以外にも様々な方法論があることを知り，異なった見方から知的な刺激を受けることができると思う．そして，本書の範囲を越えて，もっと詳しく知りたいと思い始めるにちがいない．

このようにして本書が，研究は「難しい，特別なもの」「実践に役立たないもの」という意識の背後にある研究コンプレックスの解消に少しでも役立ち，各自の研究プロジェクトを完成まで導いてくれたり，視野を広げてくれるのではないかと期待している．本来ならば本書に匹敵する保健・医療や看護領域の方法論に関するオリジナルなテキストを，日本における研究蓄積を踏まえて作り上げなければならないのだが，まだ自分自身の実力や経験などが及ばない点も多々あり，それに先だつ研究方法論の基礎を知るテキストとして教育現場をはじめ広く活用して欲しいと願い，本書を翻訳した．また，われわれ訳者一同が，まず本書を通じて研究法を学び直したという事実も付け加えておきたい．

最後に，訳書を出版するにあたり，「オリジナルなものを」と言われながらも本書の出版機会を与えて下さった協同医書出版社の中村三夫編集長，編集作業を担当して下さった吉原香さんの熱意に感謝の意を表したい．本書の出版と同時に，あらためて保健・医療の領域における研究法で「オリジナルなものを」という要請に応えるべく第一歩を踏み出したいという思いに駆られている．

2000年11月　朝倉隆司

# 序　文

　研究の初心者が最もよく直面する障壁は，理解不足と恐れである．教育者は，学生たちがそれを乗り越えるために，どのような手助けができるのだろうか？　Diana Baileyは，『保健・医療のための研究法入門』を書こうとしたとき，まさにこの問題に直面していたのである．

　この本の最も優れた長所は，ユニークな実践力指向のアプローチであり，それが研究法の理論を実際に適用しようとする読者の手助けになっている．たくさんのワークシートが，学習や研究の意欲を刺激しており，自分の考えを確かめる方法を提供してくれている．また，隠された落とし穴や迷いやすい箇所についての議論，実際の作業療法や理学療法の文献からとられた文中のBoxでは，重要な点が簡潔明瞭に説明されており，貴重な学習の手段を提供してくれている．

　作業療法や理学療法の臨床家は，根拠と事実証拠によって自らの理論や実践の正当性を明らかにし，サービスの妥当性を示すためには，彼らの研究能力を向上させなければならない．そのために学生と臨床家が研究にチャレンジしようとするとき，この本が大いに役立つだろう．

Susan B. O'Sullivan, EdD, PT
Associate Professor
Department of Physical Therapy
University of Lowell
Lowell, Massachusetts

# 第2版のまえがき

　第2版の準備をするよう依頼されるのは，誰にとっても喜ばしいことである．実際に私は，この『保健・医療のための研究法入門：発想から発表まで』に対する反応にずっとわくわくし通しであった．それは，実践的でしかも実際にやってみることができる簡潔な研究法のワークブックが，学生からも臨床家からも必要とされていることが明らかになったからである．しかしながら，改訂をしてはどうかと繰り返し提案されてきた点がある．それは「もっと質的研究にスペースを割いて欲しい」という要望であった．私がこの第2版で取り組んだのは，この点なのである．

　質的研究のためのプロセス，方法そしてテクニックに関する題材は，この本の全体にわたって編み込まれている．まず第4章では，自然主義的な方法について，その特徴を取り上げて説明しながら紹介している．第7章ではデータ収集の方法について説明を展開しているが，とりわけ質的研究に適した方法について取り上げた．さらに第9章と第10章で，質的な研究デザインと自然主義的な研究によって丹念に集められたデータを解析するテクニックについて説明している．最後に書き加えた部分は，第12章なのだが，質的研究の論文を書くためのポイントを示した．なおワークシートとBoxで取り上げた例は，質的研究法のスタイルを含むように拡張した．

　私の意図は，第2版においても変わっておらず，研究法に潜む問題を指摘しながら研究者が一歩ずつ研究の段階を進んで行けるように導くことである．私は，この新しい教材が役立つことが，いずれ証明されることを希望している．そして，学位論文を書いている学生や研究プロジェクトを始めようとしている臨床家にとって有益であり続けることを願っている．

Diana M. Bailey, 1996

# 第1版のまえがき

　この本は，研究プロジェクトや学位論文に取り組んでいる学生，そして臨床現場で研究をしようと思っている臨床家に向けたものである．研究に関する包括的なテキストを意図して書いたものではなく，研究のプロセスについて簡潔かつ明瞭に全体像を示そうとした．それを通して，読者に研究のそれぞれの段階で，章末に付したワークシートにアイデアを書き込む機会を提供しながら，論理の道筋に従って一歩一歩導こうとした．すでに研究法や統計学の授業を受けたことがある人々にとっても，この本は様々なステップを通して，これまでの記憶を呼び覚ますものとなるだろう．また，研究を行う機会がなかった人々や初めて研究法の授業を受けている人々は，この本の他に，もっと詳しいテキストを傍らに備えておいたほうがよいだろう．

　このマニュアルは，読者が気づかない落とし穴をうまく処理できるように，有益なアドバイスを盛り込んだ自習用教材としてデザインされている．そのため一連の研究の段階ごとにワークシートを用意した．読者には，研究のプロセスに沿いながら，その様々な段階でそこから出たり入ったりすることを期待している．多くの場合，研究疑問を明らかにする段階から一連の研究のサイクルに入っていくのだが，他の段階から入ろうとしている人もいるだろうし，決まった順序にとらわれないで行きつ戻りつすることを楽しめる人もいるだろう．この本では，それぞれの段階が完結した単元となっており，切り離して取り組むこともできるので，決まった順番によらないで学ぶことが可能である．

　この本について最初のアイデアが浮かんだのは，現場で働いているセラピストから，ワークショップを主催して彼らの記憶をリフレッシュし，臨床で研究を始める手助けをしてほしいと頼まれたからである．そのような臨床家たちは，多くが学部で卒業論文を書いたり，研究プロジェクトを経験しており，現場に出てすでに4, 5年くらい働き続けてきた人たちであった．そして，やっと今臨床的な研究をする準備が整ってきたが，研究方法を忘れてしまっていたり，大きな視野で問題を考えることができなくなっていたのである．

　通常セラピストは，一日の仕事が終わった後でやっと椅子に腰を落ち着けて，専門的な文献を読むことができるという状況なのだから，この本では，彼らが研究プロジェクトを企画し開始するための一連のステップについて，簡潔で端的にアウトラインを書くよう心がけた．同様に，初めて研究法を学ぶ学生は，全体像や自分が研究したいポイントすら見失いがちである．このような学生には，この本が提供している情報の順序が，本来の軌道に戻るために役立つだろう．

　また，理学療法と作業療法の文献から，たくさんの研究例をBoxとして取り上げた．この情報を囲みに入れることで，読者が話の流れを中断されたくない場合は飛ばして読み進み，後で戻れるようにした．もし，読者がテキスト中に豊富にちりばめられた研究の実例を楽しみたいのなら，進行に合わせてBoxも一緒に読んでいくほうがよいかもしれない．Boxの実例には，簡単に研究の概略を説明したものや，ポイントを指摘するために研究の一部分だけを示したものがある．したがって，教材をより良く理解するためには，出典の論文そのものを探してみることを是非勧めたい．

　私はこの本が実用的，実践的であることを望んできたので，各章の末尾に，その章で「迷いやすい箇所」を網羅した．その「迷いやすい箇所」では，間違いやすい事柄（その多くは私自身が間違った経験に基づいているのだが！）について説明した．この目的は，まだ経験の乏しい研究者に，落とし穴への注意を促し，それを回避することである．

この本が備えているもう一つの特徴は，各章末のワークシートである．このワークシートは，私が臨床研究の授業を教えているときに，セラピストに提供したものであり，5，6年かかって開発したものである．読者は，気楽に直接このワークシートに書き込んでほしい．するとすべてのワークシートが完成したときには，研究プロジェクトの立案や計画書の作成に必要な仕事の大半が終了したことになる．また，研究プロジェクトの結果を，論文の出版によって同じ職種の人に知らせようとするのならば（これが多くの臨床研究者にとって最終目標なのだが），読者が順にワークシートを完成させていくことで，その作業は大きく促進されるだろう．

　最後に，このワークブックが研究の迷路を切り抜けていく道案内役となり，読者を支援してくれることを望んでいる．そして，何よりも読者自身がその道筋を楽しんでくれることを望みたい．私のねらいは，セラピストの研究意欲を沸き立たせて，研究にトライしてみるよう勇気づけることである．ホラティウスのオデッサ第4巻からの言葉を引用しよう．「はじめた者は，すでに半ば終えた者である．勇気をだして賢者となれ．さあ，はじめよ．」

Diana M. Bailey, 1991

# 謝　辞

第2版をご高閲下さり，有益な示唆を与えて下さいました方々に感謝いたします．

Bette R. Bonder, PhD, OTR, FAOTA
Professor and Chairwoman
Department of Health Sciences
Director
Center for Health Sciences and Human Services
Cleveland State University
Cleveland, Ohio

Debra J. Byram, MA, OTR
Assistant Professor
Occupational Therapy Department
University of North Dakota
Grand Forks, North Dakota

Christine K. Malaski, MS, OTR
Instructor and Level II Fieldwork Coordinator
Occupational Therapy Department
St. Ambrose University
Davenport, Iowa

Terrie L. Nolinske, PhD, OTR, CO
Associate Professor
Department of Occupational Therapy
Rush University
Chicago, Illinois
and
President
Consultants in Professional Development
Oak Park, Illinois

Otto D. Payton, PhD, PT, FAPTA
Professor of Physical Therapy
Virginia Commonwealth University
Richmond, Virginia

Donna Redman-Bently, PhD, PT
Professor and Director
Physical Therapy Program
California State University-Northridge
Northridge, California

Barbara A. Schell, PhD, OTR, FAOTA
Associate Professor and Department Chair
Occupational Therapy Department
Brenau University
Gainesville, Georgia

Louise R. Thibodaux, MA, OTR, FAOTA
Associate Professor
Occupational Therapy Department
University of Alabama at Birmingham
Birmingham, Alabama

本書の第1版をご高閲下さり，洞察に溢れた有益な示唆を与えて下さいました方々に感謝いたします．

Bette R. Bonder, PhD, OTR, FAOTA
Associate Professor and Chair
Department of Health Sciences
Cleveland State University
Cleveland, Ohio

Leonard Elbaum, PT
Associate Professor
Physical Therapy Department
Florida International University
Miami, Florida

Patti Maurer, PhD, OTR
Chair, Department of Occupational Therapy
Virginia Commonwealth University
Richmond, Virginia

Terrie L. Nolinske, MA, OTR, CO
Assistant Professor
Department of Occupational Therapy
Rush Presbyterian St. Luke's Medical Center
Chicago, Illinois

Otto D. Payton, PhD, PT
Director, Graduate Studies
Department of Physical Therapy
Medical College of Virginia
Virginia Commonwealth University
Richmond, Virginia

Louise R. Thibodaux, MA, OTR, FAOTA
Assistant Professor and Director
Graduate Curriculum Development
Division of Occupational Therapy
University of Alabama at Birmingham
Birmingham, Alabama

以下の方に心より謝意を表します．

　Sharan Schwartzbergには，貴重な援助によって私の仕事の負担を軽くしてくれたことに対して感謝します．そのおかげでこの本を書くことができました．さらに，Jean-Françoisに紹介してくれたことに対してもお礼を述べます．

　Jean-François Vilainと Lynn Borders Caldwellには，本書を完成させるまでのプロセスでいつも私を導いてくれ，その道のりを楽しいものにしてくれたことに感謝します．

# 目 次

図・表の一覧　xv
はじめに　xvii

## 1　トピックを見つける　　1

研究トピックスはどこからくるのだろう？　1
妥当な疑問を見つける　2
研究目的　4
仮説　4
迷いやすい箇所　5
ワークシート　6
引用文献　11
さらに理解を深めるための文献　11

## 2　文献をレビューする　　12

文献探索の方法　13
コンピュータ検索　16
論文と書籍の所蔵場所を探しだす　18
資料の整理　18
文献レビューはどのぐらいの長さであるべきか？　20
迷いやすい箇所　20
ワークシート　22
引用文献　25
さらに理解を深めるための文献　25

## 3　研究疑問の洗練と研究背景の展開　　26

研究課題　26
研究の背景　27
研究目的　27
研究の意義　28
研究疑問と研究仮説　29
迷いやすい箇所　30
ワークシート　31
引用文献　37
さらに理解を深めるための文献　37

## 4 研究法の選択　38

 質的研究　40
 量的研究　44
 量的研究と質的研究　51
 要約　53
 迷いやすい箇所　53
 ワークシート　55
 引用文献　61
 さらに理解を深めるための文献　61

## 5 量的研究デザイン　62

 実験デザイン　62
 準実験デザイン　64
 非実験デザイン　67
 量的研究の妥当性と信頼性　73
 要約　76
 ワークシート　77
 引用文献　81
 さらに理解を深めるための文献　81

## 6 量的研究の範囲を確立する　82

 用語の定義と操作化　82
 前提　84
 研究の範囲　86
 研究の限界　87
 対象の基準と選択　88
 迷いやすい箇所　89
 ワークシート　91
 引用文献　98
 さらに理解を深めるための文献　98

## 7 データ収集のテクニック　99

 観察　99
 インタビュー　101
 質問紙　103
 記録やアーチファクトの検討　106
 計測機器（ハードウェア）　107
 テスト，測定尺度，インベントリー　108
 テスト，測定尺度，インベントリーにおける妥当性と信頼性　108
 さらなるステップに向けて　109
 迷いやすい箇所　109
 ワークシート　111
 引用文献　124
 さらに理解を深めるための文献　124

## 8 量的なデータを分析する　125

 統計の専門家に相談する　125
 記述統計と推測統計の対比　126

　　　　データのタイプ　126
　　　　パラメトリック・データとノンパラメトリック・データ　127
　　　　記述統計　128
　　　　推測統計　129
　　　　コンピュータを使った分析　135
　　　　迷いやすい箇所　135
　　　　ワークシート　137
　　　　引用文献　140
　　　　さらに理解を深めるための文献　140

## 9　質的研究デザイン　141

　　　　質的研究の目的　141
　　　　質的研究のための準備　142
　　　　質的研究の一般的な構成要素　142
　　　　質的研究の記述　145
　　　　質的研究の妥当性と信頼性　154
　　　　ワークシート　160
　　　　引用文献　165
　　　　さらに理解を深めるための文献　165

## 10　質的なデータを分析する　167

　　　　パターン，カテゴリーと記述単位　168
　　　　グラウンデッドセオリー　173
　　　　質的研究法としてのコード化とその表現法　178
　　　　事前コーディング　188
　　　　要約　190
　　　　引用文献　191
　　　　さらに理解を深めるための文献　191

## 11　研究計画を実施する直前の最終準備　192

　　　　人権委員会の手続き　192
　　　　倫理　194
　　　　パイロットスタディ　195
　　　　プロジェクトの実施　197
　　　　迷いやすい箇所　197
　　　　ワークシート　199
　　　　引用文献　201
　　　　さらに理解を深めるための文献　201

## 12　結果を報告し，結論を導く　202

　　　　量的研究の場合　202
　　　　質的研究の場合　210
　　　　迷いやすい箇所　211
　　　　ワークシート　212
　　　　引用文献　220
　　　　さらに理解を深めるための文献　220

## 13　論文の作成と投稿　221

　　　　学術誌に投稿する　221

学位論文の準備　229
　　迷いやすい箇所　234
　　ワークシート　235
　　引用文献　246
　　さらに理解を深めるための文献　246

# 付録　247

　　A．索引集と要約集　247
　　B．よく書かれた文献レビュー　250
　　C．機器類に関する資料　251
　　D．各種テストの供給元　252
　　E．各種テストのための著作目録の資料のリスト　253
　　F．質的データ分析のためのソフトウェア　254
　　G．ヘルシンキ宣言の原則（世界医師会）　256
　　H．同意書のサンプル　259
　　I．学位論文用の同意書サンプル　261
　　J．写真や他のメディアで公表するための許可文書例　263
　　K．小児専門病院におけるインフォームドコンセントのための人権委員会ガイドライン　265
　　L．専門的な学術誌およびそれらの発行元のリスト　269
　　M．専門的な学術誌の目的と範囲の例　274
　　N．学術専門誌における投稿規定の例　276
　　　　サンプル1：*Physical Therapy* の投稿規定　276
　　　　サンプル2：*American Journal of Occupational Therapy* の投稿規定　280
　　O．学位論文のタイムテーブルの例　283

索引　287

# 図・表の一覧

図1　　　　研究の分類についての説明　xviii
図2　　　　研究を実施するためのタイムスケジュール　xix
図2-1　　「認知能力」という用語に対して Psychological Abstracts 中のシソーラスに登録されている内容　15
図2-2　　1つの論文に対して作成されたカードの例　19
図2-3　　1冊の書籍に対して作成されたカードの例　19
図2-4　　文献を検索する際に使用するカードの例　21
図4-1　　対象者自身をコントロール群に用いた場合，期待される結果　50
図5-1　　Henry, Nelson, Duncombe (1984) の研究を表した図　64
図5-2　　3×2デザイン　64
図5-3　　2×2×2デザイン　64
図5-4　　感覚刺激の研究プロジェクトで用いるデータ収集シート　80
図12-1　　学生がスーパービジョンを必要とする1週間あたりの時間数　207
図12-2　　学生のテストの点数を示すヒストグラム　207
図12-3　　1989年と1990年の学生のテストの成績を示す折れ線グラフ　207
図12-4　　1989年と1990年の学生のテストの成績を示すヒストグラム　207
図12-5　　ある施設における職種別構成割合　208
図13-1　　量的研究における学位論文のためのフォーマット　232
図13-2　　質的研究における学位論文のためのフォーマット　233

表8-1　　データの種類に対応したタイプ分けと統計的検定法の例　128
表12-1　　作業療法部門の管理者と臨床家による最終目標と道具的価値の順位づけ（N = 385）　204
表12-2　　治療後の肘の屈曲度（N = 50）　205
表12-3　　作業療法部門の管理者と臨床家の属性（N = 385）　206
表12-4　　作業療法部門の管理者と臨床家の特性における差異（N = 385）　206

# はじめに

## ■研究とは何か？

　研究活動をもっと楽しくしたり，わくわくし魅惑的なものにすることができるはずである．学生は，大体において研究論文を書くことを要求されると，最初は論文を書かなければいけないという思いにぞっとするが，やがてチャレンジを楽しむようになり，たいてい自分たちの研究成果に誇りを感じながら終わりを迎えている．すなわち，骨が折れ，複雑だが，いつも刺激的である研究のプロセスから，大きな満足感を導き出すことが可能なのである．

　しかしながら，不幸なことに，先入観があるために研究を避けようとする人々がいる．ある少数の人々にとって，研究（research）という言葉は，統計やラット，そして複雑な迷路を思い起こさせるのである．しかし実際には，研究とは，我々の知識を増やすために取り組むあらゆる活動を指している．すなわち，問題，論争点，あるいは疑問を系統的に探求することなのである．このことは，ある課題に関連したあらゆる文献を批判的に検討して，その課題について新たな結論を導き出すことを意味していたり，ある変数に何が起きているのかを知るために別のある変数を操作することや，ただ単に組織だったやり方で様々な特徴や事象間において関連性を探索することを意味している．

　演繹法と帰納法という，知識を発見し利用するための2つの論法がある．演繹的推論を用いる場合，まず人はある1つの一般的な原理を受け入れて信じ，それからその原理を個々のケースに応用する．例えば，解剖学や生理学の情報と，運動と関節の摩耗量の研究によって得られた理論に基づけば，セラピストは，関節炎の患者はできるだけ頻回に短時間の治療セッションを受けることで良い効果が得られる，と確信するかもしれない．その結果，セラピストは次の関節炎の患者から，週に5日，15〜20分間の治療を施すだろう．

　それに対して，帰納的推論を用いる場合，まず個々のケースについての知見を受け入れて信じる．それから次に，その信じたことを類似しているすべてのケースに応用し，さらにあらゆるケースに対して当てはまるだろうと推測していくのである．例えば，セラピストが，ある特定の関節炎の患者について，週5回，短時間に行われる治療セッションのほうが週2回のより長い時間をかけた治療セッションと比べて，良い治療成果が得られていることに気づいたとすると，セラピストは，それ以後はすべての関節炎の患者に週5回の治療を行ってみようと考えるだろう．

　ここで演繹的推論が持つ問題は，原理はほとんどの場合は正しいかもしれないが，例外があるかもしれないということである．また，帰納的推論の問題は，あなたの原理が基づいている個人は例外であり，その原理はそれ以後のケースには適用できないかもしれない，ということである．これは帰納的推論を用いるケーススタディ・アプローチにとっては，本質的な問題である．これを補正して，真の原理を発展させる可能性を増すために，研究者は，しばしば研究サンプルとしてできるだけ多くのケースを得ようと努力する．

## ■研究はチャレンジである

　健康科学における研究は，とりかかりやすいものとは言えない．人間の行動は極めて複雑であるため，単独に取り出すのは難しく，したがって測定もしにくい．我々は健康に関連した領域で働いているので，研究の対象と

なるクライアントが定義どおりに理想的に動いてくれるわけではないという複雑さが，さらに付け加わる．何人かのクライアントは，我々の研究に参加することを望まないかもしれない．しかも，人間を対象とする研究を行うにあたっては，たくさんの倫理的な事柄を考慮する必要がある．そして最後に，研究をするためには，多忙な臨床家の多くが持ち合わせていないと思われるもの，すなわち時間とリソースが要求される．

## ■研究を類型化する

研究のタイプを類型化する方法はいくつかある．例えば，研究は，基礎的か応用的か，実験的か記述的か，臨床現場的か実験室的か，に分類されるだろう．図1はこれらの3つの分類を説明している．

## ■研究プロジェクトを完成させるために要する時間を推測する

セラピストはしばしば，「1つの研究を完成させるには，どのくらいの時間が必要でしょうか？」とか「1日あるいは1週間に，どのくらいの時間を研究に費やさなければならないのでしょうか？」という質問を投げかけてくる．理学療法の大学院にいる学生に対し，彼らの学位論文の準備や執筆についてアドバイスをしてきた経験からすれば，平均して6カ月から1年の期間が必要である．この期間には，研究すべき論点を概念化すること，研究計画を実施すること，そしてその研究について書くことを含んでいる．たいてい学生はクライエントを受け持っているわけではなく，週40時間の労働にも拘束されていない．しかしながら，彼らは授業に出席せねばならず，付属施設においてフルタイムで実習することも多い．

私の経験からすると，セラピストがクリニックで行う研究では，毎週プロジェクトにいくらかの時間を割いたとして，およそ1年から1年半といった長期間を要する傾向にある．もちろん研究の段階が違えば，投入すべき労力も異なってくる．例えば，新しい治療法を使ったアプローチについて研究するとしたら，セラピストは，研究のプロトコールで規定した治療セッションの回数や長さを遵守しなければならない．そして，準備や記録のために時間をとらなければならない．また，文献を読んだり結果を書いたりするには，あまり厳密でないスケジュールを立てて，自分自身の時間を使って行わなければならないだろう．例えば，9時から5時まで働いているセラピストは，読んだり書いたりするための時間を夜と週末の予定に入れておくべきである．ほとんどの臨床現場の状況からすると，研究の完成に必要な余分の仕事をするため，セラピストに一日の勤務時間のなかで十分な自由時間を与える余裕はない．図2には，私がフルタイムで教育の仕事に携わっていたとき，ナーシングホームで行った研究を完成するために要した時間が表されている．私は，感覚刺激のプログラムに伴って生じる慢性分裂病患者の会話パターンの変化を研究していた．仮説は，実験群とコントロール群に対する事前テスト－事後テストの研究デザインを用いて検討した．

| | |
|---|---|
| A. 基礎的（Pure）<br>抽象的かつ一般的であり，新しい理論を生み出し，知識のために新たな知識を得ることに関係した研究． | 応用的（Applied）<br>人々が仕事をよりよく行う助けとなるように，実践的な疑問に答えるようデザインされた研究． |
| B. 実験的（Experimental）<br>1つの変数を操作して，それが他の変数に及ぼす影響をみる研究．その際には，できるだけ多くの他の変数をコントロールし，対象者をランダムにグループに割り付ける． | 記述的（Descriptive）<br>ケーススタディや傾向分析のように，他のグループや状況にも適用できる可能性がある知識を得るために，1つのグループや個人，状況について記述する研究． |
| C. 臨床現場的（Clinical）<br>変数をコントロールするのが非常に難しい"現実の世界"で行われる研究． | 実験室的（Laboratory）<br>"非現実的"すなわちしっかりとコントロールされた実験室状況で行われる研究． |

図1　研究の分類についての説明

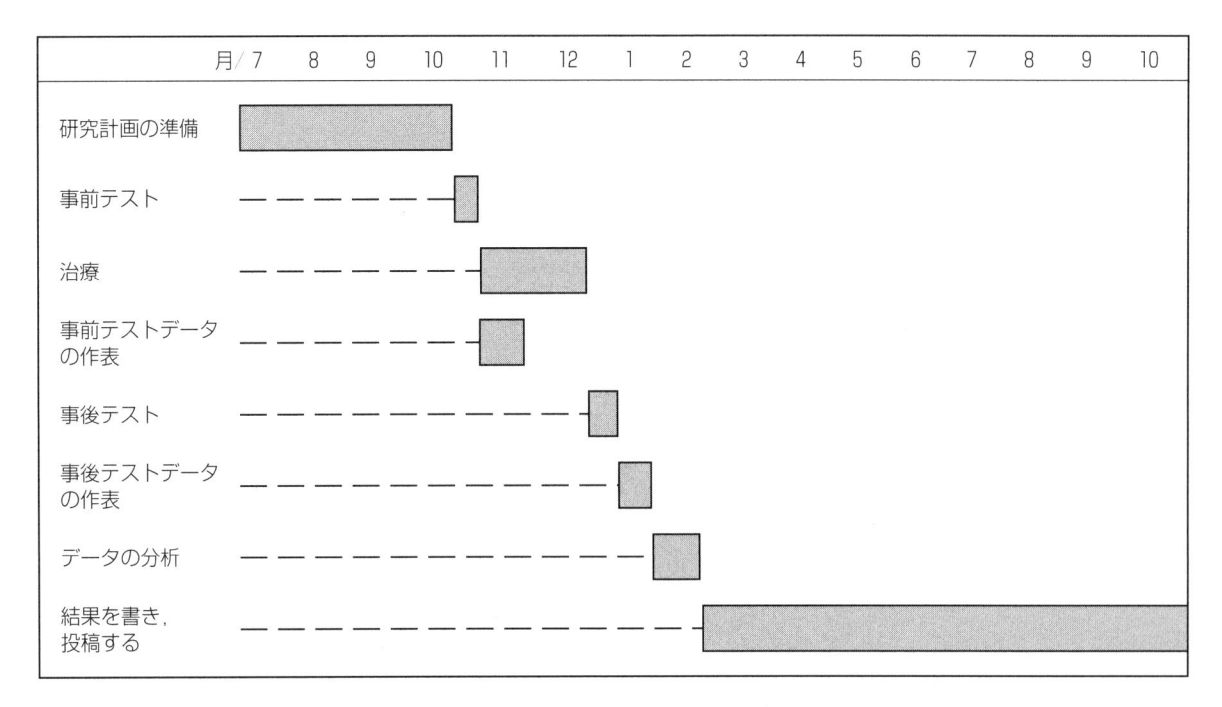

図2　研究を実施するためのタイムスケジュール

## ■研究のプロセスにおけるステップ

研究では，一連のプロセスが繰り返されることを覚えておくと役に立つ．つまり研究者は，まず自分の頭の中にある疑問からスタートし，調査の段階を通過し，疑問に答えることで研究の終了とする．しかし，しばしば分析やデータの解釈の際に，さらなる疑問が生じ，もっとたくさんの研究上のアイデアが導き出されてくる．

また，研究のプロセスには異なった様々な入り方がある．疑問を見つけだすステージで，新規まき直しをはかることに喜びを感じる人々もいれば，疑問に思い，自分たちのために調べてみたいという気持ちになるような研究結果に，偶然出くわす人々もいるだろう．さらに，一連の研究プロセスに存在している様々な段階から研究に入っていく人もいる．入り方がどうであれ，研究プロジェクトを完成させるために必要な段階は，以下のように理路整然とした連続的なプロセスとなっている．

1. 解決すべき問題，あるいは答えられる必要がある疑問を見いだす．
2. その問題に関して書かれた現存する文献を，批判的にレビューする．
3. それらを読んで，問題についての疑問や仮説を定式化する．
4. 疑問や仮説に応じた研究の手続きをデザインする．
5. 手続きを実行する．
6. 調査結果を収集し，解釈する．
7. 見つけだされた知識から他の人が利益を得られるように，疑問に対する解答を論文にして公表する．

我々は，それぞれの段階を探索しつつ，目の前に現れてくる障害物の乗り越え方について実践的なヒントを受けながら，このプロセスを一段一段進んで行くことになる．そして，ほとんどの章の最後にあるワークシートが，研究のステップを完成させる助けとなるだろう．もし読者が忍耐強ければ，このマニュアルに沿って自分の道を進むことで，きっと研究の開始から論文の公表まで研究プロジェクトをやり遂げることができるに違いない．

最初の数章においては，研究のための疑問や問題をいかに定式化するか，文献レビューの方法，背景となる資料・データを明らかにし，研究のための変数を確定することで対象を洗練する方法について議論している．次には，研究方法を決定するプロセスを検討し，多様な研究デザインについて探求している．さらに，量的データや質的データの収集と分析の章に続いて，調査結果を記録し，そこから結論を導き出すことについて書かれた章がくる．終わりの章では，論文の公表や学位論文に向けてどのような準備をするか，その詳細が分かるように配慮した．

# 1 トピックを見つける

## ■研究トピックスはどこからくるのだろう？

　研究トピックスは，たいてい職場環境から生まれてくる．そのような環境とは，多くのセラピストにとって病院であったり，患者が置かれている状況を指している．そして，これまで何度か自分自身や同僚に向かって，次のような臨床経験に基づいた疑問を投げかけてきたのではないだろうか．「なぜこの片麻痺患者は，あの片麻痺患者より回復が良かったのか？」，「スミス氏は在宅プログラムに従い，ブラウン氏はそれに従わなかったのだが，2人に対して，私は何か異なった治療法を施したのだろうか？」，「行動学的アプローチと感覚統合アプローチでは，どちらが知的障害者のグループに効果的か？」，「この特定の集団療法を行ったときに，クライエントたちから，より多くの反応があったように思えた．それはなぜだろう？」，「なぜ我々は，いつもそれをこの方法で行っているのか？　もし他の方法で行ってみたとしたら……」．

　専門領域の論文も，研究トピックスを見つけるための別の情報源となる．すなわち，他のセラピストが行っている治療プログラムや考えを読むことをきっかけにして，自分自身が取り組んでいる治療に関係した疑問が湧いてくる．また，他のセラピストが発見したり，推奨していることのなかに，自分の臨床経験とは一致しない何かを見いだすこともある．あるいは，その文献と自分の臨床経験にはギャップがあり，自分が持っている疑問を解決することはできないと気づくこともあるかもしれない（Box1-A）．

　おそらく，自分にとって特別重要な意味を持つ素晴らしい研究論文を読んだことで，その研究を追試してみよ

> **Box1-A**
>
> 4人の理学療法士は，「臨床に関する文献で，腰椎前弯症，骨盤傾斜，そして腹筋機能が相互に関係していると示唆されている」ことに注目した（強調は著者）．さらに彼らは，「実験研究による証拠として……，腹筋"力"，前弯，骨盤傾斜の関係を明らかにしているものは，未だ発表されていないこと」に注目した．このことから，彼らは本当にそのような関係が存在するのか検討するために，実験研究を行うことにした．そして実際に，正常立位の状態においては，それら3項目の間に関連性がないことを見いだした．このことから彼らは「この研究は，これまで仮定されていた三者の関係に基づいて行われてきた臨床的実践を，再検討する必要があることを示している……」と結論づけた．
>
> （Walker, Rothstein, Finncane, & Lamb, 1987, pp.512, 516）

うと決意する場合もある．つまり，その研究が行われたとおりに再現してみるか，自分の興味をもとに変更を加えて研究しようとするのである．このような追試研究は，科学的な探求のプロセスを学び，かつ実践するのに非常に優れた方法である（Box1-B, 1-C）．

　臨床実践，研究論文，学会発表等はすべて，研究トピックスを見つけるための適切な情報源である．トピックを決定するときには，次のことを心に留めておこう．

- ■興味がそそられる研究領域を選ぶこと．研究は，長期間を要し，時には単調で退屈な仕事であり，しかも多くの落とし穴がある．もしあなたが，研究開始時から自分のトピックに魅力を感じていないとした

> **Box1-B**
>
> Middlebrook（1988）は，ある種の機能的運動パターンが血行力学的反応を引き出せるかを知るために行われたある学位論文の研究を，追試した．そのオリジナルの研究は18〜22歳までの大学生を対象に行われていたが，Middlebrookは，高齢者集団においても同様の結果が得られるかに関心を持ち，60〜80歳までを対象に追試研究を行った．

ら，決して終了するまで興味を持てない．もし自分の疑問に対する答えを見つけようとする意欲を失ったら，その研究を最後までやり遂げることはできないのである．

- 絶えずシンプルさを保とうと心がけること．1つの研究のなかで，ついでに答えが得られるかどうか見たくて，興味をそそる副次的な疑問を追加したいという誘惑に駆られることがある．しかし，そうした結果，どの変数がどの変化をもたらした要因なのか分からなくなってしまう可能性がある．したがって，通常，1つの研究では1つの疑問に答えるようにするのが望ましい．
- 不備な点を解消するため，本調査を始める前にパイロットスタディ（pilot study）を実施しよう．パイロットスタディは，本調査を小規模にしたものであり，研究デザインに問題がないかどうかを知ることができる（パイロットスタディについては，第9章で説明する）．パイロットスタディを行うことで，後々に予想される無数の頭痛の種となる問題を少なくすることができたり，今分かっていることがそのときに分かっていたら，もっと違った方法でたくさんのことをやったのに，という後悔の念を残さなくてすむ．
- 自分の考えを明確にするために，疑問，変数，定義，方法などを随時書き留めておこう．研究プロジェクトについて何かひらめいたときはいつでも，時間を割いて書き留めておこう．

調査可能な研究疑問に到達するのは，非常に困難な作業なので，研究者はそれぞれ違う方法で取り組んでいる．しかし，多くは次のような共通した段階を経ている．

- あるアイデアを持つ段階
- そのアイデアについて考える段階
- 同僚とそのアイデアについて議論する段階
- その研究が，意味のあるものかどうか文献検討を行う段階
- 研究のゴールを明確にする段階
- 仮説設定のために，より明確な疑問の定義づけをする段階

## ■妥当な疑問を見つける

妥当な研究疑問を見つけることは，研究プロセスのなかで最も困難な段階といってよい．では，どのようにすれば妥当な疑問にすることができるのだろうか．ここで言っている「妥当な」とは，その研究が，研究者自身の専門性に関連し，有用な目的を持ったものであり，専門的な知識体系に加わることができ，かつ「実行可能」であることを意味している．すなわち，研究疑問を研究デザインに移し替えることができ，研究すべき変数を測定できる用具があり，対象者や他の必要なリソース（resource）が入手可能であるという意味である．したがって，妥当で研究可能な疑問であるためには，以下のような特性を備えていなければならない．

- 一つの原理，あるいは理論に基づいていること．どのようにして，この研究は専門領域の知識体系に加

> **Box1-C**
>
> 「成人頭部外傷患者の機能的動作を改善するための2つの作業療法アプローチ」という研究では，2種類の作業療法アプローチ，つまり機能的アプローチと学習転移的アプローチの有効性について検討された．Rabideauの研究（1985）では，これら2つの治療的アプローチのどちらが，認知障害がある成人頭部外傷患者の機能的動作のリハビリテーションにおいて，より効果的か検討されたのである．この研究に対し，1989年にLoftusは，対象者の認知的機能レベルを除いたすべての変数を一定に保って追試を行った．すなわち，成人頭部外傷患者に関する彼女の臨床経験から，認知的機能のレベルによって結果は異なるだろうという仮説を立てた．これまでの彼女の知識と経験から，対象者の症状の重症度により結果が異なると予想されたので，研究する変数を変更したのである．

> **Box1-D**
>
> ParkerとChan (1986) は，作業療法士と理学療法士がそれぞれの職種に対して持っているステレオタイプな固定観念について研究を行った．というのは，彼らは，それぞれの療法士たちが一つのチームとして効果的に協働する能力という点で，この研究が重要であると考えたからである．

> **Box1-F**
>
> 成人頭部外傷患者の治療的な職業プログラムを実施した後に行われた調査 (Lyons & Morse, 1988) によると，追跡調査時において，他の予備的職業教育プログラムの報告と比べて，より高い割合のクライエントが職業活動を継続していることが明らかになった．すなわち，研究中の職業訓練プログラムを構成している活動内容，カウンセリング，時間割，そしてその他のプログラムの要素が，明らかに頭部外傷患者のためになったのである．

えられるのであろうか？　それは，既存の治療法に分類されることにより（例えば，発達学的，行動学的，バイオメカニクス的，リハビリテーション的など），それらのアプローチの理論的基盤に加えられることになるのだろうか．研究が，臨床家によく知られており，しかも彼ら自身で治療法を洗練できるような理論に基づいている場合，その研究プロジェクトは臨床家にとってさらに有用なものとなる．

- 研究疑問に意義があること．この疑問に答えを出せるかどうか，誰か他に関心を持っている人がいるだろうか．自分の専門領域に対して知識面で貢献することを誇りに思うだろうか．研究について誰かに話し，彼らが「だから何？」(so what?) と聞いたとき，それにきちんと答えられるだろうか (Box1-D, 1-E)．また，自分の研究を研究するだけの価値があるものにするために，予測される研究結果について考えてみよう．経験を積んだ研究者のなかには，研究成果が直接的には現れにくいような哲学的研究を行っている者もいる．しかし，初心者は，研究結果がクライエントかプログラムにとって利益があることが明確な研究に取り組むほうがよいだろう

(Box1-F)．

- どんな変数を研究するのか？　変数とは，変化しうるあらゆる属性や特性のことであり，例えば，診断名，年齢，心拍数，肘関節の屈曲度，セルフエスティーム（自尊感情：self-esteem）などである．あなたが扱おうとする変数は，識別できて，測定が可能なものであろうか．変数には，識別しやすいもの，特に目で見えるような身長，衣服の着脱能力，あるいは握力計で測定できる握力などがある．一方，非言語的コミュニケーションや専門職意識，精神分裂病などは，識別したり，特徴づけることが困難である．また測定が容易な変数（例えば，関節角度，体重，心拍数など）がある一方で，非常に複雑な測定指標を要する変数（例えば，職業満足度，コントロール感，利他主義，不全失語など）もある．

変数は，ある研究においては，変化し測定が可能であると予想されることもあれば，別の研究では，一定に保たれていたり変化しないこともある．また同じ変数でも，ある研究では変化させることが可能であるが，他の研究では一定であったりする．例えば，ある研究では，9歳，10歳，11歳，12歳のそれぞれの子どもを対象に課題への注意力が測定されており，他の研究では，12歳の年齢グループで読解力と注意力の関係について調査されている場合を考えてみると，年齢という変数は，前者の研究では変化しており，後者では一定に保たれている．

多くの研究では，変数間の関係を探求する（つまり，この変数はあの変数と関係があるのだろうか？　あるとすればどのような関係なのだろうか？）．一方，変数間の因果関係を探求する研究もある（すなわち，この変数が変化したら，もう一方の変数に影響するだろうか？　影響するとしたら，どのような

> **Box1-E**
>
> 理学療法士たちは，これまで腰椎や骨盤の位置測定という類似した目的で使用されてきた4つの器具について，それらの信頼性と妥当性を比較した (Burdett, Brown, & Fall, 1986)．彼らは，1つの器具が他のものと比べて，より信頼でき適切であることが分かれば，理学療法士が最も良い手段を選択することができると考え，これらの比較検討が有用だと判断したのである．もしそれらに何の違いもなければ，費用，使いやすさ，そして患者にとっての簡便さという点を考慮して器具を選択できる．

影響なのだろうか？）．例えば，Nelson（1989）は，セラピストの専門職意識とセルフエスティームとの間に関係があるか測定しようと試み，相関研究（correlational research）を行った．Konrad（1994）は，「慢性関節リウマチ患者の手に対する超音波療法の効果」(p.157) を明らかにしたいと考え，実験研究に取り組んだ（これらの研究デザインについては，第5章で説明する）．

- 研究を実施するうえで，どのようなリソース，例えば資金，時間，コンピュータ，統計を行う際のアシスタントなどが必要なのか？ それらを確保することは可能だろうか？ 例えば，頭の中で考えている疑問に答えを出すために，多くの統計処理が不可欠であるとしたら，手近なところで統計専門家[訳注]の助けが得られるだろうか？
- 研究プロジェクトを実施するうえで，どのような対象者が必要なのだろうか？ それらの対象者は得られるのだろうか．臨床家にとって，他の施設でしか探せないような特定の診断を下された患者を探しだすよりも，自分の施設の患者やクライエントを研究の対象者とするほうが，間違いなく現実的である．容易に接触できる患者を対象者にすることで，研究を最後まで成し遂げる可能性は大幅に増大する．

## ■研究目的

研究目的とゴールをきちんと設定することは，最も重要なことであり，研究の早い段階に行っておくべきことである．明確なゴールの設定は，仮説を立てるうえでも役立つ．そして，自分の研究によって，クライエントや治療プログラム，あるいは専門分野のために，どのようなことを明確にしたいのか（Box1-G），また，研究結果から考えると，それらが良い方向に向かうためには，何が変わればよいのだろう．例えば，Stout（1988）は，作業療法士は子どもの遊び場の設計にとって有用な技術と知識を持っており，もし彼らがこの活動に参加したら，もっと多くの遊び場が障害を持った子どもたちにとって近寄りやすく，利用しやすいものになると考えた．

---

訳注：とくに保健医療領域ではバイオスタティスティシャン（bio-statistitian）と呼ばれる生物統計の専門家

---

**Box1-G**

*American Journal of Occupational Therapy* に掲載されたマルチケーススタディ（multicase study）(Giles & Clark-Wilson, 1988) の場合，その研究目的は，成人脳損傷患者4名を対象に，自分の身体を洗ったり衣服を着脱したりする能力を改善することにおかれていた．その研究では，4名全員が，それぞれの個人的な衛生管理面において，大きく他者に依存していたのである．そこで，著者らは，他の患者にも役立つだろうと期待される，ある特定の治療的アプローチの効果について検討した．

---

## ■仮説

どんなことが自分の研究から見いだされそうだと予測しているのか．この問いに答えることは，仮説（hypothesis）を明確にするうえで役立つ．研究が終了した時点で，その仮説は支持される場合もあれば，支持されないこともある．ともかく何が起こるか仮定してみることが重要なのである．仮説を立てる目的は，新たな実験や臨床実践を見直す新たな方法を提案することである．またそれは，研究のプロセスを導いていくためのツール（tool）ともなる．そこで，作業療法および理学療法に関する論文からとった仮説の例を以下にあげる．

- 健常者母集団における握力と手の機能の間には，有意な相関関係はない．
- 利き手の力とその機能の相関関係は，非利き手におけるそれとは違ったパターンを示す．
- 視覚イメージ誘導法は，心身症や心因性疾患，あるいは慢性の身体的障害を持った患者の治療に効果的である．
- 精神物理学的統合療法は，慢性肺疾患患者の胸部の可動性を改善する．
- 健常者と片麻痺患者の両者において，予備知識があるということは，無意識や随意によって行われる姿勢調整に影響する．
- 年齢は，膝関節上部切断患者における義足使用に影響する．
- 女性セラピストのセルフエスティームは，専門職意識に対する態度や行動と，正の相関を示す．
- 作業により健康増進を図ることは，作業療法士にとって実践可能な領域である．

- 慢性精神病患者は，以下のように特徴づけられる不満足な不適応行動パターンで生活している．
  - 仕事，余暇，日常生活活動，睡眠の間のバランスが悪い
  - 時間の使い方に反映された将来計画の悪さ
  - 時間の使い方に関する不満足感

これで分かるように，仮説は研究の核となる．そして，仮説のなかでは，研究に用いられるすべての変数が述べられ，同時に変数間相互の関係において予想される効果について言及されるのである．仮説の明確な表現方法については，第3章でさらに詳しく述べる．

## ■迷いやすい箇所

研究を実施している最中に起きた問題が，とても克服できそうもなく，途方に暮れそうになってきたら，その研究プロジェクトで一緒に働いてくれるように同僚に協力を求め，参加してもらうことが大きな助けとなる．私は，2人以上の研究者で行うほうが，1人で行うよりも，はるかにたくさんの研究が最後までやり遂げられていると思う．それは逃れられない問題に1人が挫折させられたとしても，それらの問題に対処できるエネルギーをまだ持っている人が他にいて，研究を前へと押し進めることができるからである．同僚と共に研究することを心から勧めるが，2人とも興味があり，すべての基準が満たされる研究疑問を見つけるほうが，もっと難しいことなのかもしれない．

研究疑問に対する自分のアイデアについて，他の人々と話すことは非常に素晴らしい考えである．しかし，それによって研究の開始を妨げられないようにすべきである．どのように研究を行ったほうがよいか，どのような変数について測定したほうがよいか，そして研究疑問についてもっとよく知るために，どの本を読んだらよいかについて，人は誰でもそれぞれ"お気に入り"の理論を持っている．そのお気に入りの理論に耳を傾けること，あるいはそれに基づいて行動してみることは，研究を具体化する最良の助けとなる．しかし，それによって矛盾する考えが出てくることもあるだろう．同僚や家族，そして友人から十分な助言を得たら，ある時点で決断しなければならない．その時点で，研究プロジェクトを計画しなければならないし，また"その計画に従って前進"しなければならない．そうでなければ，決して研究を始めることはできない．だからといって，このことは，やむを得ない理由が生じようとも，研究を進めながら，研究計画に小さな変更すら加えることはできないことを意味しているのではない．

## ●ワークシート●

あなたの臨床経験や同僚との議論から湧いてきた疑問の数々を書き留めておこう．その中から，あなたが非常に興味があり，そしてその答えを知りたいと思う疑問をいくつか選ぼう．

ここで挙げた疑問リストに一通り目を通して，あなたが最も興味のある疑問を選ぼう．あなたにとって，魅力のある順に順位をつけよう．

ここに一番目にあげた疑問を書こう．

あなたが選んだトピックについて，以下の質問に答えよう．

　　なぜ，それに興味を持ったのか？

　　本当にその答えが知りたいと思うのか？　それはなぜか？

　　それは単一の疑問だろうか？　それともいくつかの部分からなる疑問だろうか？　もしそうならば，その部分を列挙してみよう．

　　この疑問あるいは疑問の一部分に関して，研究が実行可能かどうかを知るために，パイロットスタディが実行可能だろうか？

この疑問に関する明白な理論的根拠はあるか？　あればそれをここにあげてみよう．

その理論の主なポイントについて，簡潔に説明を書こう．

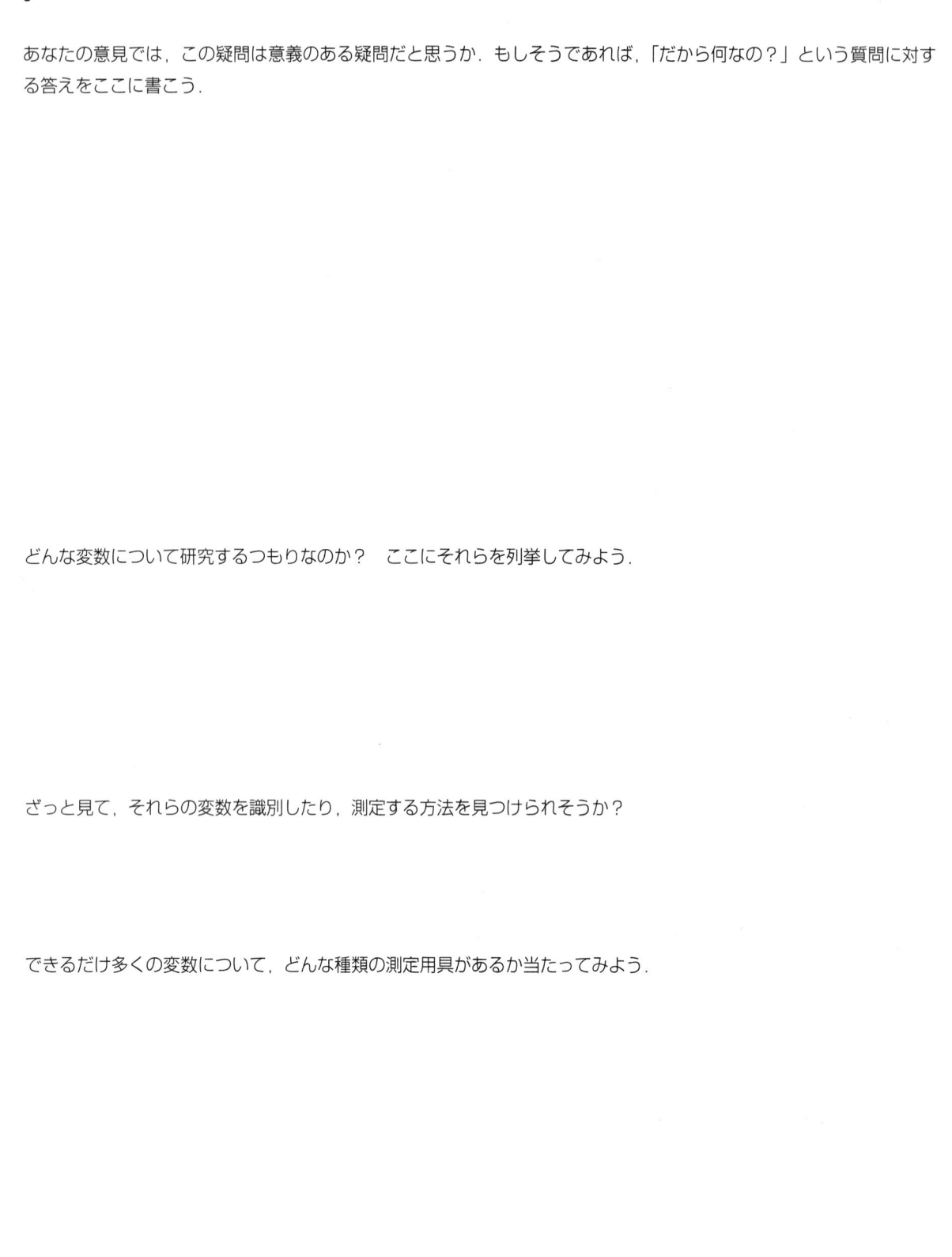

あなたの意見では，この疑問は意義のある疑問だと思うか．もしそうであれば，「だから何なの？」という質問に対する答えをここに書こう．

どんな変数について研究するつもりなのか？　ここにそれらを列挙してみよう．

ざっと見て，それらの変数を識別したり，測定する方法を見つけられそうか？

できるだけ多くの変数について，どんな種類の測定用具があるか当たってみよう．

この疑問について研究するのに，どのようなリソースが必要か考えてみよう．

　　時間

　　資金

　　設備

　　コンピュータ

　　統計専門家

　　同僚のセラピスト

　　その他

この疑問を研究するために，どのような対象者が必要だろうか？

そのような対象者を得ることは可能か？

この調査過程を，先の2番目にあげた疑問についても同様に繰り返し行い，最も良い疑問が見つかるまで，3番目，4番目と続けよう．あなたの研究疑問は，筋が通っていて無理がなく，そして研究可能でなければならないことを頭に入れておこう．

それぞれの質問で解答できない問題に遭遇したとしても，あきらめることはない．それはおそらく，研究プロセスにおいて使える様々な方法論に精通していないためだろう．さらにこの本を読み進んでほしい．そうすれば，後の章で，それらの問題を解く方法が見つかるはずである．

■引用文献

Burdett, R.G., Brown, K.E., & Fall, M.P. (1986). Reliability and validity of four instruments for measuring lumbar spine and pelvic positions. *Physical Therapy, 66*(5), 677-684.

Giles, M.G., & Clark-Wilson, J. (1988). The use of behavioral techniques in functional skills training after severe brain injury. *American Journal of Occupational Therapy, 42*(10), 658-665.

Konrad, K. (1994). Randomized, double blind, placebo-controlled study of ultrasonic treatment of the hands of rheumatoid arthritis patients. *European Journal of Physical Medicine and Rehabilitation, 4*(5), 155-157.

Loftus, S.K. (1989). *Two approaches to improving functional performance of a head injured adult: A replication.* Unpublished master's thesis, Tufts University, Medford, MA.

Lyons, J.L., & Morse, A.R. (1988). A therapeutic work program for head-injured adults. *American Journal of Occupational Therapy, 42*(6), 364-370.

Middlebrook, J.A. (1988). *The effect of functional movement patterns on hemodynamic responses in older individuals.* Unpublished master's thesis, Tufts University, Medford, MA.

Nelson, B.J. (1989). *Self-esteem and professionalism in female occupational therapists.* Unpublished master's thesis, Tufts University, Medford, MA.

Parker, H.J., & Chan, F. (1986). Stereotyping: Physical and occupational therapists characterize themselves and each other. *Pyhsical Therapy, 66*(5), 668-672.

Rabideau, G. (1985). *Two approaches to improving the functional performance of a head injured adult.* Unpublished master's thesis, Tufts University, Medford, MA.

Stout, J. (1988). Planning playgrounds for children with disabilities. *American Journal of Occupational Therapy, 42*(10), 653-657.

Walker, M.L., Rothstein, J.M., Finncane, S.D., & Lamb, R.L. (1987). Relationship between lumbar lordosis, pelvic tilt, and abdominal muscle performance. *Physical Therapty, 67*(4), 512-516.

■さらに理解を深めるための文献

Berger, R.M., & Patchner, M.A. (1988). *Planning for research: A guide for the helping professions.* No. 50 in the Sage Human Services Guide Series. Newbury Park, CA: Sage Publications.

Boer, M.R., & Gall, M.D. (1973). Selecting and defining a research problem. In Hubbard, A.W. (Ed.): *Research methods in health, physical education, and recreation.* Washington, DC: American Association of Health and Pyhsical Education Research.

Depoy, E., & Gitlin, L.N. (1994). *Introduction to research: Multiple strategies for health and human services.* St. Louis, Mosby Year Book.

McLaren, H.M. (1973). So you want to conduct a clinical study. *Physiotherapy Canada, 25*, 219-224.

# 2 文献をレビューする

　いくつかの研究疑問について調べ，解明したいと思う疑問が見つかったら，次のステップはその研究テーマについてどのようなことが書かれてきたのかをレビューすることである．ここで，研究の初心者の多くは「なぜ文献レビューが必要なのだろう？　どうして研究プロジェクトをすぐに開始してはいけないのか？」と尋ねたくなる．しかし，文献レビューを必要とするには，いくつかの理由がある．

1. すでに誰かが，あなたの研究疑問や類似した疑問について研究しており，疑問の答えが論文として公表されているかもしれない．したがって，すでに達成されてしまったことを繰り返すことで，研究者も研究対象者も，それぞれの時間を浪費したくないはずである．
2. 誰かが，その研究疑問や非常に類似した疑問について研究を試みて，解決できない問題に出くわした可能性がある（例えば，重要な変数の1つを測定するために十分な感度を持った機器が見つからなかったり，研究結果の信頼性を確保するために必要な"媒介変数の十分なコントロール"ができなかったなど）．そのような情報は，同じような研究を始める際に役立つ．
3. 誰かが，その研究疑問や非常に類似した問題について研究している可能性があるが，その方法は自分がやろうと思っている方法と違うかもしれない．研究方法や対象の特性を微妙に変えて，新たな計画を立てることは可能だが，その場合でもやはり，先行研究から探りだせる情報の恩恵を得たいと思うのではないだろうか．
4. すでに誰かが，テーマの構成要素の1つを研究しているかもしれない．その研究に基づいて自分の研究を組み立てれば，時間と労力を節約することができる．
5. 類似した研究の流れのなかで，自分の研究を位置づけたいと思うだろう．そうすればその研究をどう理解すればよいのか読者にもよく分かるはずである．
6. 研究テーマが収まる理論的基盤（例えば，バイオメカニクス理論や行動学理論）のなかに，自分の研究を位置づけてみようとするのは良いアイデアである．そうすれば，自分自身がそのテーマについてもっとよく理解できるようになるだけでなく，読者のためにもなる．
7. なぜ計画中の研究でその問題に取り組もうとしているのか，またどのようにしてその研究で問題を解決したり疑問に答えるのかに対して自分の考えを示すとき，文献からその根拠を見つけだしておけば安心できる．
8. 文献を検索しているときに，研究疑問を変えようと思わせるような知見に遭遇する可能性がある．そのときには，重点の変更が必要となるかもしれない．例えば，因果関係よりもまず相関関係を探求しようと思うかもしれないし，サンプルを工夫しようとするかもしれない，といった具合である．
9. どんな専門職でも，実践の様々な領域に関連した固定観念を持っているものであり，たいていの臨床家がそのことを認めている．しかし，そのような観念を，研究の基礎とするのは適切でない．そこで，文献レビューにより，それらの根拠となる文献を示すことがいつも必要とされるのである（Walker, Rothstein, Finncane, & Lamb, 1987, Box1-Aの引用を参照）．

> **Box2-A**
>
> 慢性精神病患者の生活時間面における適応の研究では，セラピストは健常者の集団と慢性精神病患者の集団の両方において，生活時間の使い方に関する文献をレビューした．それらの文献には，周囲の状況，目的を持った活動や時間の生産的な使い方を探り，それらに精通したいという人間の欲求について，そしてサンプル集団と状況や人口学的特性が類似している人々について，さらに生活時間面における適応を測定する方法についても含まれている．

このように研究者が，適切でオリジナリティがあり，有用でタイムリーな研究をデザインしなければならないとしたら，提案された研究テーマに関する資料を徹底的にレビューすることが不可欠だと分かるだろう．つまり，厳密に選択したテーマに関する論文や書籍に加えて，それに関連した資料も読み，研究しているテーマ全体に精通することが重要なのである．このような文献の読み方を示した事例のいくつかをBox2-A, 2-B, 2-Cで示した．これらの事例から，研究計画を効果的に準備するために，文献レビューは探求の深さと範囲の広さが共に重要な意味を持つことが分かる．

## ■文献検索の方法

雑誌や書籍，政府刊行物のなかで，研究テーマに関係した資料を見つけることができる．作業療法と理学療法に関係した資料の多くは，医学，社会科学，教育学，人類学，心理学，工学の各領域にあるため，最も資料がある場所は，大学や大学院のメディカルセンター，保健医療専門職の養成施設，他の高等教育機関の付属図書館などである．このことは地理的に孤立した臨床家にとっては問題かもしれないが，公立図書館を通し，相互貸借サービスを利用することで，資料を見つけられることがよくある．しかし，このサービスだと資料を受け取るまでに数週間も待たされることがある．

いったん，蔵書数の多い図書館や親切な図書館員を探しあてたら，今度は文献を自分の手で検索するのか，それともコンピュータで検索するのかを決めなければならない．ちなみに，手作業で検索する際には，次のものを活用する．

1. 文献カード目録（通常コンピュータ化されている），テーマについて適切な書籍を探すためのレファレンスブック（reference book）[訳注]
2. 合衆国政府発行の関連刊行物
3. 適切な雑誌論文を探すための索引集と要約集

## 文献カード目録とレファレンスブック

個々の雑誌論文を除いて，図書館に所蔵されているすべての書籍に対して図書目録のカード（あるいはコンピ

> **Box2-B**
>
> もう一つの例としては，重度の身体的，認知的な障害を抱えた成人の探索行動に対する，科学技術を用いた補装具の効果に関する研究があげられる（Einis & Bailey, 1990）．この研究では，利用可能な科学技術を用いた補装具の種類，探索行動を改善するために機器を使用している他の障害者，さらに探索行動それ自体に関する文献についても検索する必要があった．

> **Box2-C**
>
> *Physical Therapy*に掲載された阻血性の大腿/下腿切断を伴う高齢患者の義足使用に関する研究（Beckman & Axtell, 1987）では，その文献調査で，まず高齢者全体に関する統計，さらに切断を経験した高齢者についての統計，切断に関わる一般的な条件が取り上げられていた．さらに，切断した高齢患者に義足がうまく適用できるか否かに関する文献レビューが行われており，それらには費用対効果，身体的な制限，動機，訓練時間，義足を使用することで患者が退院できる可能性に関する文献が含まれていた．そして最後に，高齢者が義足を使用することで得られる機能面での効果を説明している研究論文が概観されていた．著者らは，過去15年間に文献検索を限定したことを付け加えており，その理由として，ここ数年の間に術式やリハビリテーションケアが変化してきたこと，義足が改善されたことなどを指摘していた．

---

訳注：日本国内で利用できる代表的な保健医療や看護関係のレファレンスブックとしては，「医学中央雑誌」，「インデックス・メディクス」，看護系の「CINAHL」，雑誌「看護」に掲載の'最新看護索引'などがある．

ュータ登録されたもの）がある．すなわち，著者の姓やタイトル名，テーマ別にファイルされたすべての蔵書について3枚のカード，もしくは見出し語がある．したがって，研究テーマの領域の中心的な研究者，例えば感覚統合テクニックの領域における A. Jean Ayres や運動学の Signe Brunnstrom のような研究者が分かっていたならば，これらの著者名を文献目録で検索したり，コンピュータ上に呼び出すことができ，適切な書籍を探すために文献のタイトルをざっと概観することができる．また，その領域のエキスパートが誰であるか知らない場合は，学問領域別索引/データベースを使って，適切な書籍や雑誌を見つけることができる．残念ながら，研究テーマの学術用語がどのように選択されるのかよく知らないまま，研究テーマによって書籍を検索しようとする場合は，手間のかかる作業となる．ここで念頭に置いておくべき重要なポイントは，所蔵目録/データベースは専門用語で作成されており，日常生活で使用される言葉とは，全く異なる場合があるという点である．ここにいくつかの例がある．

| 日常語 | 目録/データベースの用語 |
|---|---|
| 映画<br>(Films, movies) | 動画<br>(Moving pictures) |
| 抽象芸術<br>(Abstract art) | 技（アート），要約<br>(Art, abstract) |
| ベトナム戦争<br>(Vietnam War) | ベトナム紛争<br>(Vietnamese conflict) |

　テーマに関する正しい語を見つけだせるように，米国国会図書館が編纂している学問領域別見出し語リストの全2巻が，たいてい書籍や資料の所蔵目録の近くに保管されている．
　また，数冊のレファレンスブックがあるが，これらは保健医療の領域で何か特定のことを調べるというよりも，むしろ一般的なテーマを調べるのに役立つだろう．*Books in Print* と *British Books in Print* という大冊には，ある年に出版された書籍が収録されている．そして，それぞれが4巻の分冊からなっており，著者名，学問領域，タイトル，そして出版社がそれぞれ1冊になっている．ところで，*Books in Print* 1995-1996 では，作業療法を1つの学問領域として取り上げており，165の見出し項目を含んでいる．また，理学療法では197の見出し項目が記載されている．その他の有用なレファレンスブックとしては，いわゆる *Annual Reviews* がある．これは心理学や生理学などの特定の学問領域で発行されている．

## 合衆国政府の刊行物

　国内の選定された図書館では，合衆国政府の刊行物を所蔵している．これらの刊行物の一覧表は，刊行物の分類体系の管理者が整理し毎月更新されているが，連邦議会，各省庁，各部局における刊行物をはじめ，合衆国政府のすべての部署で公表された刊行物を網羅している．そして，公表された刊行物は，著者名，タイトル/キーワード，テーマ，シリーズ名，報告書のタイトルなどによってそれぞれ別の巻に収められ，索引がつけられている．これらのうちセラピストに役立つ可能性が高い刊行物には，メディケア法（Medicare law）[訳注]の改正，国民に広く適応される一般法律（Public Law）94-142における「教育の機会均等」の箇所，精神保健に関する大統領の諮問委員会報告，障害を持ったアメリカ人と建築上の障壁に関する法律などがある．

## 雑誌の索引集と要約集

　索引集や要約集を手作業で検索する場合，特定の論文の著者名が分かっていなければ，その論文のテーマに関する専門用語が明確になっている必要があり，その用語を基に検索することになる．そこで，索引集や要約集の各巻は，テーマや著者名によって系統だてて整理されている．そしてだいたい1年に1度改訂される．適切な論文を見つけだすためには，研究されているテーマを注意深く定義することが必要である．それは，専門用語は研究領域によって特定の意味を持っていたり，領域間で意味が異なる可能性があるからである（例えば，ある索引では「思春期 "adolescent"」を使用し，別の索引では「10代 "teen"」あるいは「ティーンエイジャー "teenager"」を使用することがある）．現在発行されている索引集のうち，次にあげるのはセラピストにとって最も有用なものである．

---

訳注：メディケアは，合衆国政府による保険プログラムで，社会保障法の改正によって作られた．その保険による保健医療保障は，65歳以上の高齢者あるいは65歳未満で障害を持った人に提供される．そして，入院治療に対しては社会保障税を財源とする強制保険であり，外来診療など他の医療サービスは任意保険となっている．

1. 「インデックス・メディクス」(Index Medicus), これには世界中の主要な医学関係論文(それらのうち, およそ4,680)が登録されており, 毎月更新されている. そして, American Journal of Occupational Therapy と Physical Therapy は「完全版インデックス・メディクス」(Complete Index Medicus) に登録されている. しかし, American Journal of Occupational Therapy は「縮刷版インデックス・メディクス」(Abridged Index Medicus) には含まれていないので, どちらの版が必要なのかを図書館員にはっきりと明示しなければならない. また, 各領域の学術用語を見つけだすのに Medical Subject Headings の別巻が役立つ.

2. 主要な保健医療領域の専門学術誌にも独自の索引がある. American Journal of Occupational Therapy では, テーマと著者名によって索引が設けられている. これは1972年から1983年までは累積索引になっており, その後は1年ごとの索引となっている. また Physical Therapy では毎年, テーマと著者名によって索引がつけられている. これらの索引は一般的に, 作業療法士や理学療法士などの養成課程がある大学の図書館でのみ利用可能である.

3. Cumulative Index to Nursing and Allied Health Literature には, 125以上の保健医療関連の雑誌がリストアップされており, 作業療法, 理学療法, 言語療法やその他12のリハビリテーション関連領域の雑誌が含まれている. この累積索引には, 関連した書籍や書籍の章, 視聴覚テープ類なども含まれており, テーマ別見出しリストが設けられていて, 毎月更新されている. そして, 1956年から現在まで年1回出版されている書籍版が利用できる.

4. さらにセラピストにとって役立つと思われる索引集をあげると, Resources in Education (RIE), Current Index to Journals in Education (CIJE), 最新の Exceptional Child Educational Resource (ECER) の3つである. RIE では, テーマや著者, 研究機関によって教育に関する研究報告が要約されており (1975年から), たいていの研究報告はマイクロフィルムで利用できる. CIJE と ECER では, 教育関連雑誌と教育に関する論文がテーマや著者, 雑誌内容によって要約されており, RIE の姉妹編のようなものである. これらの索引には, 学術用語のシソーラスがついている.

5. Psychological Abstracts は, 心理学に関する著書, 雑誌論文, 専門的な研究報告, 科学的な文書などの要約を含む索引集であり, 1927年に現在の形式でスタートした. そして, Psychological Abstracts では, 著者とテーマで分類され配列された索引が使用されており, 1年ごとの累積索引がある. また, その別巻には, 心理学における索引語のシソーラスが掲載されている. さて, ここで図2-1に, 認知能力の見出し語を検索しているときに見つかりそうな実例を示した. 認知能力の見出し語の検索に用いた主な学術用語は, 「認知的な機能 "cognitive functioning"」と「知的な機能 "intellectual functioning"」であるが, 同時に狭義の学術用語として「数学的」, 「読解」, 「空間的」, 「言語的」能力が見いだされている. すなわち, Psychological Abstracts は, 読者が「能力」に関連する学術用語に興味を持っていることを想定しているのである. これらの学術用語をコンピュータに入力するために番号が使われており, できる限りコンピュータで検索するのが望ましい.

6. Sociological Abstracts には, 社会学の書籍や, 様々な言語で書かれた社会科学の雑誌から要約が

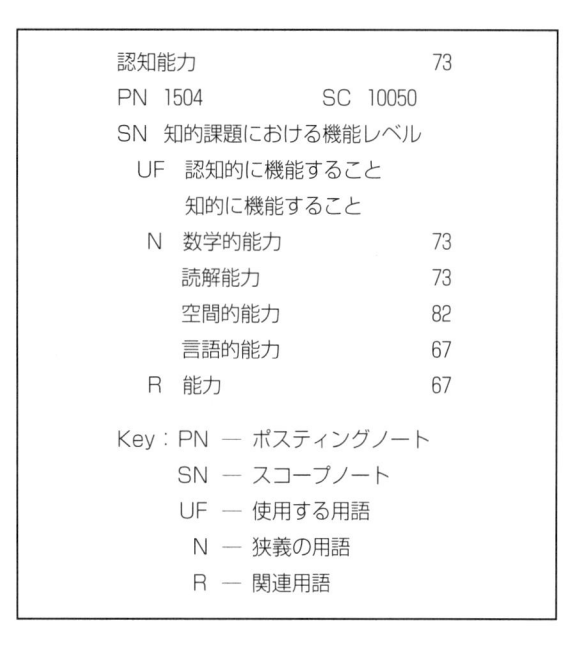

```
認知能力                        73
PN  1504           SC  10050
SN  知的課題における機能レベル
UF  認知的に機能すること
    知的に機能すること
N   数学的能力                  73
    読解能力                    73
    空間的能力                  82
    言語的能力                  67
R   能力                        67

Key: PN ― ポスティングノート
     SN ― スコープノート
     UF ― 使用する用語
      N ― 狭義の用語
      R ― 関連用語
```

図2-1 「認知能力」という用語に対して Psychological Abstracts 中のシソーラスに登録されている内容

掲載されている．そして，その要約は，研究テーマに関する学術用語を使ってアクセスできるように分類し配列されている．しかし，テーマの見出し語の定義が貧弱という感じがして，この索引集を利用するのは難しいと思うかもしれない．

7. *Dissertation Abstracts* は，研究上有用な別の情報源となる可能性があり，出版されているものを手作業で検索することもできる．引用文献として博士論文を使用するうえでの問題点は，自分の研究計画に関連した研究に偶然出会い，その研究の全体を読んで検討しようと決めた場合に，その博士論文のコピーを郵送で注文するか，博士論文のマイクロフィルムコピーを所蔵している図書館を見つけなくてはならないことである．ちなみに，郵送での注文には20～35ドルくらいかかるかもしれない．しかし，*Dissertation Abstracts* の各巻には，それぞれの研究の包括的な要約が含まれているので，目的によっては十分かもしれない．そして，各巻は，次の2つの主要な研究分野に分かれており，自然科学/工学系と人文科学/社会科学系がある．さらに，これらの他にセラピストにとって有用な索引集と要約集を付録Aにリストアップした．

たいていの索引集や要約集は1年に1度改訂されるので，何年遡って検索しようとするかにより，同じ索引集を数巻にわたって調べることも必要となる．すなわち，どれだけ過去に遡るのかが，深く検討するために重要なのである．研究テーマが急速に発展しているものだったり，そのテーマについて書かれたものの大半が最近であれば（例えば，後天性免疫不全症候群［AIDS］，ホームレスの苦境，あるいはアルツハイマー病など），ここ2～5年間の資料で十分に最新の考えに基づいた多くの情報が得られるだろう．ところが，そのテーマが何年にもわたって発展してきたテーマ（例えば，個人における価値観の発達や手根管症候群など）やオリジナルな研究から内容的に変わらずに維持されてきた研究テーマならば，そのテーマについて最も豊富に執筆された時代にまで遡って，初期の古典的な研究を見つけるのが賢明だろう．そのためには，20年から30年もの長い年月を遡ることが必要となる．また1つ2つの論文，あるいは書籍が，それ以降の研究においていつも言及されているならば，それらはおそらくそのテーマと関係がある古典的で重要な研究である．研究テーマについてもっと徹底的に把握するために，それらの論文や書籍を読むのは当然のことである．

## ■コンピュータ検索

検索を速く，そして徹底的に行えるという点で，読者はコンピュータ検索を行うことに決めているかもしれない．もちろん，それを可能にする設備が必要なのだが．大学図書館，公共の図書館，いくつかの医学施設などでは，雑誌の索引検索にオンラインでアクセスできる．そして，次にあげるものは保健医療専門職にとって興味ある主要なデータベースである．

1. MEDLINE[訳注1] は *Index Medicus* が基となっているデータベースであり，およそ13,000の領域の見出し語を認識しながら50万以上の項目にアクセスが可能である．そして，作業療法および理学療法の雑誌のうち，医学的な性格のある論文がMEDLINEに登録されている．また，いくつかの作業療法に関する論文は，縮刷版にも登録されていない．*Medical Subject Headings* には，より速くコンピュータ検索を行うためのコードがある．
2. CINAHL[訳注2] は同一名称の論文索引集のコンピュータ版であり，CD-ROMでも利用できる．このデータベースは，1982年から現在までをカバーしており，20万件が収録されているのが特徴である．学生や臨床家にとって，非常によく系統化された使いやすいデータベースだと思われる．
3. The Reliable Source for Occupational Therapy は，OT BibSysと呼ばれる書誌的なデータベース

---

訳注1：MEDLINEをはじめ多くのデータベースを使った文献検索サービスがインターネットを通して提供されており，有料である場合（http://www.silverplatter.com など）が多いが，無料のものもある．たとえば，MEDLINEはhttp://www.ncbi.nlm.nih.gov/PubMedのウェブサイト上において無料で検索できる．また，大学図書館がインターネット上の検索サービスと契約しており，大学内から接続すれば無料で様々なデータベースをウェブサイト上で利用できるところもある．

訳注2：CINAHL (Citation of Nursing & Allied Health) は，http://www.cinahl.com/で利用可能な有料のデータベースである．利用するには，メンバー登録してアカウントを得る必要があり，最低限度の利月，現在用料金は，2000年11月現在，月15時間で49.95ドル（学生は39.95ドル）である．

を備えた最近のオンライン情報システムである．そして，OT BibSys は，作業療法に関する包括的な文献や視聴覚資料のリストにとどまらず，リハビリテーション，教育，精神医学，心理学，保健医療におけるケアの供給，行政に直接関連した文献リストを含むデータベースである．その資料は国際的であるが，英語以外のものはそのうち1パーセント以下にすぎない．また，実際の資料のすべてはメリーランド州の Bethesda にある Wilma L. West Library に所蔵されている．最も初期の項目は 1890 年代から始まっており，文献は現在までカバーされている．

4. ERIC は Educational Resources Information Center のデータベースであり，*RIE*, *CIJE*, *ECER* の論文索引から作成されている．検索をより簡単にするために，別に ERIC 用語のシソーラスがある．

5. PsycINFO は，出版物の *Psychological Abstracts* が基になっており，心理学の領域を 16 の主要なカテゴリーと 64 のサブカテゴリーに内容を分類する体系を使用している．PsycINFO はよく系統だてられており，評判のいいコンピュータデータベースである．

もし検索のための接続時間に対して料金を支払わなければいけないのなら，実際にコンピュータを接続する前に，若干の準備をすることが重要となる．その準備には当然，熟考された研究疑問や正確に識別される学術用語（これは記述用語［descriptor］あるいはキーワードと呼ばれることがある）を持つことが含まれる．そして，このような学術用語は，それぞれの索引に備えられているシソーラスから見つけだせる（Box2–D）．もし，1つの見出し語からテーマを探しだせなかったら，別の見出し語で探してみるとよいだろう．そのときには，別の語をできるだけ見つけようと頭を悩ませるより，シソーラスの中の学術用語リストを使ったほうが早い．

コンピュータ検索にかかる経費は，非常に幅があるが，使用するデータベースと検索を行う施設次第である．たまにある決まった 1 週間，特定のデータベースの使用に対して特別価格が設定されることがあり，このときには経費が格段に安くなる（Box2–E と 2–F）．

どのデータベース（例えば，MEDLINE や ERIC）を選択して検索すべきなのかは，医学，社会学，教育学のように，どの領域に自分の研究計画に適切な資料が含まれていると考えるのかによって異なってくる．用語を入

---

**Box2–D**

作業療法士の離転職に関する研究（Bailey, 1990）では，研究者は検索のための用語を，「従業員の転職率（employee turnover）」，「職員の転職率（personnel turnover）」，「職業キャリアの移動性（career mobility）」，「仕事への巻き込まれ度（job involvement）」，「転業・転職（career change）」，「終身雇用の保障（tenure）」，「職業意欲（occupational aspirations）」に区別して用いていた．そして，これらの用語は *Index Medicus* と *Psychological Abstracts* のシソーラスで見つけられたものである．すでに述べたとおり，索引集と要約集が異なれば，同様の研究テーマについて検索するのに異なった用語を用いなければならない．例えば，一つの索引では「従業員の転職率（employee turnover）」という用語が使用されていたが，もう一つの索引集では「職員の転職率（personnel turnover）」という別の用語が使われていた．

---

力したとたん，コンピュータはすぐにそのデータベースの中のあらゆる資料を検索し，望む限りはるか過去に遡って，その用語をキーワードとする論文を探しだしてくる．そして，用語同士はお互いに掛け合わせることができ，両方の用語（例えば，関節炎と関節保護）がキーワードになっている論文だけを探しだすことができる．また，3つあるいは4つの用語を使って，一つ一つの論文をリストアップすることもできるが，これを限定しすぎると極めて少数しか見つけだせない．最初はタイトルだけをプリントアウトするので，比較的単純で費用対効果も高い．したがって，要約を請求する前に，最も有望と思われる論文を選ぶことができる．

実際にコンピュータをオンラインで接続している時間分だけ，すなわち，必要なデータを効率よく検索して，その検索結果を出力する時間分の料金だけを支払いたいと思うならば，事前によく準備して，コンピュータに接続している間は別の用語や方法については考えないようにすべきである．もちろん，検索に対して料金を支払わないのならば，このような考えにとらわれる必要はない．誰もが適切な資料を探索するために，何時間も費やしてデータベース中を楽しんで検索することだろう．しかし，検索に夢中になりのめり込んでしまっているのではないかと気になったら，そろそろ潮時だと知る辛い時を迎えたということなのである！

### Box2–E

Box2-Dで記述した離転職の検索は，1989年にデータベースのMEDLINE，PsycINFO，ERICを使って行った．まず，MEDLINEでの検索は接続に5分を要し，3.75ドルの料金がかかった．「作業・理学療法士」，「ソーシャルワーカー」，「職員の転職率」，「職業キャリアの流動性」という用語で検索したところ84タイトルの論文が見つかり，そのうち重要な論文が10タイトルあったので，それらの要約をプリントアウトした．さらに，これら10タイトルの論文のうち3本の所蔵場所を見つけだし，結局公表した論文ではそのうちの1本だけを使用したのである．また，同じテーマについてPsycINFOで検索したときは，検索の用語として「作業療法士，理学療法士，言語療法士」，「ソーシャルワーカー」，「臨床心理士」，「看護婦・看護士」，「移動（mobility）」，「終身雇用の保障」，「従業員の転職率」，「転業・転職」，「仕事への巻き込まれ度」を使用した．この検索は接続に5.25分を要し，5.58ドルの料金がかかり，82タイトルの論文が見つけられた．そして，これらのタイトルのうち，19本の論文が重要だと思われたので，要約をプリントアウトした．さらに，これら19本の論文のうち，15本について所蔵場所を探しだし，実際にはそのうちの5本を論文で引用したのである．そして，ERICで検索したときは，「作業療法士，理学療法士，言語療法士」，「ソーシャルワーカー」，「看護婦・看護士」，「転職率（turnover）」，「転業・転職」，「職業移動（occupational mobility）」を検索の用語として用い，57タイトルの論文が見つかった．これら57タイトルの論文のうち，関連があった15本の論文の要約をプリントアウトし，さらにそのうち7本の論文の所蔵場所を突き止め，結局4本を論文に使った．この検索は接続に2.5分を要して，3.02ドルの料金がかかった．なお，シソーラスで検索に役立つ用語を探しだし，検索の準備を終えるまでに約30分を要した．

### Box2–F

1992年に精神分裂病患者の生活時間の使い方に関する文献検索を行ったときには，全部で32ドルの料金がかかり，204タイトルの論文が検索され，実際にはそのうち27本の論文がこのテーマと関係していた．この検索はMEDLINEとPsycINFOで行ったのだが，コンピュータには検索に8分を要したと記録されていた．*Mental Health Abstracts*を使って同じテーマの文献検索を行ったところ，6本の論文が検索されたが，適切な論文はたった1本だけであり，料金は2.40ドルであった．また，*Sociological Abstracts*でこのテーマの最終的な検索をしたが，料金は6.70ドルかかり，さらに8本の論文が見つかった．そのうち2本が論文に使用できた．この精神分裂病患者の生活時間の使い方に関する文献検索のための準備には約1時間かかったが，その理由は研究のテーマをはっきり決めるのが難しかったからである．

## ■論文と書籍の所蔵場所を探しだす

印刷物やコンピュータ検索から論文と書籍のリストを作成したら，これらの文献が自分の研究にとって本当に適切か否かを判断するために，要約を読んで再度検討する必要がある．そこで，それらの現物を探すために書架，定期刊行物室，あるいは政府刊行物の所蔵場所に行かなくてはならない．もしある論文が研究テーマとちょっとした関係を持っているだけだとしたら，図書館にいる間に，すべての参照箇所と適切なポイントをメモすることができる．しかし，最も関係のある論文はコピーをとり，最も適切な書籍は借り出したほうがよいだろう．そうすれば，暇な時間にそれらを研究することができる．

## ■資料の整理

整理された文献がコンピュータ上で直接見られることに満足感を覚える人々がいるが，現在では，このような作業をより単純にするためのコンピュータプログラムがいくつか開発されている．しかし，私たちの多くはいまだに，情報が処理しやすく，文献整理のやり直しがきくという点において，索引カードが有用だと思っている．そして，多くの人々にとって，索引カードは5インチ×8インチ(訳注)の大きさが最も利用しやすいようである．このような索引カードを一箱ばかり図書館に持って行き，それほど重要でない論文や書籍からの情報は，直に索引カードにメモするとよい．そして，1つの論文や書籍に対して，1枚のカードを使うのである．また，コピーをとった重要あるいは複雑な論文のカードについては，都合がよいときに自宅で完成させればよい．同じような方法で，1枚1枚のカードに情報を整理していくとよい．図

---

訳注：およそ12.5cm×20cm，日本の規格ではB6サイズに近い．

2-2と2-3では，索引カードをどのようにして作成すればよいのかが例示されている．

一般的な研究テーマでも，カードの最上部に，もっと特定されたテーマの領域を付け加えておくことは有用であり，そのような例についてBox2-Gで触れている．そうすることにより，カードはテーマ別に分類でき，資料の記録がより容易になるだろう．また，1つの論文や1冊の書籍で複数のテーマについて言及している場合は，相互参照用の用語をつけ，それらの論文や書籍の章ごとに1枚ずつのカードを作ることができる．さらに，最も役立ちそうな論文や，テーマに最も関係した論文の最後尾に書かれた文献リストには，必ず目を通してほしい．これらは次に何を読んだらいいのかという点で，最も有用な情報源となる．

> **Box2-G**
>
> 研究者が，高齢者のなかで義足の使用が見込まれる者の要因を明らかにしようとする場合，テーマの見出しには次のような用語が含まれるだろう．すなわち，「義足のタイプ」，「高齢者における切断の発生率とその原因」，「高齢患者の義足使用に関する装着判定」，「身体的な制限と動機づけの要因」，「費用対効果」，「訓練の手順」「機能面での効果」などである．

文献検索による情報を，コンピュータを直接使って整理したいという人は，相互参照する資料に対しても単純なコーディングプログラムを使うことを選択するだろう．これは資料を効率的に整理する方法である．なぜなら，結局はそのファイルを使って，論文の実質的な文献レビューの章を組み立てることができるからである．直接コンピュータを使って仕事をする際に不都合が生じるのは，唯一，図書館で自分のテーマとほんの少しだけ関連のある論文についてメモをとるときだけである．

すべての論文や書籍を読んで，カードを準備するか，コンピュータで記録をとるかすれば，もうすでにレビューを書く準備が整ったことになる．そして，まずは索引カードの最上部に書かれたテーマの見出しを検討し，論理的な順序にそれらを並べることから始める（Box2-H）．そうすることで，読者は研究に関係したテーマがどのように進展してきたかを着実に理解できるようになる．そして，文献レビューの章が終わるまでに，読者はきっと，なぜその研究計画が着手されたのかが理解できるはずである．

---

義足使用の高齢患者に対する装着判定
Beckman, C.E. & Axtell, L.A.
阻血性の大腿切断・下腿切断を伴う高齢患者における義足使用.
Physical Therapy, 67(10), 1510-1516 1987
高齢者に義足を装着するかどうかに関する十分な文献レビューを含む．
含まれている内容：
　費用対効果
　身体的な制限
　動機づけ
　訓練時間
　患者の義足使用の可能性
加えて，高齢者の義足使用による機能面での効果を記述している研究の概観もあり．

図2-2　1つの論文に対して作成されたカードの例

---

Berger, R.M. & Patchner, M.A.
研究のプランニング：対人援助職に対するガイド.
#50 in Sage Human Services Guide Series.
Newbury Park, CA: Sage Publications 1988
研究プロジェクトの計画段階に関する包括的な記述：
　研究疑問を見つけること
　研究目的を述べること
　研究の意義を述べること
　研究デザインを決めること

図2-3　1冊の書籍に対して作成されたカードの例

---

> **Box2-H**
>
> この章ですでに言及した義足研究について，レビューを書くとしたら，次のような順番で研究のテーマを配列するのが論理的だと思われる．
>
> 1. 高齢者における切断の原因と発生率について
> 2. 義足のタイプについて
> 3. 義足使用の高齢患者の装着判定について
> 4. 費用対効果について
> 5. 身体的な制限と動機づけについて
> 6. 訓練の手順について
> 7. 機能面での効果について

次は，1つのカードグループごとに的を絞って進めていこう．まず，1つのカードグループの中にある様々な著者の論文に広く認められた共通テーマを探し，これらのテーマを別のカードにメモする．また，たった一人の著者だけが，研究に含めたいと思うようなアイデアを書いている場合は，それにマークをする．さてここで，それらの研究テーマと重要なアイデアを見てみよう．それらは論理的な順序で並べられているだろうか？　すなわち，そこには一つのテーマから次のテーマへと論理的な流れがあり，論文の読者に伝えたいと思ったアイデアがうまく展開されているだろうか？　そこで，これらのアイデアを次から次へ順番に書き留め，どこかのステップをうっかりして抜かしていないかを確認する．もし抜けていたら，自分自身の言葉でそこに書き加えるのである．そして，研究上のテーマに関わる重要な問題について明瞭かつ簡潔に述べることができたら，引用したアイデアの後にそれぞれの著者名と発行年をカッコで囲んで書き加えておこう．これでやっと文献レビューの対象を次の主要な研究テーマへと進めることができ，すぐにでも同じプロセスを繰り返す準備ができたことになる．

　それでは，実際に文献レビューを上手に書けるかどうかチャレンジしてみよう．すべての文章を「Smith (1988)は……と述べている．」とか「Brown (1989)は……と考えている．」という具合に書き出すのは避けたほうがよい．そこで，すでに掲載された論文の文献レビューの章に目を通して，想像力豊かに文章を書き始める方法や，何人かの著者のアイデアや発見を1文か2文にまとめて組み込むためのアイデアを手に入れよう．しかし，雑誌には掲載スペースの制約があるので，多くの段落を文献の要約に費やすことはできない．そのため，現実には，文献レビューに含めることができる文献よりもっとたくさんの論文や書籍を読むことになるだろう．したがって，明確にしたいアイデアに関して，最も重要であり，しかも確信が持てる研究成果にとどめるべきである．上手に書かれた文献レビューの例として，付録Bにリストアップされている論文を参照してほしい．

　引用文献に使われる形式（フォーマット）は最も限定されており，それぞれの雑誌により義務づけられた形式がある．その形式については，この本の後にある論文の投稿に関する章で詳細に扱う．

## ■文献レビューはどのぐらいの長さであるべきか？

　文献レビューの長さは，作成する論文のタイプにより大きく異なる．学生が学位論文を書く際には，文献レビューは包括的であるべきだ．研究に関係したすべての文献を検討し，そのなかで最も重要な資料を分析したことが明らかでなくてはならない．すなわち，すべての文献を検討して，問題を説明し，なぜ自分の研究がその問題を扱うのにふさわしいのかを示し，さらに自分の研究によってその問題が解決される可能性があることを記述し，これまで問題解決を試みたあらゆる研究と自分の研究が関連づけられていなければならない．したがって，学位論文における文献レビューは，たいていの場合20ページから40ページくらいになる．

　一方，雑誌論文における文献レビューは，たいてい短めで要点をついている．それというのも，雑誌編集者がページ数の制約をはっきりと設けており，5ページから7ページの中に論文全体を詰め込まなければならないことがよくあるからである．そこで *Publication Manual of the American Psychological Association*（1994）が，雑誌論文の背景や文献レビューのセクションに何を含めるのかということについて，有用なガイドラインを提供している（Box2-1）．

　文献レビューを完成させることは，研究を正当な方法で行うための主要なステップである．もちろん，研究計画の今の段階では，レビューは最終的な形式で書かれていなくてもよいが，それが潜在的なハードルであることは確かであり，できる限り早く書き上げてしまうに越したことはない．そしてここまでくると，これまで読んだ文献に基づいて，すぐにでも研究疑問を洗練し，研究の背景となる資料を展開する仕事にとりかかることができる．

## ■迷いやすい箇所

　索引カードを準備するときに，文献の情報をすべて書き込んでおきさえすれば，文献リストの整理にとりかかろうとする際に，時間を節約でき，困難が軽減されるだろう．以下は，誰もがやってしまったと思うような，よくある出来事である．

> **Box2–1**
>
> 「先行研究に関する学術的なレビューは，適切な歴史をもたらし，他者に対する研究の優先権を認識させるものである．また関連する先行研究を引用し，それらの特定の長所を認めることは，著者の科学的かつ学術的な責任の一部をなしている．それは累積的な科学の進歩にとって不可欠なことでもある．同時に引用と参照は，具体的な問題に関してだけ成功するのであって，わずかに関係のある問題や一般的な重要性については効果的でない．したがって先行研究を要約する場合には，重要ではない研究の細部まで要約に含めるのは避けるべきである．その代わりに，関係が深い所見，的を射た方法論的問題，主要な結論を強調するほうがよい．また，一般的な調査やトピックに関するレビューが利用可能ならば，それらを参照するように読者に勧めればよい．」
>
> 「先行研究と現在の研究との間における論理的な連続性を明示しなければならない．できる限り広範なプロの聴衆に対して，一般的な理解をもたらすように十分な幅と明快さをもって問題を展開すべきである．したがって，短絡的な目標を立てて，特定の専門家のみが理解できるような論文を書くという過ちに陥らないように注意すべきである．」
>
> （American Psychological Association, 1994, pp.11-12）

- 論文を紛失してしまった
- 書籍を返却してしまった
- 誰かに論文を貸してしまった
- 巻や号の番号の上にコーヒーをこぼしてしまった

雑誌やプリントアウトされた書類の山に没頭しているうちに，探求中のテーマを見失ったり，他の興味をそそられるテーマの方に脱線してしまうことがよくある．このようなとき，図2-4で示したように，自分の研究疑問を含んでいるカードや自分の探している主要なテーマのリストを，自分の目の前に置いておくと，とても役立つことに私は気づいた．すなわち，研究テーマからあまりに横道にそれて迷ってしまったり，主要な問題を忘れてしまったと感じる場合には，このカードをちらっと見て軌道修正するのである．

コンピュータ検索の間に，自分のテーマに関係した情報源が全く見つけられなかったり，極めて少数しか見いだせなかった場合，次のような事態が起こっている可能

---

> 作業療法からの離職に寄与する主要な要因は何か？
> 　看護，理学療法，言語・聴覚領域，ソーシャルワーク，心理学，その他の保健医療領域からの離職に関する論文．
> 可能性のある要因
> 　給料が少ないこと
> 　仕事上のストレス
> 　キャリア形成の不足
> 　パートタイムの仕事の不足
> 　地理的な条件で仕事が得られない
> 　仕事上の自律性の乏しさ

図2-4　文献を検索する際に使用するカードの例

性がある．

1. テーマ自体が意味をなしていない．したがって，そのような研究テーマでは，誰も論文を書かない．なぜなら，テーマが論理的でないので，そこには研究すべき何ものも存在しないからである．
2. 間違ったデータベースで検索している（例えば，職業サービスの領域で検索すべきところを，医学領域で検索している）．
3. 前人未踏のテーマを選択した．つまり，そのテーマでは全く研究されてこなかった．それは非常に好奇心をそそられる——どんどん先に進むべきである！

多くの人々は，文献レビューを書くことを退屈でうんざりする仕事だと考えて，できるだけこの仕事を後回しにしようとするが，迅速さこそが絶対に最良の方針であり，おそらく論文を確実に完成させる唯一の方針であろう．さらに，資料についての記憶が新鮮でインスピレーションがまだ湧いてくるうちに，レビューを書くほうがずっと簡単である．これまで論文を書き始めたばかりの研究者にたくさん出会ってきたが，彼らには論文を完成させるうえでただ一つの障壁があり，それが文献レビューであった．彼らはたいていの場合，すべての文献を読み終わり，すべてをノートしていたのだが，レビューを書く作業をうまく乗り切れないでいたのである．

## ●ワークシート●

利用しやすい図書館の場所を探しだす.

図書館を訪問し,以下のものに慣れ親しもう.

　　　カード目録
　　　図書館司書
　　　資料室
　　　定期刊行物閲覧室
　　　その図書館に所蔵されている定期刊行物/雑誌のリスト
　　　コピー機の場所
　　　最も近い合衆国政府刊行物の所蔵場所

この欄と索引カードの両方に研究疑問と主要なテーマを記入してみよう.




手作業で検索をしたいのかコンピュータによる検索をしたいのかを決めよう.

　　　_____　手作業で検索をしたい　　　　_____　コンピュータによる検索をしたい

### ●手作業で検索する場合

もし手作業で検索することに決めたのなら,どの索引集と要約集が自分のテーマに最も適切か決定しよう(それには,司書に相談すると助けになるかもしれない).

使用予定の索引集と要約集をリストアップしよう.

●**コンピュータによる検索の場合**

もしコンピュータで検索することに決めたなら，テーマに最も適切なデータベースを決めよう（これは司書と話し合ってみるとよい）．そしてシソーラスを熟読する．

データベース：　　　　　　　　　　　データベース：

用語：　　　　　　　　　　　　　　　用語：

もし自分で検索しようとしたときにデータベースにアクセスできなかったら，まっすぐに司書のところへ行くべきである．

検索について司書と相談してみよう（例えば，検索にかかる経費，支払い方法，一人で検索可能かどうか，司書が代わりに検索を行ってくれる場合の資料等の郵送に要する期間など）．さらに，検索のための時間を調整する．

検索を実行した際には，コンピュータによって作成されたタイトルのリストと要約をレビューし，文献が所蔵されている場所をチェックする．

## ●手作業による検索とコンピュータによる検索のために

テーマに関係した書籍，論文，学位論文（博士論文）の要約や，完全な索引カードを図書館で見つけよう．

重要な論文，要約をコピーしよう．そしてこれらを，必要とする書籍と共に家に持ち帰ろう．

索引カードにすべてのデータを記載するか，コンピュータに情報を入力しよう．

特定の研究テーマの領域を決めて，ここにリストアップしてみよう．

　　　テーマA：

　　　テーマB：

　　　テーマC：

　　　テーマD：

　　　テーマE：

研究テーマの領域ごとに索引カードをまとめる．

文献レビューを書く準備ができるまで，索引カードを安全な場所に保管しておこう．

文献検索リストにあるすべての文献の所蔵場所を探しだし，それらを読破したら，すぐに文献レビューを書き始めよう．

■引用文献

American Psychological Association. (1994). *Publication manual of the American Psychological Association* (4th ed.). Washington, DC: Author.

Bailey, D.M. (1990) Reasons for attrition from occupational therapy. *American Journal of Occupational Therapy, 44*(1), 23-29.

Beckman, C.E., & Axtell, L.A. (1987). Prosthetic use in elderly patients with dysvascular above-knee and through-knee amputations. *Physical Therapy. 67*(10), 1510-1516.

Einis, L.P., & Bailey, D.M. (1990). Case Report—The use of powered leisure and communication devices in a switch training program. *American Journal of Occupational Therapy, 44*(12), 931-934.

Walker, M.L., Rothstein, J.M., Finncane, S.D., & Lamb, R.L. (1987). Relationship between lumbar lordosis, pelvic tilt, and abdominal muscle performance. *Physical Therapy, 67*(4), 512-516.

■さらに理解を深めるための文献

Berger, R.M., & Patchner, M.A. (1988). *Planning for research: A guide for the helping professions.* No. 50 in Sage Human Services Guide Series. Newbury Park, CA: Sage Publications.

Currier, D.P. (1984). Chapter 3: Literature review. In *Elements of research in physical therapy* (pp. 34-50). Baltimore: Williams & Wilkins.

Hall, M. (1987). Unlocking information technology. *American Journal of Occupational Therapy, 41*(11), 722-725.

Harter, S.P. (1986). *Online information retrieval: Concepts, principles and techniques.* Orlando, FL: Academic Press.

Haynes, R.B. (1986). How to keep up with the medical literature: Part IV. How to store and retrieve articles worth keeping. *Annals of Internal Medicine, 105,* 978-984.

Marshall, J.G. (1985). How to choose the online medical database that's right for you. *Canadian Medical Association Journal, 134,* 634-640.

McCarthy, S. (1988). *Personal filing systems: Creating information retrieval systems on microcomputers.* Chicago: Medical Library Association.

Oyster, C.K., Hanten, W.P., & Llorens, L.A. (1987). Chapter 1: Foundations of health science research. In *Introduction to research: A guide for the health science professional* (pp. 1-16). Philadelphia: J.B. Lippincott.

Payton, O.D. (1994). Chapter 10: The library as a tool. In *Research: The validation of clinical practice*, (3rd ed.). (pp. 201-216). Philadelphia: F.A. Davis.

Stein, F., & Cutler, S.K. (1996). Chapter 5: Review of the literature. In *Clinical Research in Allied Health and Special Education* (pp. 151-173). San Diego, CA: Singular Publishing Group, Inc.

Williams, R., Baker, L., & Marshall, J. (1992). *Information searching in health care.* Thorofare, NJ: Slack.

# 研究疑問の洗練と研究背景の展開

　研究疑問（research question）を洗練し研究の背景を展開するには，この時点で研究計画を書き始めるのが有効である．それは，文献検索から得た情報が自分の記憶の中にまだ鮮明に残っているため，文献で明らかにされていたほとんどのことを論文の冒頭部分に入れ込むことができるからである．また，今研究を進めるために冒頭部分を書いておくと，将来研究を発表するときにも準備が容易にできる．

## ■研究課題

　研究の核心は，研究課題を明確に記述することであり，そこからあらゆる研究の要素が次々と生まれてくる．このことこそが研究を行う動機であり，最初に臨床実践を行うなかで解決したいと興味を持った問題，あるいは疑問なのである．すでにその研究トピックについて書かれたことをレビューし終わっていたら，きっとその研究すべき問題についてより包括的に書くことができるはずである．すなわち，その研究課題は多くの臨床家，教育者，管理者にとっても問題なのか，あるいは他の研究者がそれについて何か明らかにしたり試みていないか，そして，彼らの試みは成功したのか，それとも不成功であったのかなどである．さらに，その問題を解決する試みのなかで，何をこれまでの研究と違えて行おうとしているのか，それとも，単にその問題についてより多くのデータを集めようとしているだけなのだろうか（Box3-A）．

　我々は通常，何か間違っていることや注意を要すること，あるいはもはや適切でない古い考えや方法に気づき始めてくると，それについて研究しようと駆り立てられる．そこで，これから取り組もうとしている課題について述べる箇所では，できるだけ簡潔にそれらのポイント

---

**Box3-A**

Moncurは，彼女の研究で取り扱う根本的な問題について，以下のように記述している．

　現在では，リウマチ病学者や理学療法士の間で，理学療法が関節炎患者の包括的な治療プログラムに不可欠であることは合意されている．しかし最近まで，慢性関節炎で苦しむ患者に対して，適切なケアを提供する専門的能力が理学療法士にあるのか，問われ続けてきた．1982年に，National Arthritis Advisory Board（NAAB）は，厳しい予算抑制を理由に，リウマチ病学における保健医療従事者の教育を厳しく制限すると発表した．さらに，NAABは，看護職や保健関連専門職は，十分なリウマチ病学のトレーニングプログラムを持っていないため，日常的な臨床実践という非公式なプロセスを通じてしか関節炎患者の治療について学習できないことを指摘した．

そこで，Moncurは，リウマチ病に対する理学療法士の講義や臨床実習の適切さを決定づけようとした他の研究者の試みについて述べ，その問題に対する彼女のアプローチについて，「理学療法士や［リウマチ病学者］が，関節炎患者の治療に携わる臨床経験の浅い理学療法士は，どのような治療技術を修得しておくべきだと考えているか，調査する」と述べている．

（Moncur, 1987, p.331）

---

を押さえて書かなければならない．そして，何が間違っているのか，何が失敗したのか，何が抜けているのか，現在，何が真実と考えられていて，どんなことを試みようとしているのか，あるいはどんなプログラムについて検討する必要があるのか，を読者に伝えよう．また，そ

の研究課題について2～3文で記述し，同僚に読んで聞かせよう．もし同僚が要点を理解できないようであれば，もう一度書き直すのである．そして自分で読み返しながら，自分自身に問いただしてみよう．これが本当に私が取り組みたい問題なのだろうかと（Box3-B）．

## ■研究の背景

研究課題の表現に満足できたら，すぐにでも研究の背景にとりかかろう．研究の背景では，「なぜこの課題が重要なのか」，「なぜ理論的な関心が寄せられているのか」という疑問に答えるのである．そして，文献を読むことで得た知識に基づき，なぜ他の研究者が，この課題が重要で，しかも研究する必要があると考えているのかについて言及しなければならない．また，事実ばかりでなく他者の意見も，それが研究課題の重要性と関係している場合には，研究背景のなかに入れて構わない（例えば，ある上院議員が，全米健康計画を非常に重要な計画だと考えているとする．もしこのことが，自分の研究課題に関する記述の信憑性を高めるのであれば，その議員の意見を引用してよい）．

論文の発表に向けてこの部分を書く際は，読者の興味を引くように努めよう．すなわち，読者の注意を引き，この課題が重要かつ研究に値するものであることを読者に納得させなければならない．この部分で読者を引きつけることができなければ，もう誰もその先を読まないだろう．

政府刊行物について文献検索を行っている最中に，研究課題に関連する一般統計を見つけたら，今こそそれを利用するときである．この種のデータは，しばしば研究課題の背景について，付加的な情報を与えてくれる．ただし，研究中の特定の臨床場面に対して直接的な意味は持たない．例えば，研究課題の中心が貧困者のヘルスケアに対する補助金の不足である場合，アメリカ合衆国の貧困者数に関する統計や政府が貧困ラインと定義した総収入金額は，研究の背景のなかに含めるべきである．しかしながら，研究そのものは，この問題に対する部分的な解決策であるメディケイド（Medicaid）訳注 に絞って関係づけられていなければならない．別の例として，大腿骨骨折を起こした高齢者の転倒について研究する場合を考えてみよう．この場合，年ごとの高齢者の転倒数，これらの外傷治療にかかった医療費，そして転倒事故のために自宅での生活に戻ることができなかった高齢者の割合について述べることが役立つだろう．

## ■研究目的

研究目的の明確な記述は，たいてい研究背景の後に続いて行われる．しかし，編集者によっては，論文のできるだけ最初の部分に目的を記述するスタイルを好む．この場合は，研究課題の記述のすぐ後，つまり研究背景の直前に挿入するとよい．ともかく，目的では，この研究を実施することにより，その課題に関していったい何を明らかにしたいと考えているのか，それを読者に伝えなければならない．したがって「本研究の目的は，……」といった出だしの文章で書き始めて目的を明確に述べ，それから研究者のねらいを説明するのである．いくつか研究目的の記述例を，Box3-C，3-D，3-Eそして3-Fに示した．この部分の記述により，研究者がこの研究で何をしようとしたのかを，読者によく理解できるように伝えなければならない．さらに，読者は，この後に書かれている研究方法のところで，それらの研究目的が達成できそうか判断するのである．

---

### Box3-B

「作業療法士や保健行政担当者は，長い間，作業療法士不足について懸念を抱いてきた．近年，いよいよ作業療法士不足は深刻となり……，臨床現場で働く作業療法士の数を増やすようにという圧力も増大しつつある……」

「したがって，作業療法士が労働力から離脱していることが，不足の最大の原因であるため，活動しているセラピストの現在数を確保することが，基本的に重要である……」

「そこで，本研究の目的は，なぜ作業療法士が臨床現場を去るのかを明らかにすることである．それによって，職業に従事する期間に影響を及ぼす労働条件を変えるために必要なステップを踏むことができる．」

(Bailey, 1990, p.23)

---

訳注：メディケイドは，公的扶助を受けている人々に対して医療を提供するアメリカの制度で，州が，病院などの医療機関，老人施設，保険会社に費用の支払いをする．どのような援助が受けられるかは，州によって異なる．

> **Box3–C**
>
> Keating, Matyas, Bach の研究目的は，その要約に明確に述べられていた．
>
> この研究の目的は，触診を学んでいる理学療法課程の大学院生が，椎間関節の触診中，特定の圧力の正確なかけ方を学習できているか評価することであった．
>
> (Keating, Matyas, Bach, 1993, p.38)

## ■研究の意義

文献レビューの結果から記述できる，もう一つの論文の構成部分に研究の意義がある．研究の意義では，取り上げた課題に影響を及ぼすために自分の研究で何ができるのか，さらになぜこの研究が重要なのかについて詳しく述べる．すなわち，研究目的が遂行に値することを伝えるのである．研究課題の検討には，様々なやり方が考えられるなかで，なぜその目的を選んだのだろうか．この部分で，研究の正当な根拠を示すのである．例えば，別の研究でその課題に取り組まれていたとしても，それらの研究とは違った目的を考えることがある（例えば，ある人々の集団について，これまで他の研究では見過ごされてきたので，彼らのニーズについてもっと詳しく検討したいという場合）．研究の意義の段落では，自分の研究が研究課題に対する適切なアプローチであり，その研究を実施することで重要な利益が得られることを述べるのである．これは，「だから何なの？」という質問に対する答えでもある．要するに，意義について考えることは，説得力のある合理的な答えを用意するチャンスで

> **Box3–D**
>
> 脳卒中後の肩の疼痛と亜脱臼の研究において，Zorowitz らは，彼らの目的を，以下のように述べている．
>
> 本研究は，脳卒中後の肩の疼痛が，亜脱臼，年齢，関節可動域，そして上肢の運動障害の重症度と関係があるか，明らかにするために行われた．この研究結果から，脳卒中後の肩の疼痛の原因だけでなく，その治療法の原理的説明も明らかにできるであろう．
>
> (Zorowitz, Hughes, Idank, Ikai, & Johnston, 1996, p.195)

> **Box3–E**
>
> Williams, Agho, Holm は，作業療法を専攻する学生のコンピュータ使用能力に対する意識について研究した．彼らの研究目的は，
>
> (a) 初心者レベルの作業療法専攻の学生がコンピュータ技術に対して持っている意見を記述すること，(b) 作業療法で使われているコンピュータのアプリケーションソフトについて，現在学生が持っている知識と望ましい知識レベルに関する意識を比較すること，さらに (c) コンピュータテクノロジーに関する意見，コンピュータのアプリケーションソフトに関する現在の知識と望ましい知識レベル，そしてコンピュータテクノロジーコースの履修単位数（すなわちコンピュータ使用能力のレベル）の間における関係を検討することであった．
>
> (Williams, Agho, & Holm, 1996, p.218)

ある（Box3–G）．

ここまで説明してきた4つの項目，すなわち研究課題，研究の背景，研究目的，研究の意義を記述することで，より包括的に考えられるようになったはずである．そして，アイデアは全体的で奥深い広がりを持ってきたはずである．ここで，再びミクロな思考に立ち返り，自分自身に問いかけてみよう．「どうやってこれらの目的すべ

> **Box3–F**
>
> アルコール依存症患者における知覚－運動障害に関する文献レビューでは，その論文の初めに目的が明確に述べられていた．
>
> アルコール濫用者における知覚－運動機能障害に関する文献研究は，次の理由から行われた．すなわち，(a) どんな証拠によってアルコール濫用と知覚－運動機能障害が関係づけられているのか明確にすること，(b) 知覚－運動機能がアルコール依存症患者用のリハビリテーションプログラムによって改善する可能性を検討すること，そして (c) アルコール濫用者の知覚－運動機能障害が，日常生活動作の低下と関係しているのか，したがって作業療法士の仕事と関連してくるのか否かを確定することであった．
>
> (Van Deusen, 1989, p.384)

> **Box3-G**
>
> 関節炎患者の治療に対する理学療法士の専門的能力に関する研究についてBox3-Aで述べたが，研究者自身は以下の理由から研究の意義があると考えていた．
>
> この研究によって理学療法士の専門的能力が明らかになれば，高等教育の企画担当者が教育のカリキュラムを明確に定めて，リウマチ患者の治療に対する初歩的レベルの理学療法士を養成するのに役立つ．また臨床家は，これらの専門的能力をもとにして，関節炎で苦しむ患者の治療管理に携わる彼ら自身の能力を評価することもできる．
>
> (Moncur, 1987, p.338)

> **Box3-H**
>
> GaeblerとHanzlikは，以下のように述べている．
>
> 本研究の目的は……軽擦法と口唇周囲および口内刺激の効果を研究することで，健康な早産児における出産後の体験の蓄積と成熟に関連した，より厳密な方法論的コントロールを提供することであった．
>
> 研究者の仮説は，
>
> 実験群の乳児はコントロール群と比較して，
>
> 1. 入院期間中に，人工栄養から全面的あるいは部分的に母乳栄養へ移行する乳児の割合が大きい
> 2. Revised-Neonatal Oral Motor Assessment Scale (R-NOMAS) の初期スコアに対する3日目並びに5日目のスコアが相対的に高い
> 3. 病院から早く退院する
> 4. 3日目および5日目におけるテストで，授乳の最初の5分間における平均栄養摂取量がより多い
>
> (Gaebler & Hanzlik, 1996, pp.185-186)

てを成し遂げようか？ 果たしてそれは可能なのだろうか？」と．このように自問自答することが，方法論，すなわちどうやって自分の目的を達成するのかという現実に目を向けることに繋がる．いろいろな研究方法については，後の章で述べている．

## ■研究疑問と研究仮説

ここまで書き進んできた研究計画の内容によって，独自の研究疑問あるいは仮説が，より明確になったに違いない．今度はそれを洗練し，さらに作り直していくのである．例えば，「理学療法士が仕事を辞める理由は何か？」という漠然とした疑問から出発したとすると，今度は，「理学療法士は，職場への幻滅，低賃金，昇進する機会の不足を理由に仕事を辞める」という仮説にするのである．自分が研究したいと思っているすべての変数が包含されるまで仮説について何度も繰り返し考え，それらを文献によって支持された他の変数との関係において考えるのである．それらは，因果関係，つまりある変数が他の変数の原因という関係であるかもしれない．あるいは相関関係，つまり片方が起こるともう一方が増加（あるいは減少）する傾向にあるという関係かもしれない．いくつかの仮説の例を，Box3-H，3-I，そして3-Jに示した．

Box3-Hが，肯定的に述べられた仮説の例である．つまり，実験群はコントロール群と比べて乳児の摂食能力にいくつかの点で違いが認められるだろうと述べている例である．これは，方向仮説（directional hypothesis）と言われている．一方，Box3-Iと3-Jの研究では帰無仮説（null hypothesis）あるいは非方向仮説（nondirectional hypothesis）の形式で表現されている．つまり，握力の強さと手の機能の間には何の関係もないことなどや，ロープを持ってジャンプした場合とロープなしでジ

> **Box3-I**
>
> Ballの修士論文では，手の機能テストの成績と指でつまむ力と握力の強さの関係について調査した．彼は，論文で次の帰無仮説を検証している．
>
> 1. 健常人の集団では，握力の強さと手の機能の間には，有意な相関はみられない．
> 2. 健常人の集団では，指でつまむ力（側方つまみ，2点指尖つまみ，3点指尖つまみ，2点指腹つまみ，3点指腹つまみ）と手の機能との間に，有意な相関は認められない．
> 3. 利き手における強さと機能との関係は，非利き手におけるパターンと異なったパターンを示す．
>
> (Ball, 1986, p.iii)

> **Box3–J**
>
> 目的を持った活動に取り組む対象者と目的を持たない活動に取り組む対象者において，課題達成への努力を検討する研究では，以下の帰無仮説が検証されていた．
>
> 縄跳びと縄なしジャンプでは，次の従属変数に対する影響に有意な差は認められないだろう．
> - 基準からジャンプを中止したときまでにみられる脈拍数の増加
> - ジャンプの持続時間
> - Osgood Semantic Differential の3要素のそれぞれの評点(訳注)
> - 活動の選択
>
> (Bloch, Smith, & Nelson, 1989, p.27)
>
> ---
>
> 訳注：Osgood は SD 法（104-105ページ参照）の考案者として有名だが，SD 法による研究を進めるなかで，種々のコンセプトが評価性（evaluation），力量性（potency），活動性（activity）の3次元から構成される意味空間内のベクトルとして表現でき，こうした意味空間は多くの文化圏の人々に共通していると主張している（心理学辞典．有斐閣，1999, pp.512-513）．ここでは，この3要素について評価したことを指している．

ャンプした場合とで，ある特性については何の差異も生じない，といった具合に述べられている．方向仮説あるいは非方向仮説のどちらの仮説を選択するかは，研究者の臨床経験や文献レビューの結果次第である．もし資料の多くが，ある特定の方向に傾いているならば，その方向に仮説を立てることが適切であり，資料がどっちつかずの場合は，帰無仮説を使うのが適切である．

仮説が，方向仮説か帰無仮説かどうかは，データ分析に使用する統計のタイプにも密接に関係してくる．例えば，握力の強さと手の機能という統計的に異なる変数を，$t$ 検定を用いて比較する場合，帰無仮説では両側検定（two-tailed test）を使用するのに対し，方向仮説では片側検定（one-tailed test）を行う必要がある．このことについては，第8章で詳しく述べている．

さて，自分の仮説に満足したら，第1章に戻って，研究疑問を現実的かつ調査可能なものにするためにワークシートの項目を再検討し，それらの基準にかなっているか確かめてみよう．おそらく，異なった情報源やもっと洗練された対象者群が研究に必要であると気づくだろう．ここで第1章のワークシートの関連した箇所をもう一度検討してみることを勧めたい．

## ■迷いやすい箇所

研究課題，目的，意義を混同することは，研究者に極めてよく起こることである．そこで，次のことを覚えておこう．

- 研究課題は，他の人々が何かを行おうとしてきた，より大きな論点や問題点（issue）のことである．
- 目的とは，そのより大きな問題点に対して小さな貢献をすることによって，研究者が成し遂げたいと望んでいることである．
- 意義とは，研究の重要性であり，大きな問題の解決を促進するために，その研究によってどのような貢献ができるかということである．それは，研究の「だから何なの？」に当たる部分である．

## ●ワークシート●

### ●研究課題の明確な記述

プロジェクトに共通した研究トピックの領域は何か？




取り組もうと計画している特定の研究課題は何か？

- 何か間違っていることがあるか？
- 何か注意を必要としていることがあるか？
- 何か抜け落ちていることがあるか？
- 従来の考えを改善する必要があるか？
- 従来の方法を改良する必要があるか？
- 何か失敗があったか？
- 改善する必要があるプログラムがあるか？




同僚に自分が考えている研究課題を話してみよう．

同僚はそれが理解できたか？

これが本当に研究したいことなのだろうか？

## ●研究背景

研究課題の記述を見てみよう．

なぜその研究課題が，自分自身や社会，あるいは自分の専門職にとって，重要かつ妥当な問題なのか，その理由を少なくとも3つあげてみよう．

    1．

    2．

    3．

研究課題の具体的な例を，少なくとも2つ詳細に記述しよう．

    1．

    2．

どんな公的な統計，政治の動向あるいは理論的論争が，その研究課題に関係しているだろうか．

●研究目的

この研究プロジェクトを実施することで，研究課題に関してどんなことを成し遂げたいと望んでいるのか．

果たして，

- 何かを変えたいのか？
- 何かを理解したいのか？
- 何かについてこれまでと違う解釈をしたいのか？

ここに研究目的を書いてみよう．

自分が書いた研究目的を一読してみよう．読者には，あなたがその研究プロジェクトで成し遂げようとしているねらいか，その問題解決を促進するために，どのようなことをするつもりかを理解できるだろうか．

もしあやふやであれば，研究目的を次のフレーズで始めて，書き換えてみよう．

「この研究の目的は，……」

## ●研究の意義

なぜ自分の研究は重要なのだろうか？　自分以外では，誰にとってその研究は重要なのだろうか（ここでは，課題そのものの重要性ではなく，むしろ研究の重要性について書くように注意しよう）．

もしこの研究が行われたら，どのような利益がもたらされるだろうか．

もしこの研究が行われなかったら，どんなことが起こりうるのだろうか．

ここに研究の意義を書いてみよう．

研究プロジェクトについて，「だから何なの？」と誰かから聞かれたとき，答える立場に自分自身を置いてみよう．いったいどのような説得力がある合理的な答えができるだろうか．

●研究疑問や仮説の展開

ここに自分独自の研究疑問を書いてみよう．




文献検索によって，次のどの状況にあるか，明らかになっただろうか．

　　　A．_____ トピックに直接的に深く関係しているものがたくさんある

　　　B．_____ トピックに直接的に関係しているものが，ごくわずかしかない

　　　C．_____ ほとんどの資料は，トピックと少しだけ関連したものである

　　　D．_____ トピックに関係したものは皆無である

もしその答えが，BかC，あるいはDだったら，このトピックを研究疑問のフレームにするために残しておきたいと思うだろう．そして，おそらくそのトピックを，既存の確立した知識体系に加えるというよりも，むしろトピックのために新たな基礎を固めようと考えるだろう．

研究疑問をさらに発展させよう．つまり，それに文献検索や同僚との討論によって表面化してきた変数を加えていくのである．




もし答えがAならば，多くの文献で"方向性"があるかどうか判断しよう．その方向をここに書いてみよう．

もし，それに対する答えが「はい」ならば，方向仮説を書こう（最初にきちんとした研究疑問を書き，それを仮説に書き直すほうがやさしい）．

もし答えが「いいえ」ならば，非方向仮説を書こう．

## ■引用文献

Bailey, D.M. (1990). Reasons for attrition from occupational therapy. *American Journal of Occupational Therapy, 44*(1), 23-29.

Ball, J.H. (1986). *Pinch and grip strength related to performance on the Jebsen Hand Function Test.* Unpublished master's thesis, Tufts University, Medford, MA.

Bloch, M., Smith, D., & Nelson, D. (1989). Heart rate, activity, duration, and affect in added-purpose versus single-purpose jumping activities. *American Journal of Occupational Therapy, 43*(1), 25-30.

Gaebler, C., & Hanzlik, J. (1996). The effects of a prefeeding stimulation program on preterm infants. *American Journal of Occupational Therapy, 50*(3), 184-192.

Keating, J., Matys, T., & Bach, T. (1993). The effect of training on pyhsical therapists' ability to apply specified forces of palpation. *Physical Therapy, 73*(1), 38-46.

Moncur, C. (1987). Perceptions of physical therapy competencies in rheumatology. *Physical Therapy, 67*(3), 331-339.

Van Deusen, J. (1989). Alcohol abuse and perceptual-motor dysfunction: The occupational therapist's role. *American Journal of Occupational Therapy, 43*(6), 384-390.

Williams, A., Agho, A., & Holm, M. (1996). Perceptions of computer literacy among occupational therapy students. *American Journal of Occupational Therapy, 50*(3), 217-222.

Zorowitz, R., Hughes, M., Idank, D., Ikai, T., & Johnston, M. (1996). Shoulder pain and subluxation after stroke: Correlation or coincidence? *American Journal of Occupational Therapy, 50*(3), 194-201.

## ■さらに理解を深めるための文献

Berger, R.M., & Patchner, M.A. (1988). *Planning for research: A guide for the helping professions.* No. 50 in the Sage Human Service Guide Series. Newbury Park, CA: Sage Publications.

Marshall, C., & Rossman, G.B. (1989). *Designing qualitative research.* Newbury Park, CA: Sage Publications.

# 4 研究法の選択

ここまでの章で，自分たちの研究プロジェクトに使用する研究方法について考える準備が整った．すなわち，自分たちが抱いた疑問に答えるために，どのようなデザインを使えばよいのか考えるべき段階に来たのである．そのためには，まず質的研究デザインにするか量的研究デザインにするかを決めなければならない．それを決定するためには，それぞれの研究タイプについて基本的な事項を理解しておく必要がある．

一般的にいって，世界や周囲の環境に対する2通りの観点のうち，私たちはいずれかを用いている．つまり，科学的実証主義者の世界観と相対主義者のそれのいずれかである．自然科学的な理解の仕方では，科学者は普遍的な法則，つまり"真理"を探究している．このような人たちは科学的実証主義者と呼ばれている．一方で，社会科学の研究者たちは，人々の経験における共通性は非常に小さいので，社会や人間関係を理解するためには柔軟で構造化されていないアプローチが必要であるという事実を，抵抗なく受け入れてきた．この立場では，個人がいかに自分の世界を受け止め，経験し理解しているのかに基づいて，知識が創りあげられる．このような見方をする科学者たちは，世界を相対的に見ているのである．そして，一つの"真理"というものは存在せず，むしろ人々や文化を理解するために多くの方法があることを強調している．伝統的には，量的な研究法は実証主義的な態度の産物であり，ことのほか相対主義的な見方を重んじる態度が質的研究法の発展をもたらしたと考えられてきた．

このような前提に立つと，量的研究と質的研究のゴールにはどのような相違があるのかを理解することが，両者の方法上の特徴を理解する近道であろう．量的研究のゴールは，データから主張できそうな統計的証拠を特定のやり方で示すことにより，限られた研究疑問に解答することである．それに対し，質的研究では，丹念な調査データに基づいた記述的な理論を立証したり新たに生み出すことを追求する．それぞれのゴールを達成するために，それぞれのタイプの研究者は異なった方法によって研究に着手するのである．量的研究者は，一つの特定の理論や定義された問題に関する非常に限定された仮説群から出発するが，質的研究者は大きな一つのトピックを表題とする研究において，まず漠然とした一般的な研究疑問群から出発する．その疑問は，たいてい質的研究の過程において変化してゆき，研究プロジェクトはいくつかの特定の仮説やデータに基づいた理論（グラウンデッドセオリー：grounded theory）を提示することで終了する．Box4-Aに示した例が，これら2つのアプローチの違いを判別する助けになるだろう．

これら2タイプの研究スタイルにより，研究対象とするにふさわしい現象にはかなりの違いがある．質的研究法を使う研究では，データはたいていあいまいで量に変換したり測定することができない，あるいは困難である．そして，質的研究法は個人や小集団を研究するために用いられ，取り上げられる問題について，エミック（emic）すなわち内部者の観点から判断が下される．他方，量的研究法を用いる場合は，データはよりはっきりと捉えられ測定しやすい．したがって，研究者は対象者の大集団（あるいは，そのデータセット）を研究することが可能であり，問題はエティック（etic）すなわち外部者の観点から捉えられる．

さて，DepoyとGitlin（1994）は，自然主義的（naturalistic）（質的）デザイン，実験（量的）デザインは，それぞれ別個の軸上に位置づけることができ，デザインの違いを連続的に表せるという考えを発表した．すなわち，ある自然主義的な（質的な）研究が，その連続軸上のどこに位置づけられるかは，デザインに，

> **Box4–A**
>
> 最近，作業療法専攻の学生の3つのグループに対し，次の研究疑問を探求するために研究デザインを立てなさい，という課題が出された．その疑問とは，作業療法士は，彼らの治療領域（その領域とは，日常生活活動，仕事と遊び，そしてレジャーからなる）からレジャー的な要素を失いつつあるのではないか，というものである．
>
> 1つのグループは，経験を積んだ作業療法士を対象にして，レジャーに費やしている時間が治療時間の全体に占める割合を，他の量的な尺度と一緒に量的に調査することで，与えられた疑問に答えられると考えた．そこで，彼らは，セラピストに現在行っている作業療法と5年前に行った作業療法について情報を提供してくれるように依頼した．そして，彼らは研究疑問に対し，"真実である"という答えを出したのである．
>
> 2つ目のグループは，作業療法においてレジャーを取り入れたすべての領域とその使い方について，セラピストからの意見を集積する方法を選んだ．彼らは，作業療法のなかでレジャーが果たしている役割についてあらゆる考え方を研究することが重要であると考えた．それを通して，ここ数年はレジャーが以前ほど使われなくなってきているのか，しっかりとした内容のある推測が可能になると考えたのである．言い換えれば，第2グループの学生は，課せられた研究疑問そのものに答えることはそれほど重要ではなく，むしろより一般性の高い研究課題について十分なデータを集め，十分知識に基づいた仮説（informed hypotheses）を提示できることのほうが，より重要であると感じたのである．
>
> 第3番目のグループは，複合的なアプローチを選んだ．つまり，数値データを得るために治療記録を探し，それによって課題の研究疑問に答えようとした．同時に，セラピストを選んでインタビューを行い，そこから得たエピソード的な資料と合わせて，数値データを議論しようとしたのである．すなわち，彼らは，研究疑問に対して意味ある解答を得るには，調査や実験などの実証科学的な方法では無理だと感じていた．それにもかかわらず，彼らはその方法を用いようとしたのだが，同時に質的なデータを加えることで，間違いを犯す危険性を減らそうとしたのである．

……どの程度個人の"重要な"経験，そして研究者の洞察が組み込まれるのか．また，固有の"経験"と人間に共通する経験パターンが，それぞれがどの程度の比重を占めて研究の中で追求されるのか．そして，研究者が，データの収集や分析の過程においてあらかじめどの程度の範囲で構造を仮定しているのか，によって決まってくる．(p.21)

また，実験研究が量的研究デザインの連続軸上のどこに位置づけられるかは，コントロールと変数の操作の程度，そして研究者があらかじめ想定する構造の範囲によって決まると考えられる．

ここまでまで2つのスタイルの研究が独立しているかの如く述べてきたが，現実はこれらのデザインは統合され，多くの研究プロジェクトでは両者が複合的に用いられている．研究を計画する際に，統合的なアプローチが考えられるのにはいくつか理由がある．まず，いくつかの方法が補い合って結果が説得力を持つように，研究を強化するためである．そして，異なる技法により互いに異なった角度から現象を明らかにし，包括的な理解を得るため，さらに一つのデザインの弱点を，もう一方の長所で補うためである．おそらく質的研究と量的研究の両方を使う最も一般的な理由は，トライアンギュレーションを達成するためである．トライアンギュレーションの目的は，現象についての情報を確実にするため，収斂妥当性（convergent validity）[訳注]すなわち1つ以上の方法によって確かめることで，その結果が妥当であるとの確信を増すためである．

社会学者，人類学者，そして教育学者は，すでに何年にもわたって質的研究と量的研究を統合してきたが，保健医療専門職にとっては，比較的新しい考え方である．したがって，それぞれの研究法の基本的な原理を理解することが重要となる．すなわち，どのような目的に対して最も有効なのか，どのような種類のデータが生み出されるのか，そして研究者はどのような活動をすることになるのか．さらに，最終的な結果はどのようになるのか，を理解しておくべきである．両者の研究方法の基本理念と活動が十分に把握できたときにはじめて，研究者はそれらの方法を単独で，あるいは一緒に用いて研究するにふさわしい資質が備わったと見なせる．そこで，以降の章で量的研究と質的研究を別々に扱うことにした．

---

訳注：同じ内容に対する多様な測定法を一緒に合わせて用いて測定し，それらの結果がよく一致していれば収斂妥当性が高い．(Neuman, W.L., *Social Research Methods* 3rd ed. p144, Boston, Allyn and Bacon, 1997)

## ■質的研究

　これまで質的研究は，人類学や歴史学，政治学の領域でのみ使われてきたが，最近ではそれ以外の，伝統的には"量的研究"の領域であった心理学や社会学，教育学，行政学，そして都市工学においても使われてきている．事実，多くの学問領域は，「現象学的アプローチに徐々に近づいてきており，実験的アプローチからは距離をおきつつある．したがって，方法論的な厳密さは欠いてきているが，より現実的になっている」(Yerxa, 1991, p.201)．このような動向の一部として，質的研究の方法とデザインは，保健医療専門職とりわけセラピストにとって有用であることが明らかになってきた．今では多くの人が，作業療法や理学療法の研究領域は質的研究方法が取り入れられるべき正当な領域であり，自然主義的な研究方法によるアプローチが有効な現象が十分に存在していると考えている．セラピストがクライエントと共に体験していることを研究したり，障害との関連でクライエントの体験を研究したり，治療的な相互作用のプロセスを研究する際には，自然主義的なアプローチを用いた研究をすることで私たちの理解を明らかに増すことができる．

　過去わずか数年間で，作業療法や理学療法の文献には，作業療法のクリニカル・リーズニング(Mattingly & Fleming, 1994)，慢性疾患患者のモチベーション(Helfich, Kielhofner & Mattingly, 1994)，ヘルスケアにおける学際的なチームのミーティング(Crepeau, 1994)，配偶者が脳卒中になり，それに適応しようとする夫婦の経験(Jongbloed, 1994)，作業療法士の役割とその境界の記述(Sachs & Labovitz, 1994)，頭部外傷患者のために，同病者が作ったサポートグループの援助的な要因(Schultz, 1994; Schwartzberg, 1994)，そしてリハビリテーション病院の文化に社会化されていく患者のエスノグラフィー(Spencer, Young, Rintala, & Bates, 1995)を探求した質的研究が含まれている．

## 質的研究の重要な特徴

　質的研究におけるいくつかの特徴は，異なるタイプの自然主義的なデザイン同士で重複しており，多くの質的研究に共通する普遍的な性質といえる．

### 自然主義的なありのままの場面

　質的研究は，一般的な用語としては，データソースとしてありのままの自然な場面を用い，記述的で自然主義的であると説明されている．研究者は，参加者の観察，会話，データの収集や分析をしながら，自らの時間の相当な部分をフィールドで過ごす．彼らは，参加者自身の世界の文脈に従って，参加者について学ぶことに大きな興味を持っている．研究者は，文化を理解することに最も強い関心を持っているので，参加者の日常の営みを継続しながら観察し，ありのままの環境のなかで彼らと会話を交わすのである．質的研究者は，研究の結果ばかりでなく，そのプロセスについても関心を持っている．というのは，データを収集するときや研究の分析の段階で起こることが，最終的に生成される理論や仮説にとって決定的な影響を及ぼすからである．

### 現場に根ざしていること

　質的研究の強みの一つは，ありのままの状況のなかで，自然に起きているいつもの出来事に焦点を当てることにより，研究に参加している人々の"現実の生活"がどのようであるかを理解するための手がかりが得られる点にある．このようなデータに対する確信は，現場の事実に密着していることで支えられている．すなわち，データは，郵便や電話によってではなく，研究している特定の場に極めて近いところで収集されてきたのである．研究者が強調するのは，その文脈のなかにどっぷり浸かっている特定のケース(人，場所，出来事)についてである．したがって，潜在的ではっきりとは意識できない現場の問題があることや現場に影響力を与える人(あるいはもの)が存在することを，十分考慮に入れておくべきであろう．

### 現象学的なものの見方

　多くのアプローチは"質的研究"という一般的な表題の下にまとめることができるが，現象学的なものの見方こそは，多くの質的研究者の世界観にとって核心となるものである．彼らは，参加者の観点から見た意味に最も興味を持っており，GlesneとPeshkin (1992)は，それを次のように理解している．

　……質的研究は，社会的に構成された多元的な現実や，複雑で個別の変数に分離することができない"質的なもの"を扱っているために，質的研究者は自分たちの研究課題を，

ある社会的状況で生活している様々な参加者がどのように自分を取り巻く世界を創りあげているのかを理解し，それを解釈できるようになることだと考えている．(p.6)

質的なデータは，強調点を人々の生きられた体験(lived experience)<sup>訳注</sup>に置いている．したがって，人々がどのような意味を出来事や人生の過程と構造に与えているか，を明らかにすることに適している（Box4-B）．すなわち，人々の認知や推測，判断のあり方，それらの前提となっていることがはっきりしてくるので，人々が出来事や人生に与えている意味を，彼らの社会的世界の文脈中に位置づけて理解することが可能となるだろう．

現象学的なものの見方は，セラピストが，患者が自分の人生や環境をどのように認知しているか，あるいは患者が病気など特定の境遇をどのように見ており，それにどのように対処しようとするか，ということに興味を持って研究したいときには，非常に適している．例えば，McCuaigとFrank（1991）は，脳性麻痺を患った53歳の女性の自立生活に関する研究全般にわたり，現象学的な見方を取り入れている．彼らは，女性患者自身の観点から見た生活に対する洞察を得ることで，この女性と同じような障害のクライエントとその治療について，専門職が持っている前提に挑戦することができると考えていた．

### "分厚い記述"としてのデータ

Geertz（1973）は，彼が"文化"に対する定義を議論していたときに"分厚い記述"という語句を借りてきた研究者とされている．彼によると，文化をシンボルによって織り上げられたシステムと見ることができる．さらに，文化は，社会的な出来事，行動，制度，あるいは過程

---

訳注：ベルグソンやミンコフスキーの哲学では，「知られるもの」という認識論的存在論に対して「生きられるもの」の存在論的優位が主張されている．「知られるもの」すなわち我々が知性によって捉える「もの」の存在の理解に対して，「生きられるもの」つまり我々の直接的な体験によってありのままの「もの」の存在を捉えることの優位を主張したと言える．「もの」の存在は，知性化された認識によって初めて捉えられるのではなく，認識以前の意識の直接的所与として，すなわち人々が生きることによる具体的，直接的な体験（生きられた体験）によって「もの」の存在がまず捉えられると考えたのである．このような哲学的な背景から，「生きられた体験」とは，理解する側の知性化された既成概念等を使って理解する方法ではなく，人々が日々直接する体験そのものを記述することによってありのままの世界を捉え，理解しようとする重要な現象学的なアプローチの一つとなっている．

---

**Box4-B**

Helfrich, Kielhofner, Mattingly（1994）は，双極性障害（いわゆる躁うつ病：bipolar disorder）を持った2人の職業経験について力強いイメージを提示した．研究の目的を達成するために，つまり人間作業モデル（Model of Human Occupation）における意志決定と意欲に関して，現在の概念を拡張するために，著者たちは，明らかに現象学的な見方を採用して参加者にインタビューを行い，データを収集したのである．

この論文では，とりわけ参加者の視点に立って状況が詳細に記述されており，インタビューを受けた者の言葉からたくさんの引用が示されており，自分の状況に対する障害者自身の独自な考えを読者によく伝えている．

---

が，「人々に理解できるように，すなわち分厚く記述された一つの文脈である」（p.14）と述べている．

質的データは，複雑さを明らかにする可能性を持ち，豊かで強力である．これらのデータは，生き生きと現実の文脈に根ざした"分厚い記述"を提供する．そして，読者に強いインパクトを与える本物の響きを持っている（Box4-B）．また，質的データは，たいてい長期間継続して収集される．これによって，質的データはプロセス（歴史も含む）の研究に対して強力な力を持つのである．というのは，調査によって得られるような断面的な知見が出てくるわけではないため，なぜ物事がそのように起こるのかを理解することができ，特定の状況でそれが生じた原因について推測することさえ可能となるからである．

### 生きられた体験

自然主義的なありのままのデータは，人々の生きられた体験を重視するので，人々が人生における出来事や様々なプロセス，構造にどのような意味を与えているのかを明らかにすることに，非常に適している．すなわち，データの収集と分析が進むにつれて，参加者の認識や推測，判断，そして先入観がだんだんと明らかになり，彼らを取り巻く社会的世界の文脈でそれらを位置づけることが可能になる．

### 質的データの強味

最後にあげる質的データの特徴は，その強味である．質的データは，新しい領域や開発途上の仮説を探求するのに最も良いストラテジーである．また，仮説の検証に

対しても強力な潜在力を秘めており，同じような状況で集められた量的データを，補完したり，妥当性を高めたり，説明したり，理解しやすくしたり，解釈し直したりする必要がある場合は，質的データが役立つ（Miles & Huberman, 1994）．

## 質的研究に繰り返し現れる特徴

質的研究は，多くの様々な方法によって行われるが，それらの方法論に繰り返し登場する特徴がいくつかある．そのような特徴について，MilesとHuberman（1994）が示したものに少し手を加えたのが，以下である．

- 質的研究は，"フィールド"すなわち生活の現場と，濃密で極めて長期にわたる接触を通じて行われる．ここで扱われるのは，個人やグループ，社会集団，組織によって営まれる日常的な生活を反映する典型的で"正常"な場や状況である．
- 研究者の役割は，研究している文脈，すなわちその論理，約束事，明白なルールと暗黙のルールなどについて包括的な全体像を理解することである．研究者は学習者の役割をとり，参加者とその環境からそれらを学んでいくのである．
- 研究者は，現象学的な観点に立ち，議論の的になっている話題について十分に関心を払い，共感的な理解を示し，しかも先入観を留保しながら現場の関係者が感じたり考えていることを捉えようと試みる．
- 研究の中心的課題は，このような質的データを読み通しながら，ある特定の状況にいる人々が，行動の規範としているもの，あるいは毎日の生活の営み方について，どのように理解しその理由をどのように考えているのかを説明することである．
- このような材料に対しては多くの解釈が可能であるが，そのうちのいくつかは理論的な根拠から取り上げざるを得ない．それらが特定の研究の最終ゴールに合致するからである．
- 同時に，収集した情報とその意味づけに対して疑問が湧いてくる．一つのプロセスが次のプロセスへと向かわせ，結局は，問題を再び定式化し直したり再定義し，より小さな疑問を互いに関連づけて構造化することになる．その後研究者はそれらを現場で追求するのである．
- どちらかといえばあまり標準化されていない測定用具が研究に用いられる．必然的に研究者自身が，研究のための主な"測定用具"となるのである．
- 多くの分析は言葉を使って行われる．言葉を組み合わせて集合を作ったり，あるいはバラバラに崩したりする．研究者は，言葉を対比させて，比較や分析をしたり，その中にあるパターンやテーマを探索することで，それらの言葉が大きな意味を織りなすように組み立てることができる．

## 質的研究のストラテジー

今までより多くの保健医療専門職が自然主義的な研究法を取り入れるようになってきたので，ここで，他の専門領域で使われているストラテジーから何を学ぶことができるのかを理解しておくのは有益であろう．セラピストにとっては，それらのストラテジーのうちいくつかは，他のストラテジーよりも役に立つだろう．そこで，これまで研究者が特定のトピックスを研究するために使ってきた創造的な方法のいくつかを，リストアップした．保健医療専門職は，どうやって他の領域の研究者が挑戦的な研究課題と格闘してきたかを知ることで，自分のニーズにかなったアイデアを得ることができるだろう．

- エスノグラフィー： エスノグラフィー（民族誌）とは，一つの文化あるいは文化の諸側面を記述しようとする研究である．エスノグラファーの最終目的は，その文化から研究に参加してくれた人々が当たり前だと考えている意味的世界を共有することであり，新しい理解の仕方を読者に示すことである（Bogdan & Biklen, 1982）．
- コミュニケーションのエスノグラフィー： この形式のエスノグラフィーは，特定の文化内で交わされているあらゆる形のコミュニケーション（これには言語的，非言語的そしてシンボルによるものを含む）を研究することで，文化を理解することに焦点が当てられている．そして，ある文化内の参加者の間で交わされているコミュニケーションは，その文化を理解する鍵だと見なされる．
- エスノメソドロジー： この用語は，Harold Garfinkelの造語であり，研究者たちが研究している主観的な事柄に注目している．すなわち，その研究者たちは，どのようにして一人一人の人間が自分の日常生活を作りだし理解しているのかを研究しようとしている．そして，人々はどのように自分たちが生きている世界を見ており，説明し，そして言葉で

表現するのかを，研究しようとしている．エスノメソドロジストの研究対象者は，未開部族のメンバーではなく，むしろ我々自身と同じ社会で生きる人々である．教育学領域の研究者たちは，Garfinkelのアプローチに大きな影響を受けてきた．

- ■現象学： 現象学の研究者たちは，インフォーマント（情報提供者）自身のものの見方によって文化を研究しており，行動に与えられた彼らの主観的な意味を強調する．研究者は，特定の状況のなかで普通の人々に起きる出来事や相互作用の意味を理解しようとしている．すなわち，日常生活における出来事を巡って，人々がどのようにして，どんな意味づけを行っているのかを理解するために，対象者の意識のなかにある観念的な世界への入り口を見つけだそうとしているのである（Bogdan & Biklen, 1982）．
- ■目立たない態度での研究と観察者としての研究： これらのタイプの研究では，研究者は観察者の役割をとり，目立たないように努力をする．その目的は，研究のためのデータの大半を観察によって集めることである．したがって，参加者と環境に及ぼす影響をできるだけ最小限にとどめて，研究者の影響によって"汚染されていない"データを収集する．
- ■参加観察： この研究のストラテジーは，観察者としてのストラテジーを基礎としている．しかし，このストラテジーでは，研究者はより多くのデータを手に入れるために参加者の世界にある程度参加する．
- ■インタビューのストラテジー： これらのストラテジーには，探求的なジャーナリズム，自伝や口述史が含まれる．研究者は，参加者たちの個人的な体験について学ぶためにインタビューをする．
- ■資料を利用するストラテジー： 資料を使うストラテジーには，文献の批判的検討，史料研究，内容分析や哲学的研究が含まれる．これらのストラテジーでは，データを集めるためにドキュメントやアーチファクト（artifact：第7章の「記録やアーチファクトの検討」の項を参照）が用いられる．

保健医療専門職がよく研究しているトピックスにとって，とりわけ役に立つ4つのストラテジーあるいはデザインについて詳しく検討しよう．その質的研究デザインとは，エスノグラフィー，ケーススタディ，歴史研究と非構成的インタビュー[訳注]である．どのようにすれば，これらのスタイルを使って研究を行えるのかは，第9章で

---

**Box4–C**

作業療法士のグループ（Spencer, Young, Rintala, & Bates, 1995）が，脊髄損傷後のリハビリテーション病院における患者の生活について，エスノグラフィー研究を行っている．

---

かなり詳しく説明している．したがって，以下では，4つのストラテジーのいくつかの特徴について簡単に記述するにとどめる．

### エスノグラフィーの研究デザイン

文化や文化のある側面を描き出そうとする試みをエスノグラフィーと呼んでいる．ある人類学者たちは，文化を「人々が経験を解釈し，行動を生み出すために使っている獲得された知識」と定義している．したがって，文化は，人々が行うこと，知っていること，人々が作りだして使っているものを含んでいる（Spradley, 1980, pp.5, 6）．このような理解に従うと，研究者は事象について次のように考えることができる．「エスノグラフィーは，ある常識的な原則がコミュニティに前提として存在する場合，人々が適切に振る舞うことを可能にし，しかも人々が（暗黙のうちに）知っている何ものかを描き出しながら，人々の行動を説明しなければならない」（McDermott, 1976, p.159）．もし，エスノグラフィーが読者に対し，特定の文化的な状況（例えば，リハビリテーション病院内の患者や住宅地区の住民同士，デイケアプログラムに参加している高齢者，あるいはデイケア施設の精神病患者といった人々の中）において，どのようにすれば適切に振る舞えるのか教えることができたら成功である，と言われてきた（Box4–C）．

すでに説明したが，エスノグラフィーを書くことは分厚い記述をすることだと見なすことができる．したがって，文化を分厚い記述の視点から検討するときに，エスノグラファーは共通感覚（common sense）に基づいて，研究中である生活の一面に対して複雑な解釈を下したり，コミュニティを理解する必要に迫られる．そして，エスノグラファーの最終目標は，参加者にとっては自明な意味を共有することであり，さらに外部者に対して，状況の脈絡を再構成して新しい理解の仕方を示すことである．

---

訳注：非構造化インタビューともいう

### ケーススタディ・デザイン

健康科学におけるケーススタディは，他の専門領域から理論的基礎や形式を取り入れてきた．人類学，社会学，心理学，歴史学そして経営学が，質的なケーススタディに関する情報を作業療法や理学療法に伝えてきたのである．また，他の質的研究法の場合と同じように，ケーススタディも，その目的や最終的な成果によって分化している．すなわち，記述的な方法や解釈的な方法，さらに評価的な方法もある．

他の学問領域では，伝統的にケーススタディに対して幅広い見方をしている．そのため容易に，個人ではなく自然にできあがった人々の集団を"ケース"として見ることができた．それに対して，保健医療専門職は，一人の患者をケースとして扱うのが一般的であったため，ごく最近になってやっと，人々の集団を研究の単位として扱い始めたのである．このような態度の変化によって，保健医療専門職は，エスノグラフィーや現象学の研究スタイルを発展させてきた学問領域のより近くに位置するようになった．すなわち，保健医療の研究者は，ケーススタディに対して，エスノグラフィーあるいは現象学的な研究アプローチを，それが本来意図された道筋に従って適用できるようになってきたのである（Box4-D）．

それゆえケーススタディは，個人あるいは一つの単位となっている人々の集団，例えばナーシングホームに入所している患者集団，アルツハイマー患者を世話する人々に対するサポートグループやアルコール依存者のグループAA（Alcoholics Anonymous）の会合に出席した人々の集団，に対して適用することができる．また，ケーススタディはデータソースとして1カ所のドキュメントの保管場所やある特定の出来事を扱うことができる．

### 歴史研究デザイン

BogdanとBiklen（1982）は，明確なタイプの歴史研究として，社会的組織を対象にした歴史的なケーススタディをあげている．これらの研究は，ある特定の社会的組織に焦点を当て，時代にわたってその組織の発展をたどる．セラピストは，このタイプのデザインを，例えばAmerican Physical Therapy Association（アメリカ理学療法協会）や各州のoccupational therapy associations（作業療法協会）の歴史を研究するために，使うことができる．その研究課題は，なぜ，どのようにして社会的組織が誕生し，誰が組織の創設に参加し，時代にわたってどのような出来事や変化があったのか，さらに現在はどのようになっているのか，もし組織の歴史が終わっていたとすれば，どのようにして最後を迎えたのか，組織の歴史をたどることになるであろう．

### 研究デザインとしての非構成的インタビュー

これは，自然主義的な研究のための明確な研究デザインとしては文献に取り上げられないが，保健医療の研究者の間でよく知られているので，ここで取り上げることにした．"実行可能である"ことと簡便なために，人気を博しているのであろう．質的研究デザインとして非構成的インタビューを使うとき，研究者は，彼らのデータ収集を多くの利用可能な技法のうちの一つだけに限り，参加者の体験について自分のアイデアを明確に言葉で表すためにインタビュー・データの分析だけを行う（Box4-E）．

## ■量的研究

量的研究デザインについての考え方や系統だて方はたくさんあるが，最も理解に役立つのは，それらを次のような3つに分類することである．

1. 実験デザイン
2. 準実験デザイン
3. 非実験デザイン

ここに並べたデザインの順に，実験的な厳密さのレベルは低下するが，人を対象に研究をしようとする場合，

---

**Box4-D**

Kielhofner（1979）はケーススタディ・デザインを使って，ロサンゼルス市内にある賄い付きケア施設に住む32人の精神遅滞者を対象にして，彼らの生活にみられる一時性について研究している．

---

**Box4-E**

Carpenter（1994）は，脊髄損傷の人々を対象に，徹底的な深い非構成的インタビューを行って，彼らの障害経験の意味深い側面について知識を得た．

人の行動は予測が難しく実験デザインの標準的な条件を満たすことが難しいので，逆にこの順に実用性は増してくる．

このことを説明するために，それぞれのデザインにまさに必要とされていることを見てみよう．まず，次の3つの概念を説明することから始める．

1. 操作
2. コントロール
3. ランダム化

## 操作

操作をするというと，言葉の響きが悪く聞こえるが，研究においては特別の意味を持っている．研究では，それは単に研究の対象者に何かをするということを意味しているにすぎない．例えば，もし，分裂病の患者のグループに，彼らの身だしなみが良くなるかどうかを見るために，毎日のセルフケアのためのプログラムを提供するとしたら，操作は，日々のセルフケアという形で提供されたものを指す．一般的に，彼らが改善を示すだろうと期待して提供された，あらゆる治療法は，操作と呼ぶことができる．

別の言い方をすれば，研究者は対象者に関連した1つ以上の変数を操作している．そして，変数は，変化が可能なものであり，しかも測定できるものである．先に示した例では，セルフケアという変数が操作されている．そして，それは，他の変数つまり患者の身だしなみに影響を及ぼすかどうかを知るために，処理（treatment）訳注として与えられたのである．

---

訳注：独立変数に加える何らかの人為的な働きかけのことをtreatment（処理，ただし処置と使う研究者もいる），manipulation（操作），場合によってはintervention（介入）と表現されるが，研究デザインの説明で一般的に広く使われているのは，treatmentとmanipulationである．処理，操作というと非人間的な感じがするが，人を対象にした社会心理学研究でも操作という用語が使われている．実験計画法では独立変数が操作可能であるときに，加えられた操作を処理，処理因子などと呼んでいる．それに対し，介入という用語は，主に人を対象にした疫学的介入研究，たとえば禁煙教育，予防接種などという処理因子の効果を確かめる研究で使われる用語である．この場合，介入とは，予防や治療の効果を期待して，対象集団にこれまでとは違った新たな処理を加えるという行為を指していると考えられる．

### 従属変数と独立変数

どの変数が操作されておりどれを測定するのか，を理解することは重要である．前の例では，独立変数であるセルフケアが，従属変数（患者の身だしなみ）に影響するか否かを知るために操作された．独立変数を，実験あるいは処理変数ということもある．従属変数（身だしなみ）が，操作あるいは処理の効果を表しており，研究の最初と最後に観察したり測定される項目である．

操作は，もし研究が実験研究デザインであることを保証するのであれば，その方法の一部となっていなければならない．したがって，もし研究者が対象者に関する変数を現実に操作しないのであれば，その研究を"実験"とは呼ばない．例えば，対象者は質問紙を完成するように依頼され，その記入後に研究者がただ回答や変数を検討するだけの研究は，実験ではない．

## コントロール

2つ目の概念は，量的研究デザインを理解するために定義しておくことが必要なのだが，コントロールという概念である．コントロールとは，実験者が研究を攪乱させる影響あるいは関係のない影響を取り除くことができるということを指している．このことによって，研究者は，研究結果が変数の操作によるものであり，他の変数による偶然のノイズによるものではないと主張することが可能になる．先にあげた例では，もしコントロールされていなかったとしたら，セルフケアスキルのプログラムによってではなく，患者の生活に潜むそれ以外の出来事（例えばボランティアが新しい服を買いに店に連れていったなど）によって，彼らの身だしなみが良くなったのかもしれない．

研究者は，いくつかの変数をコントロールすることができる．それは，例えば(a)環境の影響（騒音の量，周囲の美観など），(b)治療を提供するセラピストの変更（患者がセラピストになじむために，同じセラピストが治療を行うことが研究によっては重要である．同様に，あるセラピストの治療スタイルが与える影響を除去するためには，異なったセラピストが治療を行うことも重要であろう），そして(c)患者の生活上の出来事（研究期間中に患者の薬を変更しないように医師の協力を得ることなど）である．

しかしながら，研究結果に影響を及ぼす可能性があるすべての変数をコントロールすることは，不可能である．

これが，実験群と同じ日々の出来事を体験し同じ環境に曝されているが，研究上の操作は受けていない対象者から構成されたコントロール群を設ける理由である．コントロール群を含めることにより，研究者は，従属変数（測定される変数の1つ）の変化の大きさを増大させたり阻害するような出来事が，実験群とコントロール群の両方の対象者に，確実にしかも等しく生じることをねらっているのである．研究の最後に，従属変数は両方のグループで測定される．もし，そこで実験群のほうにより大幅な改善が認められたとしたら，研究者は，この結果は操作あるいは処理によって生じたのだ，と言うことができる．

コントロール群を設定するために患者グループから治療を取り除いてしまうのは倫理的でない，と思われる場合がある．おそらく，セラピストは，新しい治療形態が旧来の治療法に比べて，ある状態の患者にとってはより効果的であることを知りたいと考えるだろう．このような場合，コントロール群は旧来の治療法を受け，実験群が新しい治療法を受けることになるだろう．そして，それ以外のすべての条件は，一定に保たれるのである．このデザインは，コントロール群の必要性ばかりでなく，倫理的な配慮の必要性も満たしている．さらに，同じ日々の生活条件にありながら治療を全く受けないグループを3番目の群に加えることで，このデザインを発展させることもできる．もしいずれかの治療を受けている群が治療を受けていない群と比べ，より大きな改善を示したら，その治療が効果的であるという結果は，もっと確信的なものになる．

したがって，コントロールは，研究デザインに含まれていないものから受ける影響をまさに取り除く仕事なのである．また，コントロールという概念は，これから述べる第3の概念，つまりランダム化の要素でもある．

## ランダム化

研究の範囲を定める一つの方法として，量的研究者は研究に参加する人々を選択するために演繹的な論理を使っている．すなわち，研究者は，誰を研究したいと思っているのかをはっきりさせ，その対象者の選択基準（クライテリア）を設けるのである．例えば，慢性分裂病と診断された人で，入退院を繰り返し，少なくとも5年の入院期間があり，サポートが得られそうな家族が一人以上いること，といった具合である．このようなものが対象者の選択基準である．さらに研究者は，この基準と合致した人々から，研究に参加してもらうべき人々の集団を選択するための方法を決めなければならない．その最も有効な方法がランダム化なのである．

ランダム化は，研究に系統的なバイアス（偏り）が忍び込む危険性を減少させることをねらっている．すなわち(a)対象者が母集団からランダムに選択されることで，母集団を代表していること，そして(b)実験群とコントロール群はランダムにグループに割り付けられることで，等質であることが保証され，偏りが生じる危険性を小さくできる．そして，ランダム化により，研究の内的な妥当性，すなわち変化していると思ったものが現実に変化しており，測定していると考えているものが実際に測定される確かさが増す．同時に，研究の外的な妥当性，すなわち対象者から発見された結果が，同じ条件にある他の人々に一般化できる可能性が増すのである（Box4-F）．大きな集団から対象者をランダムにサンプリングし，さらに選ばれた対象者を実験群とコントロール群にランダムに割り付けることは，研究グループを形成するときにバイアスが生じる可能性も減少させるだろう．

ランダム化は，研究では厳密な意味を持っている．ランダムサンプリング（無作為抽出：random selection）は，研究者が関心を持っている母集団のすべての個人は研究サンプルに選ばれる確率が等しいことを意味している．そして，ランダム割付け（random assignment）は，抽出されたサンプル（標本：sample）を構成するすべての対象者は実験群とコントロール群に割り当てられる確率が等しいことを意味している．

また，母集団（population）という用語は，研究では

### Box4-F

もし私が精神遅滞の成人を対象に，彼らの組み立て技術の効率を変化させ，測定したいと考えた場合，ランダムにサンプリングしたり，割り付けることができないとしたら，実験の参加者は（他の精神遅滞の成人と比べたりコントロール群の参加者と比べると），たまたまある職業技能訓練を過去に受けていたという可能性を排除できない．したがって，実験群は手作業をより器用に行えるかもしれない．つまり，私が気づかないような他の共通した特徴を持っており，そのために彼らは研究上の課題を，より上手に（あるいは下手に）行うかもしれないのである．

> **Box4–G**
>
> 1974年のKingの研究では感覚統合療法を分裂病の患者に適用しているが，これに関係する母集団としては，世界中のすべての慢性で非妄想型の分裂病患者が含まれる．そして，その部分母集団は，アリゾナ州立病院に入院しているすべての慢性で非妄想型の分裂病患者から構成されることになる．したがって，研究のためのサンプルは，この部分母集団から抽出された患者から構成されていた．

特定の意味を持っている．それは，研究者が定めた選択基準に合致した人々あるいは事象の全集合である．母集団がそのようなすべての対象を指すのに対し，**部分母集団**（subpopulation）は，母集団の中で研究者が定義した下位集団を指す．そして，サンプルは母集団，あるいは部分母集団から抽出される（Box4–G）．研究では，母集団が必ずしも人を指しているとは限らない．研究の対象となる記録や出来事のような物事でも構わないのである（Box4–Hの例を参照）．

正しいランダムサンプリングでは，母集団のすべての対象者において選択される確率が等しくなければならない．単に診療所のドアをくぐった患者であるとか，机の上にたまたま積み上げられたクライエントの記録を使おうとする場合は，すべての対象において研究に組み入れられる可能性が等しかったとは言えない．なぜならすべての人がその診療所のドアをくぐるわけではないし，机の上に積み上げられなかった記録は選ばれる可能性がないからである．そうではなくて，研究者が母集団や部分母集団に含まれる人々や事象の完全なリストを使うことができるならば，そのリストからランダムサンプリングが可能となる．Kingのケース（Box4–Gを参照）でいえば，彼女の研究の選択基準に合致したアリゾナ州立病院の全入院患者（すなわち，慢性の非妄想型分裂病患者）のリストを必要としたであろう．そして，彼女は，全員の名前を帽子に入れて，研究に必要な人数だけそれを引いてもらうことができただろう．あるいは，それぞれの患者に番号を割り当てて，乱数表を使って研究サンプルのための患者を選択できたかもしれない．どちらの方法もランダムサンプリング法として使えるが，後者のほうがより実践的と思われる．

乱数表は，統計テキストの後ろに掲載されているが，コンピュータが真の意味でランダムに発生させた数字を一覧表にしたものである．その一覧表は，ランダムな数字のリストを得るためにどの方向（上下，左右，対角線）に読んでも構わないし，どこからスタートしても構わない．この方法は，研究者が質問紙を郵送する場合，選択基準に合致した対象者候補の完全な郵送リストを作るために，母集団の名簿リストにアクセスできるときに広く使われている．これはとても簡単な方法である．まず，一つの番号をそれぞれの名前に割り当て，それから乱数表から一連の番号をピックアップし，それぞれの番号と一致した人を対象者に含めていくのである．すでにコンピュータのファイルに保存されている名簿リストがあり，そのデータベースから直接にランダムサンプリングするプログラムを利用できれば，研究者はかなりの時間が節約できる．

ランダム化の第2の構成要素は，選択された対象者を実験群とコントロール群にランダムに割り付けることである．まず，対象者サンプルの抽出が完成していなければならない．それから，上記と同じような手続きにより，対象者をランダムに2グループに割り付ける．ランダム割付けは，それぞれの群を構成するはずの候補者が，できるだけグループ間では構成が類似し，グループ内では個人が多様であることを保証するために行われる．すなわち，大きな改善が見込めそうだから，"良い"候補者を実験群に割り当てたいという誘惑に，研究者が打ち負かされなかったことが保証されるのである．

ランダム化のポイントは，サンプルは可能な限り母集団を代表しており，実験群とコントロール群はできるだけ互いに類似した構成であることを保証する点にある．このことから研究者は，研究結果は2群間の特性の違いではなく与えられた治療や操作に起因していると，もっと自信を持って主張することができる．サンプルの構成メンバーが母集団の典型ではないこと，そしてコントロールされていないある傾向を対象者が共通に持っている

> **Box4–H**
>
> 心身症や心因性疾患，慢性の身体的障害を持った患者を対象に，視覚イメージ誘導の効果を研究する際に，Moore（1989）は，患者の診療記録を検討した．彼が研究する部分母集団は，特定の病院における選択基準を満たしたすべての患者の診療記録によって構成されている．そして彼のサンプルは，その部分母集団からランダムに抽出された50人の診療録から構成された．

ことによって改善が生じた可能性を最小限にとどめることができるのである．

また，ランダム割付けは，内的な妥当性を高める．つまり，研究デザインに存在する何か別の要素ではなく，実験的な治療が差を生じさせていることがより確かとなる．そして，ランダム割付けにより，対象者の減少（対象者が研究から脱落する），対象者の成熟[訳注1]，結果に影響する練習効果，テストされることに対する反応の違い，再燃（患者の病状がだんだんと悪化する）などが研究に及ぼす影響を取り除くことができるだろう．

ランダムサンプリングは，サンプルができるだけ母集団と類似していることを保証し，外的な妥当性を高める．すなわち，仮に母集団の他の部分を対象に研究を行ったとしても，同様の結果が得られる可能性が高くなる．したがって，そのようなサンプリング法を使って得られた研究結果は，すぐに母集団全体に普遍化することができる．また，同じような患者にその治療法を使ってみたいと思っているセラピストにとっても，より有益である．ランダム抽出ができなかった場合，その研究結果は母集団の他の人々に普遍化できないことを覚えておこう．

ランダム化といえども，完璧なものではない．それは，確率の法則に基づいているので，たまには本当とは思えないことが起こるだろうし，バイアスの原因が研究に現れることもある．例えば，ある群は結果的に，他の群よりも病状が重かったり高齢な患者に偏って構成されてしまうことがある．もちろん，ランダムサンプリングが効果的であるためには，方法が正確に使われていなければならない（Box4-I）．

操作，コントロール，そしてランダム化の概念が頭に入ったところで，3つのタイプの量的研究デザイン，すなわち実験研究デザイン，準実験研究デザイン，非実験研究が必要とする条件に戻ろう．

---

訳注1：成熟による影響とは，対象者の自然な発達老化に伴う変化が，研究結果に影響をおよぼすことを指す．たとえば，11～12歳の肥満児の肥満度を軽減するために運動療法を6カ月間行って，その効果を判定しようとする場合，自然な身長の伸びがあるため，運動療法の効果がなくとも肥満度は下がる可能性がある．このように児童生徒を対象とした健康教育の効果，学習効果の評価では，とりわけこの影響を十分考慮する必要がある．身体的，精神的，社会的な発達老化は，人の生涯にわたって生じると考えられるので，成熟の影響はどの人生の時期においても無視はできない（74ページ参照）．

---

**Box4-I**

まずい手順の古典的な例は，1969年に行われた軍隊に徴兵すべき男性の選定である．それぞれの男性の名前と誕生月を書いた紙切れが壺に入れられ，それからくじ引きされた．しかし，紙切れはよく混ぜられていなかったために，壺に入れられた終わりのほうの紙切れは，10月，11月，12月に生まれた男性のものとなり，これらの男性では，他の生まれ月の男性と比べて，明らかにくじ引きに当たった者が多かったのである．これは，まずい方法が深刻な結果を生んだ例である．

---

## 実験デザイン

実験デザインでは，操作，コントロール，ランダム化という3つの概念すべてが必要とされる．すなわち，基本的要素のコントロール，対象者が受けた操作を反映する独立変数，そしてランダムにサンプリングされたか，ランダムに割り付けられた対象者が必要なのである．因果関係研究として知られる古典的な実験デザインの場合，その研究結果から，研究者は独立変数の操作が従属変数における変化を引き起こしたと結論づけるために確率的に十分な証拠が得られた，と言うことができる．また，この方法により，研究者は異なったタイプの治療を比較したり，どのタイプの治療が最も効果がありそうかを決めることができるのである．

実験研究では，研究者は，ある群の独立変数に対して計画的な何らかの操作（例えば，前の例を引くと，セルフケアの訓練プログラムを提供する）を施すが，それ以外の群には何もしない（コントロール群とするためにセルフケアの訓練プログラムを提供しない）．それから，従属変数における変化（患者の身だしなみの変化）から結果を探求するのである．従属変数は，通常，治療の前後で測定され，同じ群の前後を比較する．また，"事後に"テストを行うことで，群間比較が可能となる．操作を加える前に行うテストとその後のテストは，それぞれ事前テスト（pre-test）[訳注2]，事後テスト（post-test）と呼ばれている．

他の研究者とのコミュニケーションを容易にするため，研究者が研究デザインを簡単に書き表せるように，CampbellとStanley（1969）によって，研究表記法として知られる速記のシステムが開発された．彼らのシステムをこの本では使用する．Oという表記は，観察（observations)，あるいは事前と事後に行われる測定（measurements）を表している．Rは，ランダム割付けを表し，Xは操作や治療・処理をしたことを示している．各研究対象となる群は，行を違えて表記される．時間経過の区分は，横軸に一列に並べられて示される．もし研究表記法で，2群のランダムに割り付けられた群からなるデザインを表そうとするならば，一つは治療群で，もう一つは治療をしない群である．そして，両方は事前テストと事後テストを受ける．それは以下のように表せるだろう．

$$R \quad O \quad X \quad O$$
$$R \quad O \quad \phantom{X} \quad O$$

これは古典的な実験研究のデザインであり，新しい治療法の効果を研究するには最も効果的なデザインであろう．もし，新しい治療法が，従来のものより効果的であるかどうかを明らかにしたいと思ったら，あるいはこれら2通りの治療法が全く治療しない場合と比べて良いのか探求したいのであれば，すでに説明したように第3のグループを加えて，このデザインを使うことができる．その研究表記は，以下のようになる．

$$R \quad O \quad X_1 \quad O$$
$$R \quad O \quad X_2 \quad O$$
$$R \quad O \quad \phantom{X_1} \quad O$$

治療を施した2つの群は，下付きの1と2を使って，区別される．

量的研究デザインに関するこのセクションの冒頭で述べたように，人間を対象にした研究では，実験研究が必要とする条件のすべて（操作，コントロール，そしてランダム化）を満たすのは，しばしば困難である．おそらく，対象者をランダムに異なった群に割り付けることはできないだろう（CampbellとStanley［1969］は，実験デザインであると認めるためには，ランダムサンプリングが達成するのが難しいだろうから，ランダム割付けが不可欠であると考えていた）．また，何の治療も施さないコントロール群を設けることは，倫理的には不可能である．このような場合は，しばしば次のタイプのデザイン，すなわち準実験デザインに考えを移す必要がある．

## 準実験デザイン

準実験デザインは，独立変数に与える影響を調べるための操作を含んでいるが，コントロールかランダム化のどちらかを欠いているという点で，実験デザインとは異なる．結果的に，このデザインは，臨床家が治療法や治療技術の妥当性を検証するのに非常に有効である．しかしながら，ランダムサンプリングが行われていない場合は，研究者はその結果を一般化できない．そして，コントロール群の設定やランダム割付けが行われていない場合，その研究には外部からの影響が結果に及んでいる可能性がある（Box4-J）．

研究者は，対象者自身を使って要因をコントロールしようとすることがある．この場合には治療を受けない第2の群は存在しない．実験群の対象者自身が，コントロール群の役割も果たすのである．すなわち，彼らは治療を受けるのだが，治療を受けない期間も設けられており，それをコントロール群としての役割を果たす期間と見なすのである．研究表記法で表すと，次のようになる．

---

訳注2：プレテストあるいはプリテスト（pre-test, pretest）は，学問領域によって異なった意味で用いられているので，混同してはならない．本書のような保健医療の領域では，処理や介入の前に従属変数等を測定する事前テストの意味で用いられることが多い．他方，社会調査などの領域では，作成した調査票，質問紙を本調査の前に検討するために行う小規模の試行（本書ではパイロットスタディ）を指している．後者のプリテストは調査票などを修正，改良して，妥当性の高い測定用具を完成させるために欠かすことができない．

---

**Box4-J**

脳血管障害（CVAs）後に生じる患者の改善を比較しようというJongbloed, Stacey, Brightonの研究（1989）では，彼らのサンプルは，ある特定の4カ月間にバンクーバーのある病院に入院した脳血管障害後の患者で構成されている．研究者は，患者をランダムに2つの実験群に割り付けし，両方が類似した患者グループになるようにした．倫理的な理由から，彼らの研究では，コントロール群，すなわち治療を施さない群を設けることはできなかった．その代わりに，彼らは，2つの群に異なった治療を提供して，結果を比較した．この研究デザインは，以下のようである．

$$R \quad O \quad X_1 \quad O$$
$$R \quad O \quad X_2 \quad O$$

$$O \ X_1 \ O \quad O \ X_2 \ O \quad O \ X_3 \ O$$

　まず観察のための事前テストがあり、次に1番目の治療（$X_1$）が与えられ、続いて事後テストが行われることを表している。それから治療期間と同じ長さの期間が、治療をしない期間として経過した後に、2度目の事後テストが実施される。このテストは、2番目の治療（$X_2$）からすると、事前テストに相当するのである。それ以後、同様の繰り返しで、試したい数だけの治療とその後の非治療期間が続くことになる。このデザインでは、治療だけが変化を生じさせる影響力を現実に持っている場合、コントロール群の従属変数は変化しないと推測されるように、治療をしていない期間では従属変数が変化しないことを期待している。また、この研究デザインで期待されている結果を図で示すと、図4-1のようである。

　実際に図に表されたような結果が得られたとすると、治療を施したことによって従属変数が改善しており、治療しないことで対象者の改善が停滞したのは、かなり確かだと思われる。もちろん、現実には、図で示したように、改善が突然始まり、突然ストップすることはありえない。おそらく、いくらかの治療効果は、コントロール群の期間まで波及するに違いない。

　一般的にいって準実験デザインでは、コントロールかランダム化のどちらかが欠けているとしても、操作することは必ず要求される。コントロールとランダム化の両方を欠いたとしても、独立変数に対して操作が行われることで、準実験デザインに分類されるデザインがいくつかあることも、また知っておくべきである。古典的な例では、シングルケースの実験である。つまり、一人の対象者（あるいは対象集団）が、事前テスト、治療、そして事後テストを受けるものである（CampbellとStanley [1969] は、これを前実験デザインとして説明している）。ここではコントロール群は存在しないし、明らかにランダム割付けも行うことができない。このデザインを研究表記法で表すと、以下のようである。

$$O \quad X \quad O$$

　このデザインは、困難をはらんでおり、価値が乏しいと考える人もいる。このデザインの長所と短所については、量的研究デザインを説明した第5章でより詳しく論じている。

## 非実験デザイン

　非実験デザインでは、独立変数を操作しない。このタイプの研究では、コントロールとランダム化は不可能であるか、いくつかの適切な場合に可能であるにすぎない。このデザインは、通常、研究者が次のような変数について研究しようとするときに採用される。すなわち、(a) 固定されていて、操作したり変えることができない変数（例えば、年齢、体重や身長）、(b) すでに起こったことなので、変えられない変数（例えば、頭部外傷、薬物乱用、医学的な発見のような歴史上の出来事）、あるいは (c) 研究者が、変数間の関連を知るために、2つ以上の変数を測定し、それらを比較しようとしている場合の変数（例えば、身長と体重、セラピストの治療スタイルと患者の受診回数、頭部外傷の回復と家族内の位置）である。これら3つの例であげた変数は、すべてそれらが生じた後で研究されているので、このタイプの研究デザインをしばしばex post facto（おおよそ"事後の"という意味）研究と呼んでいる。非実験研究は、操作されていない状態にあるサンプルの特徴やそれと関連した出来事を記述するだけなので、記述的研究ともいわれる。

　事後的（ex post facto）研究デザインには、2変数以上の関連を探求する相関研究、構造化されたインタビューや質問紙による調査研究、一事例を観察して治療法に対する新たな解釈や示唆を生み出そうとするシングルケースレポート（単一事例報告と呼ばれることもある）、新しいテストの装置、ツールや測定用具について妥当性や信頼性を検討するための方法論研究が含まれる。これら

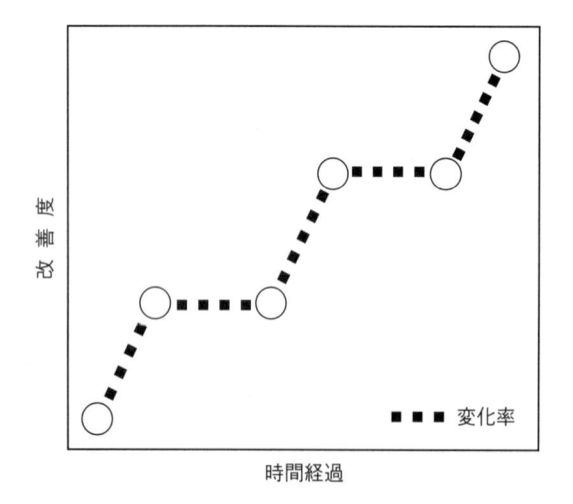

図4-1　対象者自身をコントロール群に用いた場合、期待される結果

については，次の章で議論している．さらに，評価研究と呼ばれる，もう一つ別のタイプの研究がある．それは，量的研究と質的研究の間に位置する独自の分類に入ると考えられている．しかしながら，この本では，量的研究における非実験デザインに含めた．

## ■量的研究と質的研究

たいてい量的研究か質的研究のうち，どちらか一つのスタイルの方法論を熱心に学ぼうとする傾向がある．はっきりとした，数えることができる量的なデータに大きな満足を覚える人がいる．そういう人は，データの分析にはっきりとした最終地点があり，彼らが得た知識の確からしさを好む．彼らは，特定の研究疑問に対する解答が得られたときに，知識体系に貢献しているという感覚や，"これは，こうなのだ"という統計的な証拠を提示できたと思えるのが好きなのである．他方で，質的な研究者は，曖昧模糊とした現象を研究することに喜びを感じている．つまり，彼らは意味を探求するためのチャレンジが好きで，データを抱えた長く複雑な冒険の果てに，やっと発見をしたという感覚が好きなのである．彼らは自分のトピックに完全に没頭し，自分のデータに対してたいてい非常に肯定的な感情を抱いている．そして，質的研究者は，ときどき研究を終了させることにためらいを覚えることがあるが，その傾向は，研究にはっきりとした終結がないという事実により，いっそう増強されている．このような研究者たちは，記述的な手段で結果を表現することに喜びを感じ，しばしば彼らが得た解答より，はるかにたくさんの疑問が生じるのである．

### 量的研究と質的研究の比較

自分の研究にとってどのタイプの研究法を選べばよいのか，その決定を助けるために，ここで2つのタイプの方法について要約し比較しておくことが役立つであろう．以下に示した2つの研究スタイルの特徴は，その多くをBogdanとBiklen（1982）の仕事から引用している．

### 目的

量的研究の目的は，理論を検証することである．すなわち，その目的は，事実を確定することであったり，変数間の関係について因果関係的な説明をしたり関連性を示すことである．あるいは，予測したり一般化に向けて奮闘することである．他方で，質的研究の目的は，文化に対する読者の感度を高める概念を開発したり，多元的な現実を描き出して，それを解釈しデータに基づいた理論を開発することである．また，そこに登場する人々の見方や特定の状況についての理解を深めることが，目的となる．

### デザイン

量的な研究デザインは，事前に決められ構造化されており，それらを研究の途中で変えることはできない．それらは定義されたモデルに従って形式化され，個別的なデザインとなっている．また，それらは操作の詳細な計画としても使われる．それに対し，質的研究デザインは連続する軸のもう一方の極に位置する．そのデザインは，一般的には，研究全体にわたって決められたとおりに展開するのではなく，自然な展開をする．そして，変化を許容する柔軟性が保たれている．つまり，質的研究のデザインは，研究の進め方を生み出すための孵卵器の役割を果たすのである．

### データ

量的研究デザインで収集されたデータは，数えたり測定することで，数量化され，統計的に扱われる．変数は事前に定義されており，データは研究計画書に略述された手続きに従って扱われる．他方，質的デザインによって集められたデータは，記述的で質的に扱われるが，フィールドノーツ，アーチファクト，人々の言葉，個人的あるいは公的なドキュメントから構成されている．したがって，質的なデータは，非常に広範囲にわたっており，扱いにくい．これらを扱うには，ちょうど数量的なデータの取り扱いと同じように，特別なテクニックが必要なのである．

### 対象のサンプル

量的研究では，対象サンプルは大規模になる傾向がある．しかも，そのサンプルとして，ランダムサンプリングにより，集団の典型と見なせる詳細に定義された対象者群を得なければならない．また，普通は，外生変数（extraneous variables）[訳注]からの影響をコントロールす

---

訳注：実験研究においては，剰余変数ともいわれ，研究者の関心外の変数である．研究者が検討したい独立変数と従属変数の関係に影響を及ぼし，本当の関係を覆い隠してしまう変数であり，研究デザインの段階において，また統計的分析の段階において可能な限りコントロールすべきである．

るために，コントロール群を設ける．それに対し，質的研究では，参加者のグループは規模が小さくて，大集団を代表していないと思われる．研究者は，対象者をコミュニティ内での役割や地位の違いにより，層別に抽出することもある．

### 対象者と研究者の関係

量的研究者は，対象者との接触を短期間に制限している．研究者は，対象者から離れて距離を置き，研究者，対象者というはっきりした役割の区別を保ち続ける．研究者の役割は，観察し，測定することであり，研究者は，対象者と個人的に密接な関わりを持つことでデータに影響が生じるのを，未然に防ぐように注意を払う．ここでは，研究者が客観的であることに最大の注意が払われる．

一方，質的研究の最中では，普通，研究者は長期間にわたって研究への参加者と濃密な接触を持つ．ここでは，信頼が強調される．インフォーマントは対等な関係にある参加者だと見なされ，研究者はインフォーマントと彼らの社会状況に共感を示すのである．

### テクニックあるいは方法

これらの2つの研究スタイルで使われるテクニックや方法は，大きく異なる．量的研究で用いられるテクニックや方法には，実験，準実験，そして構造化された質問紙調査やインタビューあるいは観察，さらにはデータセット，操作，コントロール，データの統計学的分析が含まれている．質的調査で用いられるテクニックとしては，観察，参加観察，ドキュメントやアーチファクトの検討，開かれた質問形式のインタビュー，コード化，パターンの探求，さらにパターンを照合すること，データを描写するためのナラティブ（語り）やデータの図表化，があげられる．

### 測定用具とツール

量的研究において，データ収集のために使われる測定用具やツールにはいろいろなものがあり，非常に複雑である．それらには，スケールやテスト，インベントリー（訳注1），質問紙，そしていろいろな種類のハードウェアがある．それに対し，質的研究では，しばしば研究者自身がデータ収集の唯一の"ツール"となる．研究者は，インタビューで行われているように，質問によってデータ収集をする方法を使いながら，同時にテープレコーダーやビデオレコーダー，あるいは音声入力装置などの機器を使ってもよいだろう．

### データ分析

おそらくこの2つの研究法における最も大きな違いは，データの分析方法にある．量的研究では，データ分析は，データ収集が完了した後に行う．それは，研究計画書に書いた指針に従って統計的な手法を用い，演繹的に行われることが多い．つまり分析は，直線的に進行し，かなり迅速に行われる．それに対して質的研究では，研究の期間を通して進められ，絶えざる比較法（constant comparison method）（訳注2）が用いられる．すなわち，データは集めながら分析されるので，新たな情報に照らし合わせて再びデータを分析し直すというやり方が繰り返されるのである．質的なデータ分析は，本質的に帰納的であり，モデルやテーマ，概念が強調される．そして，コーディング，メモの取り方，出来事のリストづくり，パターンの照合，図やマトリックスの作成，トライアンギュレーションといったテクニックが使われる．

さらに，根本的な違いは，量的研究が研究を始める前に設定した仮説を肯定したり，否定するための証拠を探求することを目指しているのに対して，質的データ分析では，データをまとめたり，分析しながら理論が築き上げられる．つまり，理論は，データを下から積み上げることにより，しだいに出現してくるのである．つまり，「自分がすでに知っている絵のパズルを，完成させているのではない．自分で部品を集め，吟味しながら，しだいに形作られてくる未知の絵を完成させていくのである」（Bogdan & Biklen, 1982, p.29）．

### 結果

すでに理解されたと思うが，この2つのタイプの研究法から生み出される結果は，互いに全く異なる．量的研

---

訳注1：ミネソタ多面人格検査（Minesota Multiphasic Personality Inventory; MMPI）はパーソナリティの多様な側面を測定するために複数のスケールが集められて一つのテストを構成している．このようなものをインベントリーと呼んでいる．

訳注2：絶えざる比較法は，理論的なサンプリング（第9章の「対象者の選択」の項を参照）を段階的に行いながら，その都度，すでに収集されたデータと新たに収集したデータを繰り返し比較し，量的研究の特徴である明示的なコード化の手続きと質的研究の特徴である理論展開的な分析法を一緒に行うことで体系的な理論を創出するための方法である．
Glaser, B.G. and Strauss, A.L., *The Discovery of Grounded Theory*, Chicago, Aldine, 1967（邦訳　データ対話型理論の発見．後藤隆，大出春江，水野節夫・訳，新曜社，1996）の第5章に，さらに詳しく説明されている．

究では，特定の研究疑問に答えようとする．そのために，疑問の要点を証明する統計的な証拠が生み出される．研究者は発見したことを正確に議論しようとするので，データとは統計的な結果を意味し，"データをもって語らしめよ"，というよく知られた言い習わしがある．それに対し，質的研究の結果は，たいてい長く記述されたドキュメントであり，データは数字ではなく言葉で表される．書き上げられたものは，内容が豊かで，その事象の質感をとどめたナラティブな形式の分厚い記述である．そして，最終的な分析によって，既存の理論が証明されるか，あるいは新たな理論が生み出される．そして同時に，新たに研究を必要とする，よく定義された研究疑問も生み出されるのである．

### 問題点

最後に，これらの研究を行う際に経験するであろう問題点について，何点か考察しておこう．量的研究では，(a) 研究者は，研究に影響を及ぼす変数をコントロールするのが難しく，(b) 非常によくコントロールされた実験研究は，現実の生活とほとんど関連がないと考えられるため，研究の妥当性について疑問が生じるかもしれない．また，(c) 研究者の存在やデータ収集の方法が目立つと，対象者や環境に対して影響を及ぼす可能性がある．(d) 研究者（あるいは読者）は，関心を持っている変数を具体的なものに置き換えて考えようとする．つまり，抽象的な変数を，あたかもそれらが有形の物的な事物であるかのように見なしてしまうかもしれない．質的研究が含んでいる問題点は，(a) 研究の手続きが標準化されていないこと．(b) 大量のデータを扱うことが困難であり，データを縮小する方法も難しい．また，(c) 研究全体のプロセスが非常に時間を食う．さらに，(d) 自然主義的な方法を使って大規模の集団を研究するのが難しい，という点である．

## ■要約

この章を読みながら，自分の研究プロジェクトには量的デザインが役立ちそうだと決めた人もいるだろう．また，どのデザインを選ぶかについて，いくつか手始めとなるアイデアが浮かんできた人もいるかもしれない．しかし，まず自分の研究プロジェクトが実験デザインに当てはまるのか，非実験デザインに当てはまるのかを決めなければならない．このことは，独立変数を操作するために実際に治療を提供しようとしているのか，あるいはすでに起こったことや変えられない現象について事後的に研究するつもりなのか，をはっきりさせることである．もし，治療や何らかの操作をするつもりなら，実験デザインであるために必要とされる残り2つの基準，すなわちコントロールとランダム化の条件を満たせるのだろうか．もしそれを満たすことができないのであれば，準実験デザインのどのタイプが適切なのだろうか，よく考えてみることである．

質的研究を行ってみたいと思っているとしたら，そのうちのどのデザインが自分の研究に適しているのか決める前に，本章で取り上げた研究デザインについて，もっと深く読んでおきたいと思うだろう．そこで，次の章で，実験研究，準実験研究，そして非実験的な量的研究において，実際に使われている研究デザインについて説明している．そして，第9章では自然主義的な研究デザインの説明をしている．

## ■迷いやすい箇所

実験研究デザインにおける難しさの一つは，どれが独立変数でどれが従属変数なのか，決めることである．もし，治療的なアプローチをとる必要がある研究ならば，それらを決定するのは比較的やさしい．治療が独立変数である．そして，変化が現れることを期待している変数が従属変数であり，変化を調べるために，この変数を測定するのである．

独立変数は，あらかじめ研究者によって，指し示す範囲が定義されている．それは，原因と見なせるようなものであるか，研究プロジェクトが論理的に目指すべき目的にとって非常に重要であることを理由に選定される．因果関係の研究すなわち実験研究において，独立変数とは，通常何かを引き起こす原因と見なせるものである．そして，従属変数は，それによって変化させられる可能性がある変数である．

事後的研究では，独立変数は固定されているか，すでに生じてしまったことなので操作することができないのだが，それでも"独立変数"という用語を使い，それが現象の原因となりうる性質を備えていると推定することは可能である．よく人は経験や文献に基づいて，このような推測を行う．しかしながら，治療や処理として研究者が操作したのではないため，簡単に独立変数を特定することはできない．

非実験研究において，独立変数に関連して犯しやすい誤りは，独立変数と従属変数の関係を因果関係として主張できると考えてしまうことである．事後的研究では，すでに述べたように，固定されているか，すでに生じてしまったことなので，研究者が独立変数を操作することはできない．このような場合では，ある変数（例えば，うつ病）が，その事実が生じた後に，他の変数（例えば，生産性）に影響を及ぼしたかどうか，が研究されている．正しい実験研究のやり方に従って検証されているわけではないので，因果関係を主張することはできず，ただ関連性についてのみ言うことができる．つまり，そのような研究は相関研究（非実験研究）の範疇にある．独立変数（うつ病）を操作してはいないので，研究の結果は，関連性あるいは変数間の関係を表す用語で表現されるべきであり，因果関係の用語で表すべきではない．

人々は，"ランダム"という言葉の本当の意味を理解しそこなっている．日常的な言葉遣いでは，ランダムサンプリングは，はっきりとしたパターンを持たず，行き当たりばったりにピックアップすることを意味している．しかし，すでに示したように，研究において"ランダム"という用語は，対象者を選択したり割り付けるための特別な意味を持っている．研究者がランダム化の手続きを正しく用いなかったとしたら，研究結果を同様の集団に対し一般化することは決してできない．

おそらく，質的研究を遂行する途中で最もよくつまずく点は，"データの海に溺れてしまう"ことである．質的なデータやデータ収集法の性質からいって，意味を追求する研究にふさわしいからこそ，データ，すなわち言葉がすぐに山積みとなり，研究の初心者は，それらが意味を成すように構成するのはとても無理だ，と絶望するかもしれない．後で分かるように，研究者は，データを意味のある塊に縮小し，扱いやすくするために，ある種のテクニックを使うことができる．しかし，これらのテクニックは，ちょうど統計処理の手続きを学ぶのと同じように，系統的に学習されるべきである．データ収集を始める前に，データ収集の形式やテープ，トランスクリプション（書き起こされた記録：transcription）やアーチファクトの保存の方法をどのように組織だてて行うか，あらかじめ計画を立てておくとよい．

多くの研究者は，データ分析が本当の意味で完了する前に，分析を終わらせたいと考えがちである．というのは，時間はどんどん過ぎていき，研究がいつまでたっても終わらないのではないかと不安を感じてしまうからである．そして，卒業が急速に目前に迫ってきて，早く終わらせなければ，というプレッシャーが襲いかかってくる．だからといって，理論構成を立証したり生み出す前に，あるいは意味のある仮説を生み出す前に，データ分析を早々に終わらせたとしたら，研究の質についてはかなり妥協したものになってしまう．そこで，失意のうちにあきらめる前に，分析が終了するように誰かに助けを求めたり応援を頼むとよい．

# ●ワークシート●

自分の研究プロジェクトに適しているのは，量的研究だろうか，それとも質的研究だろうか？　例をあげよう．

もし以下のいずれかの条件に合うなら，おそらく量的研究を使うことになるだろう．

- 仮説を実証したい
- 1つの変数が，他の変数に及ぼしている影響を探求したい
- 2つ以上の変数間の関連を探求したい
- 大規模集団を対象に，いくつか特有の事実を発見したい
- 自分の研究の選択基準に合致した人々の大集団に接近できる

もし以下のいずれかの条件に合うなら，おそらく質的研究を使うことになるだろう．

- 新しい理論を生み出したい
- 後に検証されるような新しい仮説を生み出したい
- 少人数の人々を対象に，どのようなことを感じているかを明らかにするために，現象学的なアプローチを使いたい
- ありのままの自然な状況で，データを集めたい
- ありのままの自然な状況に接近して，そこで長時間を費やすことができ，スタッフ，患者あるいは記録からデータを集めることが許されている

### A．量的研究デザインを使おうと考えている場合

患者のグループを治療しようとしているのだろうか？

　　あてはまらない場合は，セクションBへ．
　　あてはまる場合は，治療法の名前をあげてみよう．

操作しようとする独立変数は何だろう？

結果として，変化を期待している従属変数は何だろう？

## ●ランダム化

対象者の選択基準について思い浮かべてみよう．自分の研究に関係してくる特性には，どのようなものがあるだろうか？（例えば，年齢，性，障害のタイプ，障害の程度，住まいの場所など）

選択基準に合致するすべての個人のリストを得ることは可能だろうか？

　　　_____　自分の施設内では？

　　　_____　同じ地域にある同様の施設のグループについては？

　　　_____　全国レベルでは？

もし可能であるなら，ランダムサンプリング，ランダム割付けのやり方については，よく理解しているだろうか？

その集団に対して，どのような方法でランダムサンプリングやランダム割付けを行おうとしているのだろうか？

## ●コントロール

コントロール群を設けることは可能だろうか？　どのように設定できるか記述してみよう．

## ●方法論

これまでの質問の答えを基に，どのようなデザインを計画しているのだろうか？

  実験デザインか？ ＿＿＿＿＿

  準実験デザインか？ ＿＿＿＿＿

    ランダム化はできないのか？ ＿＿＿＿＿

    コントロール群は設けられないのか？ ＿＿＿＿＿

研究表記法を用いて，研究デザインを描いてみよう．




### B．非実験研究を行おうとしている場合

どのような変数を研究することに興味があるのだろうか？

  ＿＿＿＿＿ 固定された変数か？

  ＿＿＿＿＿ すでに起きてしまった変数か？

  ＿＿＿＿＿ すでに起きてしまった2つ以上の変数を比較するのか？

変数の名前をあげよう．

### C．質的研究を行おうとしている場合

もっと知りたいと思っているトピックは何だろう？

どのような研究疑問から始めようとしているのか，リストアップしてみよう．

どのような状況に置かれている参加者を探しているのだろうか？

可能な参加者について，役職や地位であげてみよう．

データを収集しようとしている方法を，幾通りかあげてみよう．
　　観察

　　参加観察

インタビュー

記録の検討

質的研究のプロセスにおける柔軟性を，いつも記憶にとどめておこう．つまり，初期のアイデアの多くは，プロジェクトが進行するにつれて，変化してくるかもしれない．以上の質問に答えることで，研究を開始するときの焦点は定まってきただろうが，それはデータを集めながら，おそらく修正されていくことになるだろう．

## ■引用文献

Bogdan, R.C., & Biklen, S.K. (1982). *Qualitative research for education: An introduction to theory and methods*. Boston: Allyn and Bacon.

Campbell, D.T., & Stanley, J.C. (1969). *Experimental and quasi-experimental designs for research*. Skokie, IL: Rand McNally.

Carpenter, C. (1994). The experience of spinal cord injury: The individual's perspective — implications for rehabilitation practice. *Physical Therapy, 74*(7), 614-629.

Crepeau, E.B. (1994). Three images of interdisciplinary team meetings. *American Journal of Occupational Therapy, 48*(8), 717-722.

Depoy, E., & Gitlin, L.N. (1994). *Introduction to research: Multiple strategies for health and human services*. St. Louis, Mosby-Year Book.

Geertz, C. (1973). Thick description: Toward an interpretative theory of culture. In *The interpretation of cultures*. New York: Basic Books.

Glesne, C., & Peshkin, A. (1992). *Becoming qualitative researchers: An introduction*. NY: Longman.

Helfrich, C., Kielhofner, G., & Mattingly, C. (1994). Volition as narrative: Understanding motivation in chronic illness. *American Journal of Occupational Therapy, 48*(4), 311-317.

Hofmann, R. (1995). *Some general pedagogical comparisons of qualitative and quantitative research*. Paper presented at 1995 Conference on Qualitative Research in Education, University of Georgia, Athens, GA.

Jongbloed, L. (1994). Adaptation to a stroke: The experience of one couple. *American Journal of Occupational Therapy, 48*(11), 1006-1013.

Jongbloed, L., Stacey, S., & Brighton, C. (1989). Stroke rehabilitation: Sensorimotor integrative treatment versus functional treatment. *American Journal of Occupational Therapy, 43*(6), 391-397.

Kielhofner, G. (1979). The temporal dimension in the lives of retarded adults: A problem of interaction and intervention. *American Journal of Occupational Therapy, 33*(3), 161-168.

King, L.J. (1974). A sensory-integrative approach to schizophrenia. *American Journal of Occupational Therapy, 28*(9), 529-536.

Mattingly, C., & Fleming, M.H. (1994). *Clinical reasoning: Forms of inquiry in a therapeutic practice*. Philadelphia: F.A. Davis.

McCuaig, M. & Frank, G. (1991). The able self: Adaptive patterns and choices in independent living for a person with cerebral palsy. *American Journal of Occupational Therapy, 45*(3), 224-234.

McDermott, R. (1976). *Kids make sense: An ethnographic account of the interactional management of success and failure in one first grade classroom*. Unpublished doctoral dissertation, Stanford University.

Miles, M.B., & Huberman, A.M. (1994). *Qualitative data analysis: An expanded sourcebook*. Thousand Oaks, CA: Sage.

Moore, D.A. (1989). *Guided visual imagery as an occupational therapy modality*. Unpublished master's thesis, Tufts University, Medford, MA.

Sachs, D., & Labovitz, D. (1994). The caring occupational therapist: Scope of professional roles and boundaries. *American Journal of Occupational Therapy, 48*(11), 997-1005.

Schultz, C.H. (1994). Helping factors in a peer-developed support group for persons with head injury. Part II: Survivor interview perspective. *American Journal of Occupational Therapy, 48*(4), 305-309.

Schwartzberg, S.L. (1994). Helping factors in a peer-developed support group for persons with head injury. Part I: Participant observer perspective. *American Journal of Occupational Therapy, 48*(4), 297-304.

Spencer, J., Young, M., Rintala, D., & Bates, S. (1995). Socialization to the culture of a rehabilitation hospital: An ethnographic study. *American Journal of Occupational Therapy, 49*(1), 53-62.

Spradley, J.P. (1980). *Participant observation*. New York: Holt, Rinehart & Winston.

Yerxa, E.J. (1991). Seeking a relevant, ethical, and realistic way of knowing for occupational therapy. *American Journal of Occupational Therapy, 45*(3), 199-204.

## ■さらに理解を深めるための文献

Cox, R.C., & West, W.L. (1986). Selecting a research design. In *Fundamentals of research for health professionals*. Laurel, MD: RAMSCO Publishing.

Goetz, J.P., & LeCompte, M.D. (1984). *Ethnography and qualitative design in educational research*. San Diego. Academic Press.

Lehmkuhl, D. (1970). Let's reduce the understanding gap: 3. Experimental design: What and why? *Physical Therapy, 50*(12), 1716-1720.

Morse, A. (Ed.) (1985). *New dimensions in research for health professionals* [Cassette recordings and workbook]. Laurel, MD: American Occupational Therapy Foundation and RAMSCO Publishing.

Oyster, C., Hanten, W., & Llorens, L. (1987). *Introduction to research: A guide for the health science professional*. Philadelphia: J.B. Lippincott.

Partridge, C.J., & Barnitt, R.E. (1986). Research design. In *Research guidelines: A handbook for therapists*. Rockville, MD: Aspen Publishers.

Payton, O. (1994). *Research: The validation of clinical practice* (3rd ed.). Philadelphia: F.A. Davis.

Stein, F., & Cutler, S.K. (1996). *Clinical research in allied health and special education* (3re ed.). San Diego: Singular Publishing Group.

Taylor, S.J., & Bogdan, R. (1984). *Introduction to qualitative research methods: The search for meanings*. New York: John Wiley & Sons.

Wolcott, H.F. (1992). Posturing in qualitative inquiry. In LeCompte, M.D., Millroy, W.L., & Preissle, J. (Eds.), *The handbook of qualitative research in education* (pp. 3-52). New York: Academic Press.

# 量的研究デザイン

この章では，主な量的研究のデザインと，その長所，短所について述べる．ここに取り上げた以外にも様々な研究デザインはあるが，研究を始めたばかりの駆け出しの研究者なら，この中から求めているデザインを見つけることができるだろう．この章では，量的研究を実験デザイン，準実験デザイン，非実験デザインに分類している．

## ■実験デザイン

### 古典的デザイン

古典的デザインでは実験群とコントロール群を用意し，ランダムサンプリング（無作為抽出：random selection），事前テスト（pre-test），および事後テスト（post-test）を行うのが特徴である．このデザインについては，第4章でも述べている．この研究デザインを研究表記法で表すと次のようになる．

$$R \quad O \quad X \quad O$$
$$R \quad O \quad \phantom{X} \quad O$$

このデザインは，実験研究の必要条件である3つの構成要素を兼ね備えている．それは，ランダム化（無作為化），コントロール，独立変数の操作である．このデザインを用いるときには，実験群の対象者とコントロール群の対象者の両方をランダムにサンプリング（抽出）し，ランダムに割り付ける．そして，事前テストと事後テストを両グループに対して行う．まず，事前テストから得られたデータによって，研究者はこの2グループが等質の集団なのか，調べることができる．さらに，事後テストの得点を比較することで，どのグループの従属変数が最も大きな変化を示したか調べることができる．最後に，それぞれのグループの事前テストと事後テストを比較すれば，実験群では，コントロール群と比べて，どのくらい大きな変化が生じたのかが分かるのである．

ランダム割付け（無作為割付け：random assignment）は事前テストを実施した後に行うこともできるのだが，その場合は，割付けが事前テストの結果によって影響されないようにするべきである．いずれにしても，ランダム割付けによって，2グループ間の等質性が仮定できる．そのうえで，事前テストを行えば，さらに等質性を確認できるのである．この再確認の方法は，とりわけ少数の対象を扱うときに役立つ．しかし，ランダム割付けを行ったとしても，実験群とコントロール群の違いを生み出す脱落には，特に継続的な注意を払うべきである．

### 追跡調査デザイン

この研究デザインは，処理（treatment）の効果が長く続いているかどうかを知りたい場合に用いる．それは，次のように，追跡的な観察や事後テスト（$O_2$と$O_4$）を追加することによって行われる．

$$R \quad O \quad X \quad O_1 \quad O_2$$
$$R \quad O \quad \phantom{X} \quad O_3 \quad O_4$$

このデザインでは，処理によって生じた何らかの改善が，研究が終了した後も持続しているかどうかを調べることができる．Box5-Aは，事後テストの2カ月後に行った追跡的な観察の様子を説明している．

> **Box5-A**
>
> 1989年に行われたある研究では、「重度重複障害者の集団で、常同行動（stereotypic behavior；STB）の出現頻度を減らすために、興奮性および抑制性についての複合感覚刺激の効果を比較した．36人の対象者は3つのグループ（興奮刺激を受けるグループ、抑制刺激を受けるグループ、そしてコントロール群）にランダムに割り付けられた．2つの実験群は30日間にわたり治療的な介入を受けた．……事前，事後，そして介入期間終了2カ月後にも常同行動（STB）の頻度が測定された．」
> このデザインは，次のように表記されるだろう．
>
> $$R \quad O \quad X_1 \quad O \quad O$$
> $$R \quad O \quad X_2 \quad O \quad O$$
> $$R \quad O \quad \phantom{X} \quad O \quad O$$
>
> (Iwasaki & Holm, 1989, p.170)

## 事前テストの省略

事前テストが行われることによって，処理の効果に影響が及ぶことがある．例えば，対象者が事前テストに用いられた課題に参加することにより，練習や慣れの効果がでてしまうため，処理の効果が減じると予測される場合である．このような場合には，ランダムサンプリングとランダム割付けが行われているのであれば，事前テストを省略する．結果的に，このデザインは次のように表される．

$$R \quad X \quad O$$
$$R \quad \phantom{X} \quad O$$

しかし，事前テストが対象者に影響を与えているかどうかがはっきりしない場合、あるいは，影響はあってもそれが何による影響か判断するのが難しいと感じるときには，ソロモンの4グループデザインが必要となる．

## ソロモン4グループデザイン

ソロモン4グループデザインは、強力な研究デザインであるが、多くの対象者を必要とし、研究者は多くの時間を割かなければならない．そのデザインは、次のように表される．

$$R \quad O \quad X \quad O_1$$
$$R \quad O \quad \phantom{X} \quad O_2$$
$$R \quad \phantom{O} \quad X \quad O_3$$
$$R \quad \phantom{O} \quad \phantom{X} \quad O_4$$

ここでは、4グループすべてをランダム割付けし、それぞれ2つの実験群とコントロール群が構成される．

- 第1グループには事前テストと実験的な処理を行い、事後テストで追跡する．
- 第2グループには事前テストと事後テストを行い、実験的な処理は行わない．
- 第3グループには事前テストを行わず、実験的な処理と事後テストを行う．
- 第4グループには事後テストのみを行う．

事後テストの結果を比較することによって，研究者は実験群とコントロール群の差を検証できる．それだけではなく、第1グループ・第3グループ（$O_1$と$O_3$）と、第2グループ・第4グループ（$O_2$と$O_4$）の比較により、事前テストと実験的な処理の相互作用についても検証できる[訳注]．

## 多要因デザイン

これまで扱ってきた実験デザインは、1つの独立変数だけを扱うために設計されている．ところが研究者は、実際の研究において、複数の変数に関心を持つことが多い．多要因デザインは、2つ以上の独立変数や、独立変数と従属変数との交互作用を調べるときに使われる．このデザインでは、従属変数に対する独立変数の影響や、その交互作用の影響を、同じ対象で調べることができる．ちなみに多要因デザインでは、独立変数は要因（factor）と呼ばれる．

---

訳注：第1グループと第3グループは、実験的な処理を受けており、第2グループと第4グループは、実験的な処理を受けていない．また、第1グループと第2グループは事前テストを受けているが、第3グループと第4グループは、事前テストを受けていない．したがって、第1グループ（$O_1$）と第3グループ（$O_3$）の比較および第2グループ（$O_2$）と第4グループ（$O_4$）の比較により、事前テスト（O）の影響を知ることができる．さらに、第1・第3グループの差（$O_1$と$O_3$の差）と第2・第4グループの差（$O_2$と$O_4$の差）とを比較することで、事前テスト（O）と実験的な処理（X）の相互作用について知ることができる．もし相互作用があれば、両者に差が認められる．

例をあげると，Henry, Nelson, Duncombe（1984）は，集団活動と，個別活動における選択に関する研究で，活動を自分で選択できるか否かによって，対象者の反応がどのように異なるのかを調べようとした．そこで，この研究では40人の対象者が4つのグループに分けられている．

1. 選択を伴う個別活動
2. 選択を伴わない個別活動
3. 選択を伴う集団活動
4. 選択を伴わない集団活動

　この研究は，活動のタイプ（個別か集団か），選択に関わる要因（対象者が選択できるか否か）の2つを独立変数とし，これらの独立変数が，情緒的反応という従属変数に及ぼす影響を調べるために行われた．図5-1は，研究対象者の構成を示している．独立変数（要因）には2つの水準がある．つまり活動に関する要因が個人レベルなのか，集団レベルなのかということと，そして選択に関する要因としては，選択が可能なレベルであるのか，選択不可能なレベルであるのか，ということである．このような研究デザインは，2×2デザインと呼ばれている．

　例えば，集団活動と個別活動を組み合わせたグループを加えるなどして，1つの要因が3つのレベルで構成される場合は，3×2デザインとなり，図5-2のように表される．2×2のデザイン，つまり2つのレベルを持った2つの要因に，さらに3つ目の変数あるいは要因として年齢を加えた場合は，図5-3に示したような2×2×2デザインとなる．しかし実際には，年齢は仮の独立変数でしかない．なぜなら年齢は研究者が操作できない変数であり，対象者の属性としてもともと存在しているからである．しかしながら，この多要因デザインでは，仮の独立変数が真の独立変数と同じように扱われることが多い．

　もっと多くの変数が加えられると，研究デザインの複雑性が高まり，さらに対象者数も増やさなければならない．これらのデザインを分析するには，特殊な統計的手法を用いることが必要となるため，統計の専門家に援助してもらったほうがよいだろう．

## ■準実験デザイン

### ランダム化（無作為化）の条件を欠く場合

　抑うつ状態が入院患者のセルフケア活動に及ぼす影響に関する研究において，Clark（1964）は2つの病棟から抑うつ状態にある患者を選び，患者たちを2つのグループに分けて治療を行った．この研究のデザインは，次のようになる．

$$O \quad X_1 \quad O$$
$$O \quad X_2 \quad O$$

　2つのグループの対象者はランダムに割り付けられていないため，両グループがほぼ等質であると想定することはできない．したがって研究者は，対象者の治療前の状態について，事前テストのデータをもとに情報を集め

|  | 個人活動 | 集団活動 |
|---|---|---|
| 選択権あり | グループ1 | グループ3 |
| 選択権なし | グループ2 | グループ4 |

図5-1　Henry, Nelson, Duncombe（1984）の研究を表した図

|  | 個人 | 集団 | 両者の組み合わせ |
|---|---|---|---|
| 選択権あり | 1 | 2 | 3 |
| 選択権なし | 4 | 5 | 6 |

図5-2　3×2デザイン

| 個人活動 | | | | 集団活動 | | | |
|---|---|---|---|---|---|---|---|
| 選択権あり | | 選択権なし | | 選択権あり | | 選択権なし | |
| 50以上 | 50未満 | 50以上 | 50未満 | 50以上 | 50未満 | 50以上 | 50未満 |
| 1 | 2 | 3 | 4 | 5 | 6 | 7 | 8 |

図5-3　2×2×2デザイン

ることになるだろう．そして，もし，それらのグループが事前テストの段階でかなり異なっていることが明らかになると，そのグループを用いることを断念し研究をやり直すか，あるいはその差異を考慮した統計的テクニックを用いなければならない．

### コンビニエンスサンプル

2つのグループがコンビニエンスサンプル（convenience sample）である場合（例えば，研究を行う前に発生したある事象によって，もともと作られていたグループの場合）には，事前の状態に重大な差異が生じていることが多い．このような例は，ある病院の2つの病棟や，2つのナーシングホームや，2つのデイケアセンターなどの患者で作られるグループである．Box5-Bはコンビニエンスサンプルを使用した例である．

すでに形成されているグループは実用的なので，臨床にいる研究者たちの間でこのようなサンプルを用いた研究が普及している．しかし，このようなグループ間では，合理的な比較をすることはできないと，不信の目でこの研究法を批評する研究者がいる．さらに，別の研究者は，コンビニエンスサンプルを用いることは現実的な問題を実践的に解決する方法ではあるが，研究者に可能なコントロールをできるかぎり行い，しかもこのような研究に実際に影響を与えうる変数にも気づいておくべきであると指摘している．しかし，ここで問うべき重大な問題は，2つのグループが本当に同じ母集団から得られたのかどうかということである．研究者は，2つのグループの対象者を一致させることが困難なので，社会経済的状態，性別割合，年齢，診断，その他の研究にとって大切だと考えられる属性などで共通性を持たせるようにする．CoxとWest（1986）はマッチングのプロセスとマッチングを使うべき場合について，うまく説明している．そのマッチングの例をBox5-Cに示した．

各研究グループに対象者がランダムに割り付けられているなら，たとえ目標となる母集団からランダムにサンプリングされていなくても，非代表性の問題が起こることはほとんどない．ランダム割付けは，異なった場所から得られたコンビニエンスサンプルでは達成できないが，1つの施設に所属する全員をコンビニエンスサンプルとして使える場合には可能である．たとえ2つのグループが母集団を代表しているとはいえなくても，ランダム割付けを行えば，その2つのグループが同じ特徴を持っていることが保証できる．

### コホートデザイン

コホートデザインを用いるときは，実験群で起きた変化を検討するために，コントロール群を使う．しかしこの場合，この2グループを同じ時期に観察するとは限らない．例えば，セラピストになるためのトレーニングプログラムを受ける学生のクラスや，トレーニング期間のあいだ泊まり込みでワークショップに参加する訓練生のグループなどを通して，それぞれのグループを追跡する場合を考えてみる．その際に，あるグループは実験群として選ばれてユニークな体験をし，もう1つのグループは，その間はコントロール群としての役割を果たし，同様の環境のなかで日常の出来事を体験するのである．

これらのグループは自然に形成されており，ランダムにサンプリングされたのではない．それにもかかわらず，この2つのグループは，共にセラピスト養成のためのトレーニングプログラムやワークショップへの参加に必要な条件を満たしていることから，ある程度類似していると考えられる．このデザインは以下のように表される．

---

**Box5-B**

HardisonとLlorens（1988）は，前庭系機能障害の疑いのあるティーンエイジャーの非行少女を対象に，手工芸のグループの効果について研究した．その対象者は2つのグループホームから抽出された．そしてあるグループホームから抽出された対象者は実験群に割り当てられ，もう1つのグループホームから抽出された対象者はコントロール群に割り当てられた．

---

**Box5-C**

Bohannon（1987）の研究では，マッチングしたコントロール群が用いられている．それは，神経筋障害によって二次性の麻痺を呈する患者について，彼らの相対的な筋耐久力が，健康な人のそれと比べて異なっているかどうかを確認するためである．対象者は神経筋障害を持つ5人であり，その内訳は，馬尾神経損傷（2），圧迫による神経根障害（1），筋ジストロフィー（1），そして，ギランバレー症候群（1）である．Bohannonはこの障害を持つ5人と，コントロール群である5人の健康な対象者を，性別，年齢，体重，身長，膝を伸ばしたときの最大回転範囲によってマッチングしたのである．

$$O \quad X \quad O$$
$$\phantom{O \quad X \quad}O \quad\quad O$$

このデザインでは，グループによって観察の時間が異なるために，内的妥当性の問題が残されている．つまり，ヒストリー（例えば，そのサンプルの対象者すべてに影響するような何らかの大きな出来事）が，事後テストのデータに差を生じさせる原因となることがある（Box 5-D）．

このようなコホートデザインは，3つの異なるコホートによる，周期的で組織的なサイクルの研究デザインを用いることで改善されるだろう．このデザインを以下に示す．

$$X \quad O_1$$
$$\phantom{X \quad}O_2 \quad X \quad O_3$$
$$\phantom{X \quad O_2 \quad X \quad}O_4$$

まず最初のグループは実験的な処理と事後テストを受ける．2番目のグループは伝統的なやり方で，事前テスト，処理，事後テストを受ける．3番目のグループは事前テストのみを受ける．このデザインから得られる理想的な結果は，事前テストの$O_2$と$O_4$，事後テストの$O_1$と$O_3$の得点が類似しているというものである．処理の効果は，事前テスト$O_2$と事後テスト$O_3$の得点を比較することによって明らかになる．

## コントロールを欠く場合

時系列デザインはコントロール群を持たないため，実験群の対象者自身がコントロールの役割も果たす．

### Box5-D

入院している抑うつ状態の患者グループで，セルフケアに対する抑うつの影響を研究しているとき，あるセラピストがJohn F. Kennedy大統領の死を報告した．これは，研究の最中に起こり，患者に深刻な影響をもたらした（Clark, 1964）．したがって，彼女は，この歴史的に実に悲しい出来事が，彼女の研究結果にも影響したのではないかと推察した．

### 単一群の時系列デザイン

単一群の時系列デザインでは，事前テストを行い，実験的な処理と事後テストによって追跡する．実験的な処理と事後テストの間に設けられる期間は，実験的な処理に使われる時間と等しく設定され，さらに最後に事後テストが行われる．処理が施される期間と処理が施されない期間は，テストと交互に設けられる．処理が施されている期間中は，グループ内の対象者は実験群となり，処理が施されない期間にはコントロール群の役割を果たす．したがって，我々はふつう「自分自身がコントロール群としての機能を果たす」という表現を使っており，これについては，第4章でも述べている．このデザインは以下のように表記される．

$$O \quad X \quad O \quad\quad O \quad X \quad O \quad\quad O \quad X \quad O$$

ランダムサンプリングされたグループは，母集団を代表している可能性が大きいはずである．もちろん，ここでランダム割付けを行うには問題がある．なぜなら，ただ1つのグループを扱うからである．しかし，このデザインは，高い内的妥当性を有する．なぜなら，それぞれの事後テストにおいて，従属変数に生じた何らかの変化は，実験的な処理に起因するということが，はっきりと確信できるからである．

### 追跡調査

時系列デザインの種類では，ふつう従属変数の変化がどのくらい長く続くかを知りたいので，介入した後に何度かの事後テストを継続して行うことにより，その目的を達成することができるだろう．それは次のようなデザインとなる．

$$O \quad X \quad O_1 \quad O_2 \quad O_3 \quad O_4$$

しかし，このデザインには欠陥がある．最初の事後テスト（$O_1$）が，介入によって改善したのか，あるいはその他の影響によって変化したのかを判断するのは難しいのである．なぜなら，次のようなことが起こりうるからである．すなわち，(a) 何らかの他の出来事が同時に起こった場合，(b) 手順や，測定用具，セラピストに何か特殊なことが起こった場合，(c) 対象者がもともと持っている性質によって周期的な変化がみられる場合，が考えられる．しかし，以上のようなことが起こった可能性

を検討するために，テスト期間をさらに設けるようなことはほとんど行われていないのが現状である．

### 複数の事前テスト

時系列デザインのタイプで，3番目に考えられるのは，上記の欠陥をコントロールするためのデザインである．

O O O O X O O O O

事前テストを複数回行っておくと，実験的な処理に先だって対象者の従属変数のスコアをより正確にはっきりと示すことができる．さらに，対象者の能力の周期的な変化をコントロールし，ヒストリーの影響を排除できる可能性もある．より望ましいデザインは，次のように表せる．

O O O X $O_1$ X $O_2$ X $O_3$ $O_4$ $O_5$

このデザインでは，ヒストリーの影響をコントロールできる．それは，実験的な処理の効果が，その後それぞれの観察の機会（$O_1$，$O_2$，$O_3$）に影響力を持つかどうかが分かるし，（$O_3$から$O_5$を通して）効果の永続性も測定できるからである．ただし，このデザインの欠点は，患者を治療する前に，複数の事前テストを行うために必要な時間をとるのが，現実的ではないこと，そして研究全体の期間が長くなることである（Box 5-E）．

これらは準実験デザインであるにもかかわらず，臨床の研究者にとっても実に有用で実際的な研究デザインである．というのは，患者から実験デザインを用いた研究に対して協力の同意を得るよりも，患者から準実験デザイン研究への協力の同意を得るほうがずっと容易だからである．例えば，コントロール群の患者に対して，彼らの治療の要請を拒むことは難しい．最後に，準実験デザインで研究が行われる臨床の場では，臨床的環境につきものの障害があるし，このような環境のもとでは，そもそもコントロールをすること自体が難しいのだが，研究結果を他の臨床現場にも一般化できる可能性を多く備えている．結局のところ，我々は，研究結果を毎日の臨床実践において有効なものにしたいのである．

## ■非実験デザイン

健康科学における本質的な問題は，明白な因果関係を示す結果を研究者にもたらさないことがよくある，ということである．それは，研究によって最終的に明らかになった結果が，介入によって施した処理のみから引き起こされたと，決定的には断言できないことが多いからである．その一つの理由は，研究のターゲットとなるのが，障害や病気の多様なありようであることが多く，しかもリハビリテーションの専門家が接近するのは，ほとんどの場合人々が障害や病気になった後だからである．したがって，事後的（過去の事実に遡る）デザインは，従属変数がすでに発生している場合にのみ用いられるだろう．非実験デザインは数多くあり，また多様なので，ここでは代表的な例を紹介することにしよう．

### 相関研究

リハビリテーション関連のヘルスケア領域で行われている非実験研究のほとんどは，相関研究の部類に入れられる．相関研究は仮説が検証されるという点では実験研究と類似している．しかし，独立変数の操作をしないという点と，因果関係が想定されていないという点では異なっている．その代わり相関研究では，変数間の関係を見つけるのである．例えば，盲目であることが触覚の感受性を高める原因となるという仮説も立てられるが，相関研究ではそうではなく，単に"盲目であること"と

---

**Box5-E**

Ottenbacher（1982）は，3人の学習障害児に対する感覚刺激プログラムと回転後眼振の持続期間の効果を調べる研究で，時系列的な分析を用いた．彼は，子どもたちの回転後眼振についての基礎データを集めるために，5週間を費やした．そして，この子どもたちを20週以上，代わる代わる治療しテストした．彼らは隔週ごとに3回の治療を受け，隔週で2回のテストを受けた．つまり，結果的にこのデザインは，ほぼ，次のように書けるだろう．

O O O O O　X O X O X　X O X O X ……………………………… X O X O X

"高められた触覚の感受性"の変数間の関係を推測する．すなわち，研究者がその研究を行うまでに，盲目という事象はすでに起こってしまっており，この研究は事後的研究（ex post facto）か非実験研究になるのである．

相関研究では，差を測定することによって2つ以上の変数を比較したり，変数間の関係を明らかにしたりして，仮説を検証する．ただし，相関研究デザインの手順は，実験研究デザインの手順とよく似ている．それは，まず文献を検討すること，次に研究疑問や仮説を明確に文章化して表すこと，そして仮説に方向性を持たせるべきか帰無仮説（非方向仮説）であるかを決定すること，用語を定義し操作化すること，さらに母集団からサンプルを選択すること，最後にデータ収集と解釈の方法を選択することである．

相関研究[訳注]では，2つの変数間の関係性を明らかにするために特定の統計的検定が用いられる．その関係性は，相関係数としてよく知られており，−1と+1の間の数値で表される．ここで，0は関係がみられないことを示し，完全な負の（逆の）関係を最小値−1，そして完全な正の（順の）関係を最大値+1で表す（Box5–F）．

簡単に言うと，非実験研究というのは，実験研究の厳格なルールに支配されていないということである．そして，非実験研究の結果から，我々が患者について何らかの変数と変数の関係を主張したければ，まず同様の結果が，これまでの多くの研究のなかで認められていることが必要である．

## 調査研究

調査は，大きな母集団についての情報を集め，複数の仮説に答えるために，多くの研究で用いられているデザインである．ある時点における集団を一般的に記述するという意味では，横断的である．そして「なぜ」という問いについての情報を得るのではなく，ある集団の「これは何か（What is）」という問いに答えるための測定を行う（Cox & West, 1986）．調査研究において収集される情報は，とても広い範囲のトピックスを扱い，態度，価値観，意見，動機，知識のレベルから，回答者の仕事の状況，環境，生活状況，行動などのような具体的な情報までを網羅する．

研究としての質を保つために，調査研究では，文献検討に基づいて変数間の有意性と関連性を確認し，明確に定義された研究疑問に答えられるように，注意深く巧みに設計されなければならない．さらにデータの分析と解釈の方法も，ある特別な集団に関する事実を引き出すための実態調査に終わらせず，高度にデザインされた研究として行わなければならない．したがって，分析方法を慎重に選択して，結果を分析すべきである．そして，調査研究の結果をもとに母集団について解釈したり，それを母集団にあてはめることには，十分な注意を払わなければならない．

情報は，対面式のインタビューあるいは電話によるインタビューにより直接的に集められるか，質問紙の郵送や個人的なつて（private completion）によって間接的に集められる．このようなデータ収集の方法については，第7章に詳しく書いてある．

調査研究では，母集団を明確に定義すること，母集団の特徴と限界を記述することが極めて重要である．サンプルの抽出方法では，代表性を確保するように配慮しなければならない．なぜなら，調査研究のなかで一般的に用いられる方法では，小さなサンプルの結果をもとに，より大きな集団についての結論を導き出しているからである（Box5–G）．そして，サンプルが母集団の代表であるということに自信が持てないのであれば，集めたサンプルよりも大きな集団について最終的な考察を加えてはならない．

---

**Box5–F**

Short-DeGraff, Slansky, Diamond（1989）の行った相関研究は，幼稚園児の自画像とGoodenough-Harris Draw-a-Person Test（DAPT）の関係，およびウェクスラー幼児用知能検査（Wechsler Preschool and Primary Scale of Intelligence；WPPSI）との関係を明らかにするために行われた．男性と女性を描いた人物画検査（DAPT）の得点と自画像の関係（r = 0.93），そして男性あるいは女性を描いた人物画検査（DAPT）の得点と自画像の関係（r = 0.91）に高い相関が認められた．人物像描画のすべてとWPPSIの得点の関係には低い相関がみられた（平均r = 0.3）．

---

訳注：相関研究とは，相関係数を用いて検討する研究であることを，必ずしも意味しない．一般的には，実験操作を行うことなく変数間の関係を記述する研究を，相関研究という．事後的研究や調査研究を指して，相関研究ということもある．この場合でも，ある変数を別の変数で説明する分析が行われるが，それは文献レビューや前提とする理論に基づいているのである．

> **Box5-G**
>
> 作業療法の現場における労働力低下の原因について調べたBailey（1990）の研究で，彼女は母集団を，作業療法士の資格を持っているがすでに作業療法士をやめてしまった女性と定義した．そして彼女はサンプルを，(a) 1986年のAOTA Member Data Surveyで当時働いていないとされた女性の作業療法士，(b) AOTAを退会した女性の作業療法士，(c) 作業療法士以外の仕事で働いているため，その仲間が情報を提供してくれた女性の作業療法士，という3つのグループからランダムに抽出した．

調査研究において，対象者の選択やサンプリングの方法は極めて重要である．ランダムサンプリングについては，この本の第4章で述べた．また，Kaltonの *Introduction to Survey Sampling*（1983）では，調査研究におけるサンプリングの方法が見事にまとめられている．

## 量的なケーススタディ

ケーススタディ（事例研究）の正確な組み立て方について，研究者の意見はほとんど一致していない．パイロットスタディとして，あるいは"完全な"実験研究の予備的研究としてしか使えないと考える人もいれば，量的研究としてのみ成り立つのだと思っている人もいる（Yin, 1994）．さらに，質的研究の一つの形として，偉大な価値があると考える人もいる（Merriam, 1988）．この本の中では，量的なケーススタディと質的なケーススタディの2つを選んで，ケーススタディの研究デザインを説明することにしよう．質的なケーススタディについては，第9章でも論じようと思っている．

この本の中で量的なケーススタディとして扱っているのは，他の研究方法のテキストでは単一の対象者，単一のケース，少数の対象者，個性記述的な研究と言われているものである．これらのケーススタディでは，2, 3週間から数年をかけて，個人，特定の機能を持つ単位（unit），あるいは出来事について経時的に深く掘り下げて研究する．したがってケーススタディは，調査研究のようなタイプにみられる横断的研究ではなく，縦断的研究である．量的なケーススタディでは，研究されるケースはふつう個人か出来事である．

データは，一般的に一人の研究者によって，対象となるケースの生活全体にわたる様々な視点から集められる．そしてこのデータは，家庭や，多くは病院などの臨床的な場のように，自然発生的な環境のなかに存在しているに違いない．

多くの場合，ケーススタディは探索的研究の部類に入れられる．探索的研究は，近い将来実験的な条件のもとで行う研究のために，仮説を生成することを目的としている．そして，得られた知見は，実験的な研究デザインと同様に，母集団に向かって一般化されるのではなく，理論的命題に向かって一般化される．この意味では，ケースは"サンプル"を代表していないことになる．この研究を行う研究者の目標は，頻度を数え上げることではなく，理論を展開し生成することである．ケーススタディはリハビリテーションの文献ではとても効果的に用いられてきたし，治療のテクニックと手順について，実践の場にいるセラピストにとって，大変役に立つ資料を提供してきた． *American Journal of Occupational Therapy* でなじみになっているケースレポートは，この点では特に有用なものである．

OttenbacherとYork（1984）は，シングルケーススタディ（単一事例研究）は実践に基づいており，かつ臨床家指向という傾向を持っていることを明らかにした．そして彼らは，なぜ臨床家にとって，とりわけケーススタディがクリニックの中で行いやすく，かつ有用な研究デザインであると考えているのか，その理由をあげている．まず，実験群を形成するために同種の患者を収集するのが難しいことをよく理解しているセラピストにとって，シングルケーススタディは取り扱いやすいことが多い．そのうえ，集団を対象にした研究はふつう2つの集団に起こる変化の平均を比較することに関心を持つが，臨床家は個人に起こる変化に関心があるため，集団にはあまり関心を持たない．そして臨床家は，研究が終了するまでに，患者に起こった総体的な変化に関心があるだけではなく，経時的な臨床的変化にも関心を持っているので，臨床家はこのデザインの研究を行うことで，治療中の様々な時点で患者の進行を継続的にアセスメントする機会を得ることができる．さらに臨床家は治療の全体にわたって変化を監視できるだけでなく，研究データに基づいて介入を変更することもできるだろう．集団を対象とする研究デザインでは，ふつうこのようなことはできない．データは介入を行っている間にも収集されており，介入していない時期に収集されたデータと比較することができる（対象者自身をコントロールとして用いることについては，すでに述べた）．これらの理由により，臨床家の多くは，臨床的環境のなかでシングルケーススタ

ディならば管理可能であるし，望ましい方法だということを知っているのである．同様に読者も，自分たちの臨床にとってもこのシングルケーススタディが効果的で有意義であると考えるのではないだろうか．

　調査研究のような探索的研究とは違って，ケーススタディを用いるかどうかを決定するときに注意すべきことは，ケーススタディによって答えを出すのにベストな問いの形式が，「どのように」と「なぜ」であることだ．例えば，Stein と Nikolic（1989）は「精神分裂病の若い男性が不安をコントロールできるよう援助するためには，どのようなストレスマネージメントのトレーニングが有用だろうか」と考えていた．セラピストは多くの場合，次のような疑問を持つだろう．すなわち，ある特定の援助や治療的手段が，ある特殊な患者にうまく効果をもたらすことがあるが，それはどのようにして，なぜ生じるのだろうかと．例えば，Rogers, Marcus, Snow（1987）は「なぜ，感覚トレーニングプログラムは，重度に退行した老年期の患者に効果をもたらすのだろうか？」と考えた．これは，ケーススタディ・アプローチに必要不可欠なポイントをよく説明している．長くなるが，それを例としてあげた（Box5–H）．この研究者たちのねらいは，重度に退行している老年期の患者に周囲の環境との関わりを保たせるため，どのような役割を感覚トレーニングが果たせるのかについて新しいアイデアや理論を生み出すことであり，老年期の患者"Maude"がトレーニングに反応する回数や度合いを数量化し数え上げることではなかった．つまりその研究者たちの希望は，彼らのアイデアを，他のセラピストが同じような患者に試すことによって，仮説を検証し理論を精巧に仕上げることであった．

　複数のケースを扱う研究ではなく，シングルケーススタディを行おうとするとき，時折心配になることもある．もしも，次のような条件が揃っているなら，シングルケーススタディを用いたほうがよい．

1. 行おうとする研究のすべての命題を説明できるような，特定の極めて重要なケースを確認できている
2. 極端であったり，ユニークであったりして，他の研究者やセラピストでは容易に接近できないケースを確認している
3. 過去の研究者が出会えなかった意味深いケースを抱えている
4. マルチケーススタディ（多事例研究）・アプローチのパイロットスタディとして用いる（Yin, 1994）

---

**Box5–H**

*American Journal of Occupational Therapy*（1987）に掲載されたあるケースレポートで，Rogers, Marcus, Snow は Maude という90歳の女性のストーリーを詳述した．彼女は，老人性痴呆の他にも，痛風や高血圧，頭部外傷，抑うつ，ガンの疑いなどと診断されていた．Maude は寝たきりで，排泄をコントロールできず，セルフケアニーズのすべてにおいて自立できていない状態であった．そして，ほぼ一日中，ほとんど反応せずに，目を閉じて座っていた．

　そこで，Maude は5週間の間，週に4日のペースで集中的な感覚刺激トレーニングのプログラムを受けることになった．そのプログラムには，毎日の挨拶の仕方と，中心的な10の日常生活活動が詳細に述べられており，さらに補助的な刺激活動とプログラムの終結の仕方まで書かれていた．Maude は結果的に，プログラムによって劇的な変化を遂げた．彼女はセッションの間に，10の中心的な生活活動すべてにおいて自立した機能を確実に示すようになった．また，彼女が初めのうちプログラムのリーダーに対して示していた好戦的態度や敵意は鎮まり，素直な感情に変わっていった．彼女は意味のあるおしゃべりをし，リーダーと会話を始め，他の関係者についてコメントし始めた．そのプログラムの終わりには，彼女は人や場に適応し，呼びかけられたときには研究者を注目することができ，短く適切なフレーズの質問に反応し，その状況に応じた表情を見せるようになった．その施設で働く他のスタッフも，彼女について同じような進歩を報告したし，彼女の進歩はその後の追跡期間中も継続した．

　考察のセクションにおいて，著者たちは次のような仮説を展開している．すなわち Maude の相互作用が進歩したことは，スタッフからの補足的な刺激を促したであろう，なぜならスタッフは，彼女とのコミュニケーションが容易でしかもやりがいのあることだということが分かったからである．そして，著者たちは，感覚トレーニングが，身体的・精神的刺激の欠如が認知的障害を生じさせるという考えを基盤に成り立っているという仮説を立てた．さらに，感覚剥奪の一般的な特徴は，正常な人においても認められるという仮説を立てている．最後に，この研究者たちは，治療セッションで最も有用と思われた具体的な活動についての情報を提供している．

他方，次のような場合は，マルチケーススタディ・アプローチを用いたほうがよい．

1. 複数のケースを用いて理論的構成概念を作り上げ，より説明力の強い結果を提示したい場合
2. 「複数のケースは，細かな部分で変化に富んでいると思われるが，個々のケースすべてにあてはまる一般的な説明を行う」ことを望む場合
3. 複数の似通ったケースを抱えており，反復論理（例えば，ケースのすべてが限りなく類似しているはずなので，いずれからも類似の結果が得られると当然期待できるような場合）を当然適用できると考えられる場合．もしケースによって異なった結果が得られるとしたら，その研究の基盤となっているオリジナルな理論を考え直す必要が生じる（Yin, 1994）

もしマルチケーススタディ・アプローチを選ぶならば，いったい何例のケースが必要なのだろうか？ その研究にそれほど多くの変数がないのであれば，2例か3例でよい．多くの変数がある場合は，5例か6例まで増やす必要があるだろう．そして，マルチケーススタディのためにパイロットスタディを行うこと，また，対象者の選択方法やデータ収集の方法を修正したり，収集されたデータのタイプを修正するためにパイロットスタディを行うのが適切であろう．しかし，パイロットスタディの結果によって，その研究の独創的な目的や意図までも変えてしまうのは適当ではない．

成功したケーススタディの特徴は，その結果のなかで確認された理論的前提や仮説が，実験的方法により検証可能なものになっていることである．最終的に望まれるのは，仮説が支持されることであり，その研究で確認された特定な治療法を，他のセラピストが該当する患者に行えることである．

量的ケーススタディでは，多くの場合，SteinとNikolic（1989）によるストレスマネージメント・プログラムの例のように，特定の障害を持った患者に対し特殊な治療プロトコールの構想をまとめ，それを検証する．あるいは，ある特別な個人を対象に，スプリントや装具などの道具を設計し，それをテストするのである．このようなタイプの研究では，研究者は患者の基礎的な状態についてデータを収集しなければならない．それは，研究で用いられる，新しく開発されたプログラムや道具が，期待された効果を発揮するのかテストするためである．

量的ケーススタディは，事前テスト，介入，そして事後テストを伴う古典的実験デザインの研究と類似していると思われているが，量的ケーススタディは集団ではなく個人を対象に実施されるという特徴がある．

量的ケーススタディのデータは，いくつかの方法で集めることができる．例えば，変化すると予測された行動を観察し数えたり，関節の屈曲や伸展，筋力などを計測機器を使って測定したり，セルフケア行動の一部を評価するために標準化された指標を用いたりするのである．このようにして集められたデータは，研究のベースラインの情報を提供してくれる．そして，このようなデータは，たいてい研究全体を通し様々な時点に設けられたデータ収集期間において集められるデータと，比較できるように設定して測定されるのである．また，ベースラインデータは，患者のカルテに載せられている情報や，ケースカンファレンスの報告，以前に行われたアセスメントや中間報告，文書に記録された証拠事実によって補足される．これらのデータは，研究者が比較検討をするための豊富なデータソースとなると同時に，研究対象について読者に具体的な説明をするのにも役立つのである．

量的ケーススタディで十分なデータが揃うなら，統計的なデータ分析法を用いるのもよいだろう．例えば，様々な処理の段階を経てデータを収集した場合，あるいはすでに終わってしまった処理の後，いくつかのフォローアップポイントを設けてデータを収集した場合，これらの研究は多量のデータ群を生み出すに違いない．このデータ群は，得点化されるか，さもなければ別の統計的な方法により経時的な変化を明らかにするために処理されるだろう．また，図などのように，視覚に訴えるようなデータ表示法の多くは，変化を示すために有効な方法である．

ケーススタディは我々セラピストにとって，研究のプロセスを学ぶためにも役に立つし，好奇心を誘う方法でもある．我々の多くは，他のセラピストにも役立つような訓練の進め方やスタイルを示してくれる患者を少なくとも一人は抱えているので，ケーススタディのプロセスそのものを経験することが研究者へのトレーニングとなり，臨床上の新たなアイデアを喚起するだろう．

## 方法論研究

セラピストは長い間，患者の評価と治療に用いるために，適切な援助の方法，装置，検査，その他の測定用具を発展させたり，制作することに関心を持ってきた．そ

のような用具の妥当性と信頼性を検証し，改善したいと思っているときに，その目標を達成するために方法論研究が行われる（Box5-I）．すなわち，方法論研究は，標準化された測定尺度を開発，実証，評価し，出版あるいは製品化するための研究である．もしも臨床的な研究で使われる測定用具が信頼でき妥当であるなら，研究者はその研究結果に確信を持つことができる．そして，結果を他の研究結果と比較することができる．

BensonとClark（1982）の論文，"A Guide for Instrument Development and Validation"には，測定尺度の標準化に用いる手順が詳しく述べられている．次に，そのステップについて述べる．

1. 測定のねらいと，関心のある母集団（年齢，性，診断名，症状，居住区，職業，心理学的特性など）を決定する
2. 研究者の個人的な体験や関連する文献を検討し，その分野における専門家の意見を聞いて，測定の内容を明確にする
3. 測定内容を，論理的で意味のある順序に系統だて，編集する
4. 母集団から選択した大きなサンプルで，考案した測定尺度をテストする
5. 信頼性と妥当性を確かめるために，統計的な検討を行い，サンプルに適用してみた尺度の結果を吟味する
6. その結果に基づき，測定尺度の構成と内容を修正する
7. 測定尺度を再びテストする
8. 満足な結果が出るまで，ここに述べた4から7のステップを繰り返す
9. 研究者が実施したとおりの研究プロセスの概要，どの集団を意図してその測定尺度が開発されたか，信頼性と妥当性の検証の結果，およびそれを用いるときの詳しい手順を記述する

読者は，このリストが次のようなことを表していると，容易に理解することができるだろう．すなわち，「方法論研究では標準化された測定尺度を開発し，実証し，評価する．そしてこのような研究は，研究の測定用具の信頼性と妥当性を確保し，この測定用具が研究の質を高めるのである」（Oyster, Hanten, & Llorens, 1987, p.97）．しかし研究者は，標準化されていない測定尺度が主観的なデータを生み出すことにあまり関心や注意を払わないで，独自の測定用具を用いてしまうことがよくある．そこで，Oysterら（1987）は，次のように指摘している．「……［方法論研究］は，厳密な科学として健康科学が進歩するために，最も重要な貢献をするものの一つである，という認識が重要である」（p.98）．

## 評価研究

評価研究は，次の問題点に解答を出すためにデザインされる．第1に，ある新しいプログラムをどのように開発し構想すべきか，第2に，現在行っているプログラムをより効果的にするために，現在のプログラムを修正するには何をすべきか．つまり，評価研究の結果は，「我々は何をすべきか」，「我々の行っていることはどのようにしたらより効果的になるか」という疑問への解答をもたらすだろう．その第1は形成的な研究（formative research）訳注としての役割である．すなわち，ある新規のプログラムを構想する際の方針を決めるために，必要なデータや意見を収集するという特徴を持っている．たいてい，データや意見はプログラムの利用者と提供者の両方から収集される．

第2は，総括的な研究（summative research）訳注としての役割であり，そのタイプの研究では現行のプログラムと方針が評価される．たいてい行動を表す用語でその

---

**Box5-I**

理学療法の研究者グループは，「腰痛症の患者を対象に改良型Schober検査と二重伏角計により，腰椎の屈曲と伸展の可動範囲について信頼性」を判断するために方法論研究を行った．そして彼らは，改良型Schober検査法はこの対象者に対する測定法として信頼できる方法であることを明らかにし，このツールの適用可能な対象患者の範囲を拡大したのである．

(Williams, Binkley, Bloch, et al., 1993, p.26)

---

訳注：教育における評価研究では，形成的評価（formative evaluation）と総括的評価（summative evaluation）が行われている．形成的評価研究とは，教師が自分の教育プログラムを評価するために独自に作成した評価項目（あるいは尺度）によって評価することを指している．しかし，それだけでは評価が偏ったり漏れることも考えられるので，さらに標準化された評価尺度などによる評価も行う．これを総括的評価という．したがって，保健医療においても，よりよい評価研究を行うには，両方を実施することが望ましいと思われる．

プログラムの目的や目標が書かれており，最終的にその目的や目標が達成されたかどうかを見極めるために，データという形で証拠が収集される．しかしながら，そのプログラムの使命に則って，プログラムの目標や目的を意味あるものに保ちながら，その目標と目的を行動レベルの測定可能な用語で記述することはとても困難である．しかし困難だとしてもそのデータを，プログラムの効果を評価するために用いようとするならば，行動レベルで測定可能な用語を使って記述することが必要なのである．

データは多くのリソースから集められるが，それには，過去にプログラムを受けたか現在受けている人々，そしてプログラム提供者のあらゆる層の代表者，プログラムの方針と手順が書かれた文書，クライエントの記録，物的な設備とその備品が含まれる．多くの場合，膨大な量的データは，プログラムが規定する目標と目的のそれぞれに即して，組織され適用されることが必要である．それをもとに，評価研究を行う研究者は，最終的に目標と目的が達成されたかどうかについて判断するのである（Box5-J）．

多くの場合，プログラムの評価を外部の者に依頼するが，それはいくつかの利点があるからである．まず，そういった外部の評価者は，そのプログラムの良い点と悪い点についてより客観的であると思われる．そして，好ましいと考えられる変化を探して評価を付け加えなければという負担を負わない．すなわち，評価者が，評価の最終段階で求められている変化を彼ら自身が作り出さざるを得ないのではないかと考えている場合には，先入観から変化のあり方を好ましいと判断してしまうかもしれない．他方，外部評価者を導入することの欠点は，プログラムのスタッフが外部者を受け入れるのに時間を要するということである．さらに，スタッフは外部の評価者に協力しなかったり，嘘をついたりすることによって，評価を妨害するかもしれない．

## ■量的研究の妥当性と信頼性

ここまでに述べてきた研究方法のいずれかを実施しようとする研究者は，自分の研究には価値があるということを確信するために，その研究の信憑性を検討したいと思うだろう．そのためには，研究の妥当性と信頼性の原理について理解しておくことが必要である．信頼性は科学的発見の再現性に関わり，妥当性は科学的発見の正確さに関わっている．

### 妥当性

研究および測定のために設定した構成概念を，研究者が正当に扱っている場合だけ，その研究は妥当である．妥当性は，次の2つの視点から検討する必要がある．すなわち，第1に，内的妥当性――研究者は，彼らが観察し測定したいと意図していることを，実際に観察し測定しているのか？　第2に，外的妥当性――研究者が一般化し検証しようとするアイデアは，どの範囲で他の集団にも適用することができるのか？

### 内的妥当性

研究の内的妥当性に影響を与える要因としては，ヒストリーの影響（研究の全体を通して起きる出来事），研究期間中の対象者の成熟，対象者に起こるテスティング（testing），研究で行われる測定，対象者の選択，対象者の脱落（研究が終わる前に，どのように，何人ぐらいの対象者が失われるか）があげられる．これらを詳細に検討しよう．

1. ヒストリー．従属変数（変化を検討するための変数）を操作や処理の前後に測定する研究において，内的妥当性が損なわれることがある．例えば，対象者がけがをしたとか，研究への関心を失ったとか，治療期間中に努力をしなかったなど，研究デザインでは計画していなかったことが対象者や環境に起こったときに，その研究の内的妥当性が脅かされるのである．これらによる影響が最終的な測定スコアに現れるに違いない．このような，結果を攪乱させるヒストリーの影響は，注意深いサンプリングと研究期間中の対象者の活動をコン

---

**Box5-J**

アルコール依存症と薬物依存症の治療において，ある作業療法プログラムの効果を評価する研究が行われた（Stensrud & Lushbough, 1988）．そのプログラムは，効果を実証するプロジェクトとして検討された．もしこれが成功すれば，その作業療法プログラムが Alcohol and Drug Dependency Treatment Center の治療の一部に組み込まれるに違いない．

トロールすることによって防ぐことができる．

2. **成熟**．これもまた，研究の時間的経過に関係する要因である．これは事前テストと事後テストの間で起きる出来事ではなく，直接，時間に関係している．ここでいう成熟とは，時間の経過とともに自然に起きる対象者の成長，発達，変化を指している．とりわけ，子どもを対象者とする研究は，成熟の問題に対する弱さがある．例えば，1年間の補習によるライティングプログラムが，子どもの書く力の進歩を導いたのか，むしろその進歩は時間の経過によって起こったものなのか，それを決定するのは難しい．

3. **テスティング**[訳注1]．研究の全体を通して，同じテストが何回か使われるような場合には，対象者は訓練効果を示し，簡単に高いスコアを出すことが可能になるだろう．なぜなら対象者は，そのテストを練習することができるからである．さらに，そのテストに，ある活動の実施を通して強さと耐久力を示すことが含まれていたとすると，テスト自体を行うことによって対象者のパフォーマンスのレベルが高まる可能性がある．

4. **対象者の選択**．研究に自発的に協力する対象者は，研究に加わるように選ばれた対象者とは異なっている可能性がある．しかしながら，研究への協力を承諾するプロセスがあるために，すべての対象者には自発的な要素が含まれている．これは，複数の研究グループを用いて，対象者を各グループにランダムに割り付けることによりコントロールできる．

5. **対象者の脱落あるいは自然減**．いかに入念に研究の準備をしても，病気，地理的な移動，あるいは死などによる対象者の自然減を避けるのは難しい．したがって喪失の埋め合わせをするために，臨時の対象者を募集しなければならないことがある．これは特に，ケーススタディでは大切である．

6. **測定用具**．測定用具それ自体の状態も，測定に影響を与える．例えば，測定用具が正確に標準化されていなかったり，時代に合わない，使い古されている，つまり不十分な状態にあって正確な表示度数を示していないなどの場合が考えられる．
また，郵送調査や態度調査では，文化的，人種的，知的，あるいは言語的バイアスが，結果に影響を及ぼす可能性がある．

## 外的妥当性

外的妥当性に影響を及ぼす要因をコントロールするのは，とても難しい問題である．研究者が合理的な研究デザインを生み出すために，実験の対象者をコントロールしようとするとき，彼らは実験研究の環境を現実世界の状況とはかけ離れた設定にする傾向がある．多くの場合，実験研究に対する最も大きな批判の一つなのであるが，その研究が「現実に営まれている生活」にとって妥当であり的を射ているかどうかは，その研究を読む読者の判断に委ねられてしまう．たとえ研究者が，彼らの研究が実際の臨床的な状況において有用であることを望んでいたとしても，たいていは，研究デザインに組み込まれる対象者をコントロールせざるを得ない．ここでは，外的妥当性を脅かす最も一般的な要因をいくつか取り上げる．

1. **ホーソン効果**．もし対象者がホーソン効果[訳注2]を示しているのなら，彼らは特別な注意を払われているために研究中の課題をより良くやり遂げたのであって，必ずしも彼らが受けている処理のせいではない．

2. **再現性**．研究者が研究報告を行うときには，他の研究者がその研究を再現できるように，詳細まで十分に研究方法を記述しなければならない．もし，同じ方法でその研究を追試できることに確信がなければ，その後，同様の研究結果が確信をもって生み出されることもなく，そのために外的妥当性が脅かされるだろう．

3. **一般化の可能性**．一般化の可能性は，研究のサンプルで明らかになった結果が，母集団でも一致すると思われる可能性を示している．研究対象となるサンプルが，規定された母集団を本当に代表しているのか？　母集団からランダムサンプリングをすることが，研究の一般化の可能性を実現する唯一の確実な方法である．

---

訳注1：テストを繰り返した際に生じるいわゆる学習効果のこと．
訳注2：1924年から32年にかけてシカゴのウェスタン・エレクトリック社ホーソン工場で照明条件や休憩時間，作業時間などが生産効率に及ぼす影響を調べるための研究が行われた．そこでは，自分たちが研究対象となって観察されていること自体が労働者の動機づけを高め，生産性が向上したため，物理的な労働環境条件と生産効率との関係が認められなかったのである．このように研究対象となることが，参加者の意欲を高めるような影響をホーソン効果という．

4. **複数の処理．**独立変数として複数の処理が行われた対象者を扱う研究では，その結果を，複数の処理のうちただ1つが実施されている他の状況へと一般化することはできない．複数の処理の効果は，累積的で混合していると見なさざるを得ない．したがって，独立変数としてただ1つの処理を行い，その従属変数をただ1つの尺度で測定する研究のほうが，外的妥当性を達成しやすい．
5. **研究者効果．**研究者と対象者との関係が原因で，対象者は時々，研究者の期待に背かないように反応することがある．そして反応は，ポジティブであったりネガティブであったりする．従属変数が人間関係や感情によって影響されやすい場合は，研究者と対象者の関係に対して特別な配慮を必要とする．

## 信頼性

研究が繰り返され，同様な結果が生み出されるとき，その研究は信頼に値すると考えられる．同じ研究を繰り返すことによって測定結果が互いに近づいていくとしたら，研究手順が信頼できることを示す．同一の現象を測定するために用いられた数種類の測定結果に一致がみられたり，手順の信頼性，測定用具など，研究についての厳密な一致が高まってくれば，読者は研究のその部分については信頼するだろう．さらに，信頼性は測定用具間における一致度についても注目する．この測定用具のテストに関連した3つの信頼性，つまり再テスト法，折半法，評定者間信頼性については，以後の章で書くことにする．

研究に使用される測定用具よりも，まず研究それ自体の信頼性を混乱させるいくつかの問題について取り上げる必要があるだろう．次に，測定用具は信頼できるのだが，ここに列挙した項目について配慮が足りなかったために，研究そのものが信頼できないと思われるケースについて説明をする．

1. **対象者の疲労．**対象者が身体的，精神的な課題を繰り返し行うことを期待されている場合で，テストが終わりに近づくにつれて疲労してしまった場合，この疲労が問題となる．結果的に，対象者はベストの状態で能力を発揮できなくなるので，研究結果に影響する．また，身体的能力は，日々のリズム，あるいは24時間の生理的リズムへの反応によっても変化しうるので，同じ人でも時間が異なれば，異なった結果を生むだろう．
2. **対象者の動機．**対象者はいつも研究に関心を持っているわけではないし，動機づけが欠けていればベストの状態で研究に協力するとは限らない．したがって，対象者が研究への協力に気が進まない場合，対象者が研究のプロセスに入り込むためには大きな努力を必要とするので，これが研究に対し確実に影響を与えるだろう．つまり，対象者の気分がベストでないときには，研究結果が変化してしまい，その結果は対象者の能力を表す信頼できる指標とはいえなくなってしまうに違いない．
3. **対象者の学習．**ある研究において，同一の測定用具を使ってテストを繰り返せば，対象者は何らかの学習をしてしまうだろう．すなわち，研究の後半に実施されるテストのほうがより良いに違いない．したがって，それは実験的な処理の効果ではなく，テストの繰り返しによってテストの題材を学習したことが原因だと考えられる．
4. **対象者の能力．**ある質問や課題に反応する対象者の能力は，そのトピックに関する技術や知識のレベルによって異なるだろう．また，もし彼らが研究者を満足させるために演技をしたり，自分自身をより良く見せようとするなら，同じ能力の対象者でも，反応は真実と違ってくる．
5. **評定者の技能．**評定者が毎回正確に同じ方法で，テストを実施することができないとしたら，同じ対象者であっても反応は異なる．
6. **異なった評定者．**テストを実施する人々の熱心さ，指示の伝達の仕方，状況を統率する影響力や，人格，能力の違いによっても，異なったテスト結果が生じるだろう．つまり，これらの影響を受けると，同じ対象者でも評定者によって異なったテスト結果となる場合がある．
7. **テスト環境．**あるテストから次のテストへと移る過程でテストを実施する環境が変わると，対象者の反応に影響が生じる．例えば，音がうるさいことや何らかの邪魔によって注意力が散漫になってしまうと，テスト結果に影響するのである．

研究で用いる研究方法を一度決定したなら，妥当性と信頼性に対するこれらの脅威を可能な限りコントロールしようと努力すべきである．そのために読者は，それぞ

れの研究方法の段階で妥当性と信頼性を脅かす可能性をチェックしようとするときに，これまでに説明してきたポイントをチェックしてほしい．

## ■要約

ここでは3つのカテゴリーの研究デザインについて取り上げた．それは，実験研究，準実験研究，非実験研究である．当然，ここであげた以外にもたくさんの量的研究デザインがある．そのなかのいくつかのデザインを説明している本を，この章の最後に「さらに理解を深めるための文献」としてあげてある．特に，実験研究や準実験研究で必要とされる基本的な方法には，多くのバリエーションがある．CampbellとStanleyの *Experimental and Quasi-Experimental Designs for Research*（1969）と，Kerlingerの *Foundations of Behavioral Research*（1979）は，それぞれの特殊な事情があるなかで最も良い研究デザインを設計するための示唆を研究者に与えてくれるに違いない．

## ●ワークシート●

実験研究か，あるいは準実験研究を行っていて，第4章に提示された研究デザインに適切なものが見つけられないとしたら，この章に提示したデザインを調べ，自分の研究計画に最も適するものを選択しよう．

### ●実験研究

1. 古典的：　　　　　　R　O　X　O
　　　　　　　　　　　　R　O　　　O

2. 追跡：　　　　　　　R　O　X　$O_1$　$O_2$
　　　　　　　　　　　　R　O　　　$O_3$　$O_4$

3. 事前テストの省略：　R　X　O
　　　　　　　　　　　　R　　　O

4. ソロモン4グループ：R　O　$X_1$　$O_1$
　　　　　　　　　　　　R　O　　　$O_2$
　　　　　　　　　　　　R　　　$X_2$　$O_3$
　　　　　　　　　　　　R　　　　　$O_4$

5. 多要因デザイン：
　　＿＿＿ 要因はいくつあるか？　　　＿＿＿ それぞれの要因にはいくつのレベルがあるか？

自分の研究デザインに近いと思われるものを選んで，図の中に独立変数を記入しよう．

## ●準実験研究

1. ランダム割付けを欠いたデザイン：　　O　$X_1$　O　　あるいは　　O　X　O
　　　　　　　　　　　　　　　　　　　　O　$X_2$　O　　　　　　　　O　　　O

2. コホートデザイン：　　　　　　　　　O　X　O
　　　　　　　　　　　　　　　　　　　　　　O　　O

3. 周期的な反復デザイン：　　　　　　　X　$O_1$
　　　　　　　　　　　　　　　　　　　　$O_2$　X　$O_3$
　　　　　　　　　　　　　　　　　　　　　　　　$O_4$

4. コントロールを欠いたデザイン：　　　O　X　O　　O　X　O　　O　X　O

5. 追跡的デザイン：　　　　　　　　　　O　X　$O_1$　$O_2$　$O_3$　$O_4$

6. 複数の事前テストのあるデザイン：　　O　O　O　O　X　O　O　O　O
　　　　　　　　　　　　あるいは：　　O　O　O　O　X　$O_1$　X　$O_2$　X　$O_3$　$O_4$　$O_5$

## ●非実験研究

非実験研究が最も適していると判断したなら，この章に書かれている方法を吟味し，最も適切な方法を選ぼう．

1. 相関研究

2. 調査研究

3. 量的ケーススタディ

4. 方法論研究

5. 評価研究

## ●研究計画を書く

ここでは，研究のプロトコールを書くことによって，選択したデザインを展開することに時間を使おう．つまり，研究デザインに，想定している変数，対象，研究手順を入れ込み，計画を実行するための"ロードマップ"を作ろう．

仮説をテストするために古典的実験デザインを選ぶ場合は，必ずランダムサンプリングとランダム割付けを採用しなければならない．さらに，対象者の選択に用いる基準と，従属変数と独立変数の定義，実験的な処理の正確な手順，観察の正確な手順や，事前テスト，事後テストにおける従属変数をはっきりさせなければならない．

以下は，慢性の精神分裂病の患者を対象にした言語表現の研究に用いられた研究のプロトコールである（Bailey, 1978）．

**対象者の選択基準．** 成人（18歳以上），男性と女性，慢性（精神分裂病と診断されて5年以上が経過したもの），非妄想型（カルテ上の診断）精神分裂病の（カルテ上の診断）患者（施設に入所している者）．

**選択の方法．** 上の選択基準を満たすナーシングホームの居住者における2つの下位集団から，ランダムにサンプリングする．1つのグループは実験群とし，もう1つはコントロール群とする．

**仮説．** 前庭器官への刺激入力を強調した感覚刺激を行うことにより，慢性の非妄想型精神分裂病患者の言語表現における反応の量と質，そして速さが増すだろう．

**従属変数．** 言語表現における反応の量，質，速さ．

**独立変数．** 前庭覚刺激を強調する感覚刺激プログラム．

**実験的な処理の手順．** 事前に計画し，言語刺激の強さによって等級を決めた感覚刺激のプログラムを行う．次に記した期間，実験群のすべての対象者に行う．
　　1日30分を
　　1週間に5日間で
　　12週間行う

このプログラムは，毎日，ナーシングホームにある同じ部屋（デイルーム）で，この何種類かの感覚刺激のための器具を用いて，実施される．そして毎日，実験群は同じセラピストに指導を受け，作業療法専攻の学生の補助を受ける．＊

コントロール群は，実験群と同じ時間，同じ部屋で，同じスタッフによって行われる，座位姿勢での手工芸のプログラムに参加する（可能ならば，ほとんど前庭覚刺激を行わない）．＊

### ●観察の手順

事前テスト：実験群とコントロール群に属する個々の対象者は，17の質問に回答し，彼らの反応をテープレコーダーで録音する．その際に，対象者全員のことを知らない人を実験者にし，その活動のグループには加わらないようにする．

以下の項目は，テープの記録を使って測定する．

1. すべての質問に対する反応のなかで，いくつの単語が使われたか

2. 発話の質（添付シートで具体的に特定されていること）†

3. 質問が終わったときから次の反応が開始されるまでの時間の長さ（ストップウォッチによって秒単位で計る）

事後テスト：実験群とコントロール群の個々の対象者は，事前テストのときと同様に，同じ17項目の質問に答え，その反応はテープレコーダーで録音される．実験者は，事前テストと同一人とし，反応の量，質，速さについても，同じ測定用具を用いて測定する．図5-4は，この計画で使ったデータ収集用のシートである．

＊　実際の感覚刺激プログラムの集団と，手工芸の集団については，それぞれのセッションの詳しい説明のなかに書かれている．
†　発話の質の「判定」を扱う特別なチェックリストは，実験者が作った．

| | |
|---|---|
| 名前： _____ | 実験群 No.： _____ |
| | もしくは，コントロール群 No.： _____ |

生年月日： _____　　　　　性別： 男　女
居住地： _____
担当医： _____
診断名： _____
診断を受けてからの期間： _____
投薬：　開始時 _____
　　　　終了時 _____
特別な予防措置： _____
インフォームドコンセントが得られているか： _____
研究への参加について担当医の許可が得られているか： ____
事前テストの日付： _____　検査者： _____
事後テストの日付： _____　検査者： _____
所属する治療グループ：　　実験群であれば　X
　　　　　　　　　　　　　コントロール群であれば　C

　　　　　　　　　　　　　　　　　　　　　　　コメント

1月24日-1月28日　___　___　___　___　___　_____
2月31日-2月4日　 ___　___　___　___　___　_____
2月7日-2月11日　 ___　___　___　___　___　_____
2月14日-2月18日　___　___　___　___　___　_____
2月21日-2月25日　___　___　___　___　___　_____
2月28日-3月4日　 ___　___　___　___　___　_____
3月7日-3月11日　 ___　___　___　___　___　_____
3月21日-3月25日　___　___　___　___　___　_____
3月28日-4月1日　 ___　___　___　___　___　_____
4月4日-4月8日　  ___　___　___　___　___　_____
4月11日-4月15日　___　___　___　___　___　_____
4月18日-4月22日　___　___　___　___　___　_____
調　査　者： _____

図5-4　感覚刺激の研究プロジェクトで用いるデータ収集シート

## ■引用文献

Bailey, D.M. (1978). The effects of vestibular stimulation on verbalization in chronic schizophrenics. *American Journal of Occupational Therapy, 32*, 445-450.

Bailey, D.M. (1990). Reasons for attrition from occupational therapy. *American Journal of Occupational Therapy, 44*(1), 23-29.

Benson, J., & Clark, F. (1982). A guide for instrument development and validation. *American Journal of Occupational Therapy, 36*(12), 789-800.

Bohannon, R.W. (1987). Relative dynamic muscular endurance of patients with neuromuscular disorders and of healthy matched control subjects. *Physical Therapy, 67*(1), 18-20.

Campbell, D.T., & Stanley, J.C. (1969). *Experimental and quasi-experimental designs for research*. Chiago, IL: Rand McNally.

Clark, M. (1964). *The effect of depression on self-care management* (unpublished paper).

Cox, R., & West, W. (1986). *Fundamentals of research for health professionals*. Laurel, MD: RAMSCO Publishing.

Hardison, J., & Llorens, L.A. (1988). Structured craft group activities for adolescent delinquent girls. *Occupational Therapy in Mental Health, 8*(3), 101-117.

Henry, A., Nelson, D., & Duncombe, L. (1984). Choice making in group and individual activity. *American Journal of Occupational Therapy, 38*(4), 245-251.

Iwasaki, K., & Holm, M.B. (1989). Sensory treatment for the reduction of stereotypic behaviors in persons with severe multiple disabilities. *Occupational Therapy Journal of Research, 9*(3), 170-183.

Kalton, G. (1983). *Introduction to survey sampling*. No. 35 of Quantitative Applications in Social Sciences Series. Newbury Park, CA: Sage Publications.

Kerlinger, F. (1979). *Foundations of behavioral research*. New York: Holt, Rinehart & Winston.

Merriam, S.B. (1988). *Case study research in education: A qualitative approach*. San Francisco: Jossey-Bass.

Ottenbacher, K. (1982). Patterns of postrotary nystagmus in three learning disabled children. *American Journal of Occupational Therapy, 36*(10), 657-663.

Ottenbacher, K., & York, J. (1984). Strategies for evaluating clinical change: Implications for practice and research. *American Journal of Occupational Therapy, 38*(10), 647-659.

Oyster, C.K., Hanten, W.P., & Llorens, L.A. (1987). *Introduction to research: A guide for the health science professional*. Philadelphia: J.B. Lippincott.

Rogers, J.C., Marcus, C.L., & Snow, T.L. (1987). Maude: A case of sensory deprivation. *American Journal of Occupational Therapy, 41*(10), 673-676.

Short-DeGraff, M.A., Slansky, L., & Diamond, K.E. (1989). Validity of preschoolers' self-drawings as an index of human figure drawing performance. *Occupational Therapy Journal of Research, 9*(5), 305-315.

Stein, F., & Nikolic, S. (1989). Teaching stress management techniques to a schizophrenic patient. *American Journal of Occupational Therapy, 43*(3), 162-169.

Stensrud, M.K., & Lushbough, R.S. (1988). The implementation of an occupational therapy program in an alcohol and durg dependency treatment center. *Occupational Therapy in Mental Health, 8*(2), 1-15.

Williams, R., Binkley, J., Bloch, R., Goldsmith, C., & Minuk, T. (1993). Reliability of the modified-modified Schober and double inclinometer methods for measuring lumbar flexion and extension. *Physical Therapy, 73*(1), 26-37.

Yin, R.K. (1994). *Case study research: Design and methods*. No. 5 of Applied Social Research Methods Series. Thousand Oaks, CA: Sage Publications.

## ■さらに理解を深めるための文献

Cook, T.D., & Campbell, D.J. (1979). *Quasi-experimentation design and analysis issues for field settings*. Boston: Houghton-Mifflin.

Creswell, J.W. (1994). *Research Design: Qualitative and quantitative approaches*. Thousand Oaks, CA: Sage Publications.

Fink, A. (1995). *How to report on surveys*. Thousand Oaks, CA: Sage Publications.

Fink, A., & Kosecoff, J. (1985). How to conduct surveys. Newbury Park, CA: Sage Publications.

Fowler, F.J. (1995). *Improving survey questions: Design and evaluation*. Thousand Oaks, CA: Sage Publications.

Frey, J.H., & Oishi, S.M. (1995). *How to conduct interviews by telephone and in person*. Thousand Oaks, CA: Sage Publications.

Hacker, B. (1980). Part I Single subject research strategies in occupational therapy. *American Journal of Occupational Therapy, 34*(2), 103-108.

Hacker, B. (1980). Part II Single subject research strategies in occupational therapy. *American Journal of Occupational Therapy, 34*(3), 169-175.

Kazdin, A.E. (1982). *Single-case research designs: Methods for clinical and applied settings*. New York: Oxford University Press.

Kraemer, H., & Thiemann, S. (1987). *How many subjects? Statistical power analysis in research*. Newbury Park, CA: Sage Publications.

Kratochwill, T.R. (1978). *Single subject research: Strategies for evaluation change*. New York: Academic.

Mangione, T.W. (1995). *Mail surveys: Improving the quality*. No. 40 in Applied Social Research Methods. Thousand Oaks, CA: Sage Publications.

Schuman, H., & Presser, S. (1996). *Questions and answers in attitude surveys: Experiments on question form, wording, and context*. Thousand Oaks, CA: Sage Publications.

# 6

# 量的研究の範囲を確立する

調査研究では，その読者に向けて研究の範囲が示され，適切な文脈のなかに位置づけられる必要がある．すなわち，その研究が専門領域に関する文献体系のどこに位置するのか，読者がすばやく理解でき，研究の根底にある原理について研究者がどのような前提（assumption）を置いているのかにも気づくことができるようになっていなければならない．また，研究結果やその解釈に影響を及ぼす可能性がある最も重要な問題として何があるのか，読者が理解できるようにすべきである．さらに，使用されている専門用語の意味が自明でない場合は，それらのすべてについても意味が分かるようにする．このような情報があれば，読者はきっと研究者の全体的な意図を理解でき，研究者の思考の流れにもついていくことができるだろう．そのためには，研究論文に，研究で用いられる用語の定義，前提，研究の範囲，研究の限界，対象者の基準や選択などのセクションを設けておく必要がある．

## ■用語の定義と操作化

研究で使われる用語のなかには，定義を必要とするもの，あるいは操作化すべき用語がある．どちらの場合でも，研究で使われる言葉の特定の意味が読者に明確に分かるようにしなければならない．そこで，まず最初に，簡単な定義について考えてみよう．

研究論文の読み手は，多様な専門分野を背景に持っており，あなたの学問領域や専門領域で使われる固有の用語に精通していない可能性がある．そこで，用語を定義することによって，彼らは研究の文脈においてその正確な意味を理解できるようになる．定義が必要となる用語には，専門領域に特有の用語もあれば，日常的に使われている言葉と同じであるため混乱を引き起こしそうな言葉もある．例えば，"グラウンデッド"という言葉は，エスノグラフィー（民族誌）の分野で使われている意味と航海やエレクトロニクスなどの分野で用いられる意味とでは全く異なっている．したがって，このような言葉は定義する必要がある．

研究課題の記述，研究目的，研究疑問や仮説などで使われる用語を定義することは，極めて重要である．なぜなら，ここで理解を誤ると読者は研究全体を把握しそこなう恐れがある．定義は，辞書や医学書，同義語のリスト，用語集などから得られることもあるし，簡単な言葉に置き換えるだけで済む場合から，いくつかのパラグラフを使って（Box6-Aおよび6-B）詳細な説明を要する場合まで様々である．その道の権威書から既存の定義を用いたり，定義を行っている原著者を引用する研究者がいるが（Box6-AのRitter参照），このような方法は有効であり，また一般的に受け入れられている方法である．

実験研究では，操作化すべき用語がある．用語を操作化するということは，単に一つの言葉を別の言葉に置き換えるよりも，さらにもう一歩進んだ手続きである．そして用語を操作化する目的は，観察可能な現象について説明しているのではない言葉を定義から取り除くことで，特定の研究における用語の意味が誤って解釈されないようにすることであり，研究が正確に再現できるように，明確で科学的なコミュニケーションを達成することである．このような明確さを実現するために，概念は測定が可能なように操作化された言葉で定義されなければならない．例えば，時間は通常，確認できる量として測定される．したがって，研究における治療計画は治療セッションの総回数によって測定されることもあるし，1週間あたりの治療セッションの回数，各治療に要した時間などによっても測定されるだろう．このように，用語

## Box6–A

定期的にエアロビックエクササイズをすることで，発達障害を持つ成人の循環器系の健康状態が改善するという仮説を立てた研究では，次の2つの用語に対し簡単な定義が用いられている．

エアロビックエクササイズ——運動の間，必要とするエネルギーが有酸素代謝によって供給され，身体の大きな筋肉を使って行うゆっくりとしたリズミカルな運動である．エアロビックエクササイズでは，身体的に活動的な運動を持続することが必要となる（Cooper, 1968）．

発達障害——先天的な異常，外傷体験，剥奪体験，22歳までに発症した疾患によるもので，正常な成長や発達，成熟のプロセスやそれらの達成の程度が阻害されたり遅れる状態（Massachusetts Developmental Disabilities Council, 1985）．

(Ritter, 1989, p.15)

---

を操作化する目的は，定義されていることを再現するために何をすればよいかを，読み手が知ることができるように情報提供することである．

操作的定義は，関節の屈曲角度といった測定可能な項目にのみ適用されるのではなく，自立やセルフエスティーム（自尊感情）のような概念にも適用が可能である．操作的定義は，常に具体的な例や対象を指し示していなければならない．Chase（1966）は，操作的定義を行うための基盤となりうる事象について，4つの具体例をあげている．

1. ある特定の場所や時間における物的対象：ここでのこのスプリント；この手根管症候群の患者；このリハビリテーション病院．
2. 対象を収集した特定の場所や時間：1996年8月4日にSunnyviewナーシングホームに入所していた心疾患患者．
3. ある特定の場所や時間に起きた出来事：1986年7月29日付けでワシントンDCにおいて健康管理組織法令が通過したこと．
4. 科学的に実証された一連の現象：通常の人間の体温はカ氏で約98.6度[訳注1]である．

---

訳注1：セ氏では37.0度

## Box6–B

WilloughbyとPolatajkoは発達性協調運動障害（developmental coordination disorder；DCD）の子どもたちにみられる運動障害の特徴について論争している文献を検討した．これらの運動障害は身体的な問題が基盤にあるのか，あるいは発達の遅れが原因となっているのか？彼らは文献で使われている用語を，整理分類することが重要であると感じた．

いくつかの用語が，DCDを持つ子どもを特定するために使われてきた．Ayres（1972）は，子どもたちのある特定のグループに発達性行為障害（developmental dyspraxia）という用語を用いた．というのは，これらの子どもたちは身体の動きの組み立て方に問題を持っていると考えたからである．Gubbay（1975），HendersonとHall（1982）は不器用（clumsy）という語を使ったが，Johnston, Short, Crawford（1987）は，不器用という用語は言外に好ましくない意味を含んでいるので，最もふさわしい言葉だとは言えないことを指摘している．他にも多くの言葉が使われているが，身体的なぎこちなさ（physically awkward），協調運動のまずさ（poorly coordinated）（Cratty, 1994），知覚‒運動障害（perceptumotor dysfunction），運動発達の遅れ（motor delay）（Henderson, 1994）などの用語は使われ続けている．どの用語も一般的に受け入れられるところまで達していないので，この論文では，運動の協同性の問題以外には何ら障害がみられない子どもたちを記述するのにDCDという用語が選ばれたのである．

(Willoughby & Polatajko, 1995, pp.787-788)

---

さらに，Francis, Bork, Carstens（1984）は5番目の対象を付け加えている．

5. 特定の個人によって報告された個人的体験：例えばフロイトのエディプス・コンプレックスは，ある種の行動パターンを経験したり説明するフロイトの方法を指している．個人的経験の記述は，たとえそれに対応した外的対象がなくても，個人の考えや思索に関する妥当な表現となる．Thomas Szaszの"精神病という神話（The Myth of Mental Illness）"という概念[訳注2]でさえ，Szaszは人々がそれを理解するために知っておく必要があると考えた言葉を使って，操作的に定義している．

> **Box6–C**
>
> 「高齢者における機能的動作パターンの血行力学反応への影響」というタイトルのMiddlebrookの研究では，心拍数の定義は次のように行われている．
>
> 　心拍数（HR）：心室の収縮によりもたらされる「1分間あたりの心室の拍動数である」（Astrand & Rodahl, 1970, p.122）．これは，15秒間の心電図モニター上のARS遠隔測定装置により検出されたQRSの棘波数を数え，それを4倍することで測定される．それは1分間あたりの拍動（bpm）として記録される．
>
> （Middlebrook, 1988, p.25）

　Box6-Cの例では，最初の1文だけで簡単な定義としては十分であろう．しかし，Middlebrookは，心拍数という言葉を，彼女の研究だけに使う特定のものとするために，操作化しようとした．そこで，操作的な定義とするために最後の2文を付け加えたのである．Box6-Dと6-Eは，2つの論文からとった単純な定義と操作的定義の例である．後で混乱を起こさないようにするために，言葉を正確にそして完全に定義することに時間をかけるのは十分な価値がある．

## ■前提

　研究範囲を確立するための次のステップは，研究者が研究に関して持っている仮定や研究を成り立たせている前提条件について考えてみることである．慣例的に，研究者は自分が持っている前提を慎重に吟味し，研究論文の最初のほうで読者にそれを伝える．読者は，必ずしも研究者の前提に同意するとは限らないが，研究テーマの

---

訳注2：1950年代，Thomas Szaszや他の研究者は，情緒的な問題への医学モデルによるアプローチに対して重大な疑問を突きつけた．すなわち，精神病は神話であり，実在しないという主張をしたのである．精神病という用語は，精神の疾患を意味するという前提であったが，Szaszは相互作用論から，日常生活における人々の相互作用の中で，情緒問題を持った人々に対して他の人々が精神病とラベリングを行っているからであると考えた．さらに，Szaszは，そのような困難を精神病と呼ぶのは不適切であるとし，情緒的障害を個人的能力障害，反社会的行動，人格的変化に関連した脳の活動低下，という3つのカテゴリーに分け，それぞれを定義した．

---

> **Box6–D**
>
> Ballが1986年に行った研究の目的は，握力の強さと手の機能との関係，つまむ力と手の機能との関係，さらに利き手と非利き手における力と機能との相関関係について検討することであった．そのためにBallは，握力，つまむ力の強さ，手の機能，利き手を定義し操作化することが必要となった．
>
> 　握力：　握力計の把手を曲げた指と手のひらで挟み，さらに握力計を握っている4本の指の背部に母指をかぶせて握りしめ，圧力をかけて最大限の力が出るように努力したときに，Jamar式握力計に記録された力の大きさ．
>
> 　つまむ力の強さ：　(a)から(e)に示したようにピンチゲージをつまみ，最大限の力が出るように努力しているときに，B&Lピンチゲージに記録された力の大きさ．
>
> 　(a) 母指の腹と示指の中節骨の橈骨側との間（側面つまみ）．
> 　(b) 母指の先と示指の先との間：このときこの2本の指の関節は屈曲し，母指は外転している（2点指尖つまみ）．
> 　(c) 母指の先と，示指，中指のそれぞれの指先の間：3指のすべての指関節は屈曲し，母指は外転している（3点指尖つまみ）．
> 　(d) 母指の腹と示指の腹の間：遠位指節間関節（DIP関節）は伸展あるいはやや屈曲している．母指は外転している（2点指腹つまみ）．
> 　(e) 母指の腹と示指と中指それぞれの腹との間：DIP関節は伸展あるいは軽く屈曲している．母指は外転している（3点指腹つまみ）（Mathiowetz, Weber, Volland, & Kashman, 1984; Sherik, Weiss, & Flatt, 1971; Smith & Benge, 1985）．
>
> 　手の機能：　Jebsen Hand Function Testで測定されたもの．時間の得点が低いことは手の機能の熟練度が高いことを示す．そして，時間の得点が高いことは手の機能の熟練度が低いことを示す（Jebsen, Taylor, Trieschmann, Trotter, & Howard, 1969）．
>
> 　利き手：　利き手は，Annett's Hand Preference Questionnaireにおいて対象が最も好んで使う手である（Annett, 1970a）．
>
> （Ball, 1986, pp.6-7）

> **Box6-E**
>
> Mooreによる1989年の研究の目的は，心身症，心因性障害や慢性の身体的異常を持つ患者を対象に，視覚イメージ誘導法の効果を評価することであった．そして，研究のために彼は用語を次のように定義した．
>
> 心因性疾患： 心あるいは精神状態によって生じた身体の病気．
>
> 心身症： 心あるいは精神状態により悪化した身体の病気．
>
> 身体疾患： 心的外傷体験や疾患のプロセス，1カ所あるいは複数の身体的機能低下によって二次的に引き起こされた病気の状態．
>
> 反応： 筋電図や電気的皮膚反応（GSR），心拍数，呼吸数，末梢体温，薬物量などからモニターされた生理学的状態．
>
> 視覚イメージ誘導法： 誘導される視覚イメージとは，人間の五感のうち1つまたは複数の感覚によって作り出された一時的に実感できるイメージで，セラピストあるいは患者によって創り出されたものである．とりわけ個々の患者のパーソナリティ，好みや言語的形式に沿って，患者の治療的ニーズと合致するようにデザインされている．
>
> (Moore, 1989, pp.7-8)

論理的な道筋を追うことができ，なぜ研究者がそのような研究アプローチをとったのか理解できる．

前提とは，研究者が信じて受け入れているが，いかなる具体的な方法によっても証明することが難しい研究の根底に横たわる原則のことである．それらは多くの場合検証されていないのだが，そもそも検証不可能な仮説であり，価値基盤であり，世界観なのである．したがって，前提には，人間は本質的に善であるとか，人間は日々の生活を自立して営むことを望んでいる，などの思想にみられる価値観が含まれる．このような考え方を人口集団全体に対して証明することは極めて難しく，小規模な研究対象者においてさえ証明することは困難であろう．

検討が必要な前提としては2種類のものがある．第1は，研究の基盤となる理念的原理における前提，そして第2は研究で用いられる方法や手続きに関して立てられた前提である．我々は皆，自分自身に深く染みついたある種の理念的原理に追随してしまいがちなので，それが研究課題にアプローチする方法に影響を及ぼし，さらには研究デザインにまで影響を及ぼしている．

例えばクライエント中心指向の研究者と財政中心指向の研究者では，それぞれが違った理念的原則に従っているので，発達遅滞者へのエアロビックエクササイズ（有酸素運動）の活用に関してRitter（1989）が行った研究に対しても，全く異なった視点からアプローチするだろうと考えられる．すなわち，クライエント中心指向の研究者は，発達遅滞者も楽しむ資格があり，多くの場合は健康で幸福なウェルビーイングの感覚がエアロビックエクササイズにより促進されるという仮説を持っているかもしれない．そして，この仮説を念頭に置きながら，施設で生活している発達遅滞者に対するエアロビックエクササイズの導入方法を探求するであろう．一方，財政に関心がある経営管理を専門とする研究者は，エアロビックエクササイズは身体的健康に良い影響を与えるので，定期的にエアロビックエクササイズに参加することで，州政府が負担している発達遅滞者の医療費や健康管理費を削減できるかもしれないと考えるだろう．

2つのタイプの研究者は，もし州政府から財政的援助を受けている発達遅滞者を対象としたエアロビックエクササイズの効果を研究するとしたら，それぞれ異なった研究方法をとる可能性がある．前者は，おそらく対象者の満足感や楽しさに及ぼすエアロビックエクササイズの効果を探求するであろう．他方，後者はエアロビックエクササイズが健康状態に及ぼす影響と，結果的に対象者の医療費や健康管理費に現れる影響を調べようとするであろう．

前提の第2のタイプは，研究で用いられる方法に関連している．これらの前提は，通常，研究で使用する測定用具と対象者の研究への参加意欲に関係している．例えば，研究者は使用する測定用具が妥当であり，信頼性が高いものであると仮定せざるを得ない．というのは，少なくとも人間を対象とした研究の場合，しばしば，その妥当性や信頼性を議論の余地がないほど決定的に証明することは難しいからである．最も悪評が高く信頼されていない測定用具は（実験研究で再現性が求められる場合），インタビュー法と質問紙法である．しかし，量的な研究では，これらの方法を使わずに研究を行うことは不可能な場合が多い．Box6-Fでは，ある著者が自身の研究において重要な前提をどのようにして明確に述べているかを示している．

また，測定用具の使用に関する別の根本的な前提がある．それは，対象者が質問に正直に答えているとか，対象者の能力を最大限に使って技能検査に反応していると仮定されていることである．しかし，方法上の前提を設

> **Box6–F**
>
> Kircherは，読者が研究者の観点に立ってその研究を見るべきか否かは，読者自身が判断しなければならないという理念的原理を指摘している．
>
> すなわち，どのような活動にも，それを行う者が達成しようと思っていることが活動の意味に必ず込められているはずだという前提である．
>
> （Kircher, 1984, p.166）

ける際には，研究者は研究中に起こりうる事象を事前に考えておき，それらの事象をコントロールすることで，方法上の前提を設けなくても済むように努めるべきである．例えば，技能検査に関する成績を測定する研究のなかには，対象者が可能な限りの能力を発揮して検査に臨むことが絶対に必要だという研究がある．これを確実に実行するために，対象者のやる気の程度に応じて報酬を支払う報酬システムを考案した研究者もいる．これらの対策を用いる際には，前提をできるだけ少なくし，研究者の調整と創意工夫の範疇を超える項目についてのみ前提を設けるようにすべきである．

研究論文のはじめの部分で前提を明確にしておくことが最も重要であり，それによって読者は，研究者がどのような重要な問題点に依拠しながら研究を行っているか，研究方法についてどこに批判的な目を向ければよいかが理解できるのである．

## ■研究の範囲

第3章の末尾にある研究の意義についてのワークシートを完成させながら，研究課題を生み出す可能性がある多くの研究のなかから，なぜこの研究に取り組む価値があるのかを明確にしたはずである．どのような課題に対しても異なった角度からアプローチが可能なのだが，それにもかかわらず特定のアプローチを選択したのである．したがって，そのアプローチを読者に説明する必要がある．これこそが研究範囲を決定するということである．単にどのアプローチをとろうとしているかを述べただけでは不十分である．正当な根拠，一連の構成概念や原理を提示し，この研究が依拠する理論的枠組みについて読者が明確に，焦点を絞って理解できるようにするべきである．研究の案内役となるこの概念と原理あるいは理論は，それをひとまとまりとして研究の概念枠組みと呼ばれているが，これは研究の構造を示している[訳注1]．

例えば，慢性の精神分裂病患者を対象としたKing（1974）の研究では，彼女は研究の案内役としてA. Jean Ayresの感覚統合理論[訳注2]に基づく概念と原理を取り入れ，感覚統合理論を新たな患者集団に適用しようとしていることを，読者に明確に示している．すなわち，彼女は，Ayresの理論のうち研究に用いた部分を説明し，研究の母集団を詳細に定義し，さらになぜ研究論文に記載した特定の理論枠組みが適切であると考えたかを説明したのである．Kingの論文は，研究プロジェクトの範囲について非常に優れた記述がなされている論文の例である．

しかしながら研究範囲のセクションは，必ずしもKingのように綿密で念入りに述べられているわけではない．彼女は，この点に非常に多くの時間を費やすという選択をしたのだが，それは特別なクライエント集団に対して，新たな治療法の選択を提示しようとしたからである．彼女の研究では，研究を確実に論理的で有意義なものとするために，読者に重要な基盤となる構成概念と原理を包

---

訳注1：「理論」，「理論的枠組み」，「概念枠組み」，「概念図式」，「概念モデル」，「モデル」という用語は，研究文献では，ときに同義的に使われているが，PolitとHunglerは，これらを区別している．それによると，理論は，多くの経験的観察を演繹することのできる諸概念間の相互関係についての一連の命題を指している．一方，概念枠組みは理論ほど公式的でなく，現象を組織化しようとする試みを表し，理論よりも包括的である．そして概念枠組みは，理論構築の準備段階で用いられるものであり，理論開発を支える道標となるものである（D.F.ポーリット，B.P.ハングラー：近藤潤子・監訳，看護研究 原理と方法．医学書院，1994, pp.60-76）．

言い換えれば，概念枠組みは，ある研究において測定する構成概念や変数間の関係について示したものであり，なぜそのような関係を仮定するのかは，その研究のバックグラウンドとなる理論や理論的枠組みに依っている．しかし，本来の研究は構成概念や変数間の関係が未確定であるとき，それを確定するために行われるのであるから，当然理論を含みながらも，概念枠組みは未確定な要素や関係性を取り入れたより包括的なものとならざるを得ない．

訳注2：感覚統合理論は，Ayres, J.が提唱した作業療法における基本的理論の一つであり，各感覚器を通して複数の刺激が入り，生体はそれを統合して，反応として動作をし，その結果がフィードバックされて行動が調整されていくと考える．このとき統合がうまくいかないと適応障害が生じる．したがって，適応的な状態を得るには，感覚が統合される必要があり，そのための訓練が必要となる（心理学辞典．有斐閣，1999, p.135）．

> **Box6–G**
>
> Middlebrookが行った「高齢者における機能的動作パターンの血行力学反応への影響」に関する研究では，研究の概念枠組みについて簡潔に記述されており，良い記述の例である．この研究の場合，すでに実証されていた理論的枠組みに基づいていた．
>
> > この研究は，バイオメカニクス理論に基づいており，Trombley（1983）によると，「その理論的枠組みでは，中枢神経系は正常であるが，末梢神経や筋骨格系，外皮あるいは心肺系の機能に障害がある患者を対象に，筋力や持久力の増大，関節可動域の拡大を扱っている」（pp.1-2）．今回の研究では，上肢を活動させる際の対象者の持久力などをモニターしながら研究された……
>
> （Middlebrook, 1988, pp.27-28）

> **Box6–H**
>
> 女性作業療法士のセルフエスティーム（自尊感情）と専門職意識を研究したNelsonの研究では，研究の限界は次のように述べられている．
>
> > サンプル数がさほど多くなく，したがって回答者の横断面が広範囲ではないので，作業療法士全般に対して一般化するのは不可能であった．すなわち，これはマサチューセッツ州の作業療法士のケーススタディであるため，作業療法士全般についての結論を導くことは困難である．もう一つの限界は，研究で選択した変数（セルフエスティームと専門職意識）は，ここで概略を示した専門性に関するより大きな問題のいくつかに対して，寄与する変数にすぎない．つまり，それらは大きなパズルの小さな断片なのである．
>
> （Nelson, 1989, pp.5-6）

括的に示し，それを理解し受け入れてもらう必要があったのである．研究のポイントが研究の範囲や概念枠組みに大きく依存している研究でない限り，通常は，この話題に関してわずか1段落程度で読者に示されるにすぎない（Box6–G）．

概念枠組みは，研究の焦点を定め，多くの可能性のなかからたった一つの可能性に研究の的を絞り，読者に，研究の焦点は何であるか，研究プロジェクトは何を網羅しているか，そして研究に含まれていないものは何かを伝えるものである．例えば，ある研究において感覚統合アプローチが採用される場合は，行動学的アプローチがとられたときに対象者にどのようなことが起こりうるかまでカバーした説明を，読者が期待するのは不合理である．

概念枠組みを読者に伝えること，すなわち研究プロジェクトの範囲を示すことは，研究をこれまでにその枠組みを使って達成された一連の研究の流れのなかで位置づけることになる．こうして，Kingの研究が，治療の一つの形態である感覚統合療法の知識体系に新たに付け加えられることが，読者にとってすぐに明らかとなる．また，このトピックに精通している読者には，現在，感覚統合療法から恩恵を受けている患者集団に新たな集団が加えられたことが分かるのである．

加えて，読者に対し研究の文脈を示し，研究範囲を限定することは，しばしば研究者に自分の研究における限界を明確にするよう促すことになる．このようにして，研究範囲は研究の限界を定める要因として働き，研究が当然カバーすべき研究資料についても，その範囲を線引きすることになる．

## ■研究の限界

研究の限界を説明する場合は，研究デザインのなかにある克服することのできない概念上，並びに方法論上の欠点を必ず含めなければならない．そして，実験研究における限界としては，対象者をランダムにサンプリングできないことやコントロール群を作れないこと，変数を測定するための標準化された測定用具がないことなどがある．また，非実験研究では，克服しがたい方法論上の問題を含んでいることがある．例えばある態度研究に関する調査では，研究者が調査対象としたい人々について適切な名簿がない場合がある．このような場合は，本来の対象者より狭い範囲しかカバーされていない名簿リストや，逆に対象者の範囲が広範で多すぎてしまうリストを使用せざるを得ないだろう（Box6–H）．さらに，概念に関する限界についていえば，特定の研究者の専門領域以外では広く受け入れられてはいないような研究の根本的な原理に関わる問題などが含まれるだろう．

当然のことながら，研究の限界を列記することで，問題を克服するためのあらゆる可能な努力をすることが免除されたわけではない．しかし，研究について考えられ

るあらゆる改良を行った後に，残された限界を指摘することは，読者に対して，研究者自身がその限界を十分に承知しており，研究結果を考察する際に研究の限界についても十分に考慮したことを示すことになる．

## ■対象の基準と選択

ここで，量的な研究プロジェクトにおける対象について説明しておこう．多くの実験研究，とりわけ治療効果を調べる実験研究では，証拠となる事実を得るために個々人を対象とするのだが，単に文書の記録や口頭による報告を証拠事実として採用する場合もある．つまり研究対象は，人の場合もあるが，書かれたものの場合もある．このようなとき，研究対象としたサンプルはどの母集団から取られたのか，またどうやって対象者を抽出したのかが，読者に分かるようにすることが重要である．

まず最初に，母集団とサンプルの違いをもう一度おさらいしてみよう．母集団とは，研究仮説があてはまる集団の全体あるいは事象のまとまり全体を指し，母集団は研究者によって設定された特定の特徴や基準を共通に持っている．例えば，40歳から60歳までの年齢で，しかも学校の中で子どもたちを対象に仕事をしているという共通項を持ったアメリカ全土にいる作業療法士を対象に，研究を行う場合を例に考えてみよう．この場合，サンプルというのは，研究プロジェクトに参加してもらうために母集団から選ばれた，より小規模な一群のことである（例えば，上記の母集団からランダムに抽出された100人の作業療法士がサンプルということになる）．

母集団とする基準は，文献レビューと研究のゴールによって決まる（Box6-I）．また，その選択基準は，研究の前提や理論的基盤が明らかになるにつれ，徐々に確立されてくるのである．実験研究においては，母集団とする基準は，研究者がなぜ研究で取り上げた介入が有効であると思っているのか，その考えの背後にある仮説的な理論によって決定づけられる．例えば，Kingの理論（1974），この理論は何年にもわたる観察に基づいているのだが，それは分裂病の患者のなかで，非妄想型のタイプの人だけが感覚統合療法の効果を期待できるというものである．それゆえ，彼女の母集団の基準には，非妄想型の精神分裂病患者が含まれているのである．実際の研究で用いられた母集団，サンプル，選択基準を例として，Box6-J，6-K，6-Lに示した．

母集団の基準は対象者を選ぶ前に確定されるが，サンプルとなる対象者についての詳細な情報は，彼らが対象者として研究に参加が決まった後になってはじめて，得ることができる．例えば，Mawn（1990）の研究では，手根管症候群患者への新しいスプリントが試されたが

### Box6-I

手根管症候群（CTS）患者のために新しいスプリントを考案する際，Mawn（1990）は過去にスプリントを使ったことがなく，しかも手根管症候群の手術を受けたことがない対象者に，そのスプリントを試してみたかった．この研究は比較対照研究として実施され，新しいスプリントを使う対象者と，他の治療方法を受けたコントロール群とが比較された．ちなみに，Mawnは，新しいタイプのスプリントを使うと，コントロール群よりも早く仕事に復帰できるか検討するために，手根管症候群の男女で病気のため欠勤している被雇用者を，対象者として募集した．すなわち，このときの母集団の基準は，手根管症候群の男女で，過去にスプリント使用や手術経験がなく，病気のために休職している者である．

### Box6-J

CliffordとBundyは，学齢前の遊び尺度（Preschool Play Scale）と学齢前の遊び道具の選好尺度（Preschool Play Materials Preference Inventory）を66人の幼稚園児に実施して，感覚統合障害がある少年の遊びの好みや遊びの場面での能力が，健康な同年齢の少年グループと違うのか検討した．この研究の母集団はマサチューセッツ州のデイケアセンターかデイキャンプに参加しているすべての学齢前の子どもたちである．対象者はランダムサンプリングによって選ばれたのではないので，4, 5, 6歳からなる66人の少年を，年齢，言語能力（自発的発語はないが単一語なら聞いて理解できる能力がある），社会経済的要因でマッチさせ，2グループに分けた．まず，グループ1は，ボストン地域のデイケアセンターとデイキャンプで募集された35人の健常者の少年たちである．そして，グループ2は，感覚統合理論と評価法の訓練を受け，熟練している作業療法士から感覚統合障害と診断された31人の少年グループである．また，グループ2の対象者は，3カ所の作業療法士の個人開業施設，1カ所の作業療法指導クリニック，2カ所の子ども病院から募集されたが，これらはすべてマサチューセッツ州にある．

(Clifford & Bundy, 1989, pp.205-206)

> **Box6–K**
>
> 視覚イメージ誘導法が作業療法士に実行可能な治療方法であるか調査したMooreの研究（1989）では、過去の診療記録（チャート）に遡って検討する研究方法が用いられた．この研究では、母集団は、ある特定された2年間にマサチューセッツ州のある1つの病院に来院したすべての患者の診療記録である．研究対象は、心因性疾患、心身症、慢性の身体的な機能障害と診断された患者で、しかも視覚イメージ誘導法を受けた患者の診療記録であり、それらは一人の作業療法士が調べて見つけだした．

（Box6–I参照），この研究では対象者の雇用形態，どのくらいの期間仕事を休んでいたか，そして手根管症候群に関してこれまでに彼らが受けた治療等の情報が，参加する対象者が決まった後で得られたと考えられる．

いったん対象者を選択する基準が決定されたら，大きな母集団の中からサンプルを抽出するために確率標本抽出法のいずれかの方法が使われることになる．ランダムサンプリングは（第4章で述べたように），最もよく使われる確率標本抽出法の一つである．確率標本抽出法を使うことによって，研究者は，母集団にみられるそれぞれの特徴について，それらがサンプルのなかに現れる確率を推定することが可能になる．例えば，研究者は母集団の基準を，特定のリハビリテーション制度で処遇されているすべての成人クライエントのうち，左片麻痺で，しかも衣服の着脱に介助を要するクライエントと設定し，その後でこれに該当する成人クライエントの中からある特定の人数をランダムにサンプルとして抽出するのである．この研究が完了したときには，サンプルから得られた研究結果は，その母集団に属しているすべての左片麻痺の成人クライエントに一般化することができる．このようにランダムサンプリングを用いれば，母集団全員について調査したときに見いだされるであろう結果と，研究者が実際にサンプルから得た研究結果が，確率的に近い可能性が大きい．したがって，一般的には，サンプルはできるだけ母集団を代表するように設定すべきであることを心に留めておく必要がある．

しかし，すでに第4章でみたように，ランダムサンプリングを用いるのはかなり困難である．そのため多くの研究者は，現実的には，彼らが治療の責任を負っている患者を研究対象者として扱うときしか，研究はできないことをよく知っている．いわゆるコンビニエンスサンプル（convenience sample）を使うのである．このサンプルは，実験研究者の立場からみると，問題をはらんでいるが，研究の初心者にとっては，研究のプロセスを開始するための一つの手だてなのである．

## ■迷いやすい箇所

### 前提

実証が可能な研究上の概念までを，研究の前提に含めてしまうという過ちを犯すことがよくある．要するに，科学的な文献にすでに載っている概念を前提に含めてしまうことがある．ある概念が科学的に証明できるのなら，前提として提示する必要性はなく，むしろある種の方法に従って研究を行う根拠の一部として，文献検討のなかで取り上げておかねばならない．具体的に実証するのが困難である信念，すなわち誰も検証していない信念や検証が不可能な仮説，根源的な価値観，あるいは世界観だけが前提のセクションに含まれるべきである．

### 範囲

研究プロジェクトの根底にある前提とプロジェクトの範囲との区別は，時として曖昧である．前提は個別的であり，多くはトピックの本質とは直接は関係のない信念であることを覚えておく必要がある．一方，研究の範囲は，研究の全体を位置づけるための包括的な概念枠組みを表している．このような物事を価値判断する基準となる理論的枠組みが，研究のすべての局面を彩るであろうし，読者に研究の背景となる説明を提供し，それをもと

> **Box6–L**
>
> Middlebrookが1988年に行った研究では，マサチューセッツ州の60歳から79歳までの全男女が母集団として使われた．研究の対象者は，協力が得られた23人の女性と7名の男性のボランティアで，「心疾患，高血圧（血圧が150/90 mm/Hg以上）の既往歴がなく，慢性の肺疾患……，あるいは脳血管疾患がない者とした．そして，対象者の病歴は自己報告により決定した．」
>
> （Middlebrook, 1988, p.27）

に読者は研究全体を概観することになる．

## 限界

　学生には，自分の研究の限界を長々と述べないようにとアドバイスしている．そのようなことをすると，実際には，その研究が専門領域の知識体系を発展させるのに非常に有益な結果をもたらしていたとしても，研究が全く試みられなかったも同然と見なされてしまうからである．研究について考えつく限りのありとあらゆる問題点や言い逃れを列記するやり方と，読者に対して嘘はついていないが，結果を確実に偏ったものにする可能性のある事柄のみを提示するやり方との中間をいく方法がある．見識のある読者は研究の明らかな限界に注目するであろうが，問題点をよく認識し，研究結果の解釈に際してそれらを十分に考慮している著者を尊敬するだろう．

## コンビニエンスサンプル

　コンビニエンスサンプルを使うには，やむを得ない財政上の理由や施設に関連した事情があるだろうが，これはおそらく最も望ましくないサンプリング法である．コンビニエンスサンプルの構成員の質が母集団の他の構成員と等質であるかどうか確実ではないし，結果的には研究結果を一般化することができなくなるだろう．

## ●ワークシート●

### ●用語の定義

専門領域以外の誰かに，研究課題の記述，研究目的，研究疑問や仮説を検討してもらおう．そして，その人が理解できない用語やフレーズを指摘してもらおう．

簡単な定義か，あるいは操作的定義が必要だと思う用語を列記しよう．

研究課題の記述に用いる用語
  定義            操作的定義

研究目的に使われる用語
  定義            操作的定義

仮説で使う用語
  定義            操作的定義

列記した用語をざっと見渡して，それぞれの用語が，辞書，用語集，教科書，専門家やそのグループといったものから定義を持ってくるべきか否か，判断して決めよう．

それぞれのセクションにおいて必要となる用語の定義を書こう．

 研究課題の記述

   目的

   仮説

## ●前提

研究課題の記述，研究の背景，目的，研究の重要性について書いたセクションを読もう．それらを読みながら，読者へ提示する必要がある，母集団，それらが活動している生活環境，あるいは介入方法に対する研究の前提があるのかないのか，明らかにしよう．

前提1

前提2

前提3

●研究の範囲

研究の基盤となる枠組みや領域はどのようなものだろうか？　行動学的アプローチ，発達学的アプローチ，あるいはバイオメカニクス的モデルなど，何か広く受け入れられている理論的枠組みに従っているだろうか？　その枠組みをここに書いてみよう．

なぜ，この観点からアプローチしたのか，そして選択した概念枠組みがどのようにして研究を具体化していったのか説明するために，2つか3つのパラグラフで書こう．

## ●研究の限界

概念上の限界を見つけだすために，研究の最初のセクションを読み直してみよう．そして，限界をここに列記してみよう．

研究方法論上の限界を見つけだすために，自分の研究方法のセクションを読み直してみよう．そして，ここにその限界を列記してみよう．

## ●対象の選択基準

研究の対象は，クライエント，患者，文書記録，録音テープ，言語による報告，観察のうちのいずれかだろうか．それとも，他のものになるのだろうか？

母集団（サンプルを抽出する集団）を選定する基準を決めよう．

  例：

- アメリカ理学療法協会の設立に関連するすべての文書記録，写真，インタビューの録音記録
- マサチューセッツ州の精神病院で働いているすべての作業療法士

文献レビューと研究デザインに基づき，母集団の記述に適切な基準を付け加えてみよう．

  例：

- マサチューセッツ州が援助している精神病院で現在働いており，しかも精神分裂病患者と関わって仕事をしている作業療法士

## ●対象者の選択と割付け

母集団のおおよその規模を知っているだろうか？

母集団からどのようにしてサンプルを抽出するだろうか？

　　　＿＿＿＿　ランダムサンプリング　　　　　　　　＿＿＿＿　他の方法

手順を書こう．

サンプルの規模は何人くらいで構成されるだろう？

サンプルは実験群とコントロール群に分けることができるだろうか？

グループへの割付けはどのようにするだろう？

　　　＿＿＿＿　ランダム割付け　　　　　　　　　　＿＿＿＿　他の方法

手順を書こう．

## ■引用文献

Ball, J.H. (1986). *Pinch and grip strength related to performance on the Jebsen Hand Function Test.* Unpublished master's thesis, Tufts University, Medford, MA.

Chase, S. (1966). *The tyranny of words.* New York: Harcourt, Brace & World.

Clifford, J., & Bundy, A. (1989). Play preference and play performance in normal boys and boys with sensory integrative dysfunction. *Occupational Therapy Journal of Research, 9*(4), 202-217.

Francis, J., Bork, C., & Carstens, S. (1984). *The proposal cookbook: A step by step guide to dissertation and thesis proposal writing.* Naples, FL: Action Research Associates.

King, L.J. (1974). A sensory-integrative approach to schizophrenia. *American Journal of Occupaional Therapy, 28*(9), 529-536.

Kircher, M.A. (1984). Motivation as a factor of perceived exertion in purposeful versus nonpurposeful activity. *American Journal of Occupational Therapy, 38*(3), 165-170.

Mawn, M. (1990). *The dorsal-ulnar splint as a treatment for carpal tunnel syndrome: A case study.* Unpublished master's thesis. Tufts University, Medford, MA.

Middlebrook, J.A. (1988). *The effect of functional movement patterns on hemodynamic responses in older individuals.* Unpublished master's thesis, Tufts University, Medford, MA.

Moore, D.A. (1989). *Guided visual imagery as an occupational therapy modality.* Unpublished master's thesis, Tufts University, Medford, MA.

Nelson, B.J. (1989). *Self-esteem and professionalism in female occupational therapists.* Unpublished master's thesis, Tufts University, Medford, MA.

Ritter, J. (1989). *Aerobic exercise with adults with developmental disabilities.* Unpublished master's thesis, Tufts University, Medford, MA.

Willoughby, C., & Polatajko, H.J. (1995). Motor problems in children with developmental coordination disorder: Review of the literature. *American Journal of Occupational Therapy, 49*(8), 787-794.

## ■さらに理解を深めるための文献

Berger, R.M., & Patchner, M.A. (1988). *Planning for research: A guide for the helping professions.* No. 50 in the Sage Human Services Guides Series. Newbury Park, CA: Sage Publications.

Stein, F. Research Design. In Stein, F., & Cutler, S.K. (1996). *Clinical research in allied health and special education* (3rd ed.). San Diego: Singular Publishing Group.

# 7

# データ収集のテクニック

　研究方法によって，データ収集のテクニックが決まることがある．例えば，エスノグラフィー（民族誌）による研究方法であれば，観察やテープに録音しながら行うインタビューなどのフィールドデータを収集する方法となる．その反対に調査研究では，構成的インタビュー（電話か，対面式で行う），もしくは質問紙を用いることがよくある．しかし，他の研究方法を用いる場合には，採用すべきデータ収集のテクニックはあまりはっきりせず，多くの場合，研究者は幅広い選択肢を抱えている．

　この選択肢についてはっきりさせるために，我々は，それぞれのデータ収集方法の実現可能性や将来性を分類し，議論しておくべきだろう．そのテクニックは以下のように，簡単なグループ分けができる．

1. 観察
2. インタビュー
3. 質問紙
4. 記録，あるいはアーチファクトの検討
5. 計測機器（ハードウェア）
6. テスト，測定尺度，インベントリー

## ■観察

　このデータ収集テクニックは，いくつかの量的研究デザインや質的研究デザインで用いられるが，たいていは，他のテクニックと一緒に用いられている．観察は，人間を対象にして対象者や対象者をめぐって起こっている事象をビデオテープに録画したり，設備や器具などを対象としてビデオテープに録画したりする．そして，用いられる研究アプローチのタイプによって，観察方法はいろいろ異なってくる．すなわち，量的研究では先に観察の形式を決めておくが，質的研究における観察はその文脈によって常に変わりうるのである．

## 量的研究における観察

　量的研究で，事象が起こる頻度やタイプを観察するときは，観察を記録する方法をきちんと準備し，観察者を十分に訓練する必要がある．漠然と"他者への依存"や"喜び"といった主観的事項を観察したり記録するように観察者に依頼するのではなく，このような主観的事項を表していると信頼できる客観的基準を，観察者に対して示しながら，観察や記録を依頼するほうがよい．例えば"他者への依存"は，ある対象者が他者に援助を求める回数によって表される．そして"喜び"は，微笑み，あるいは笑いや幸せを示すような言語的表現の回数によって表される．観察の形式をデザインする前に，観察者に対して，対象とするのはどのような出来事なのか，その出来事の頻度，出来事と出来事の間の時間の長さなどの項目を記録するための方法など，観察のための項目を定義するプロトコールを示すべきなのである．

　ビデオテープは，観察の訓練に役に立つ．つまり，観察者はそのテープを評定し，研究者は観察者が正しく信頼できる評定を行っていると満足できるまで，その観察者の評定をチェックする．観察者や評定者が複数いる場合，研究者は評定者間信頼性（interrater reliability）と呼ばれるテクニックを用いるだろう．このテクニックは，個別に評定者をチェックするだけではなく，他の評定者とも比較しながらチェックする．この信頼性のチェックはすべての評定者のスコアが近づくまで実行する．そして，これが統計的に検証されれば，研究者は評定者のスコアが十分に一致していることを確信するのである．

　研究の内的妥当性を保つためには評定者に偏りがない

ことが重要であるが，必ずしもそう断言できるものでもない．このことについては，この章の終わりの「迷いやすい箇所」の部分でもう一度扱う．

## 質的研究における観察

"参加観察"という用語は，研究中のフィールドで膨大な時間を過ごし，幅広い様々な資源からデータを収集するエスノグラファーのような人々について説明するために用いられる（Spradley, 1980）．このようなタイプの研究者は，研究にとって間接的にでも有益と思われるものを観察し，そのすべてをフィールドノーツに残していく．例えばそれは，環境，参加者の外見や様子，日課，非日常的な出来事，特別な集まりなどである．また，参加観察者はそのフィールドで受け入れられるよう努める——特別に扱われないように——普通にフィールドで起こっていることを眺めることができるように．したがって，クリップボード，カメラ，その他の見え透いた観察ツールは，現場では最小限にとどめることが多い．観察者は，事象についての完全な描写を得るために豊かなフィールドノーツをとるが，たいていの場合は，情報が頭の中でまだ新鮮な当日のうちにフィールドノーツを具体化しようと家に帰る．参加観察者はおそらく，観察と同じぐらい状況を豊かに説明するために，おおまかに構成されたインタビューを実施するに違いない．あるいは，ところどころ簡単に質問をしたりする．

MilesとHuberman（1994）は，生のフィールドノーツの進行が観察の当日より遅れているときには，記述をより有用な資源とするために，心に浮かぶ感想をどのようなことでも直ちにノートに記載することを勧めている．以下は，観察者が記憶しておき，ノートに付け加えるとよい項目である．

- 観察者が研究のフィールドを退いた後，観察者とインフォーマント（情報提供者）との関係はどうであったと感じられたか
- ともかく重要だと思われたやりとりのなかで，重要なインフォーマントが言っていたことの本当の意味について考え直してみる
- データのある部分に対して，その質を疑うこと．つまり，インタビューの質問や観察のプロトコールについて考え直す
- 複雑化している観察を説明する新しい仮説
- 次の接触でさらなる事柄を追跡するために，思いついたこと
- データセットの別の題材に対しても，関係しそうなこと
- 何人かのインフォーマントの意見や活動に対して自分なりに感じたこと
- すでに起こった事件や出来事について，今になって意味深く思えるようになった話の詳細や説明（Miles & Huberman, 1994, p.66）

質的研究で用いる観察のスタイルは，非参加者の行う観察から，能動的な参加者の行う観察の間のどこかに位置づけられる．つまり，非参加者とはその現場で対象者の活動に携わらない者のことであり，彼は可能な限り詳細に出来事を見て，メモをとり，記憶に留めることにエネルギーを集中する．一方で，参加観察者はその現場の活動に深く巻き込まれ，インフォーマントとの見分けがつかない．これら2つの極の間には幅があり，観察者は目標と目的によって参加の程度を選択することができる．

実際に，現場における参加の仕方のタイプを確立し，それによって得られるものを正確に予想しようとしても，現場が異なれば考え方も異なっているために，あらかじめ想定したとおりの参加を行うことは難しいかもしれない．例えば，観察をしながら現場の子どもたちにも受け入れられることなど，それ自体が一つの挑戦である．したがって，観察者は仲間として行動し活動に携わるよう試みるべきなのだろうか．それとも活動には深く携わらず，はっきりとした大人としての役割を維持し，うちとけない様子を示したり，まるでスパイでもしているような危険を冒すべきなのだろうか？

集団のメンバーが他者に対してオープンで正直であろうとするような，小さな集団の中で参加観察を行うことも，もう一つの挑戦である．観察者は，集団のメンバーと考えや感情を共有するために，その集団のメンバーにならなければ，というプレッシャーを感じる．しかしこのような状況のなかでは，観察者はあまりにも集団に巻き込まれることが多く，観察する機会を失ってしまう．それに対して，もし観察者が，"参加するように"という集団の期待に抵抗するならば，観察者は集団のメンバーから，敵対的で危険な厄介者と見られる危険を冒すことになりかねない．結果的に観察者は，集団の本当に取り組むべきワーク[訳注]を妨害してしまうかもしれない．もしセラピストとして参加観察を行う者が，治療セッションを観察しようと試みるなら，患者の感受性を十分に考

慮したほうがよい．セラピストと患者は，その場に第三者が存在していても快適に感じることができるだろうか？　その結果，観察者は起こっていることについて真の理解が得られるのだろうか？　また，観察者から期待されていると思うやり方でセラピストや患者が振る舞っているとしたら，それは作られた状況と常に見なされるのだろうか？　このセッションでは，観察者が参加するための適当な場所はあるのだろうか？　あるいは，ここでは，観察者の役割はいつも完全な観察者であったほうがよいのだろうか？

　様々な環境のなかで，研究者がどの程度，誰と，どのように参加するのかという疑問は，研究の焦点が発展したり，独自な参加スタイルや快適な参加のレベルが明らかになれば，解決することがある．そして，研究者の参加と観察がどの程度で，どういったタイプであるかについては，おそらく研究の経過とともに変化していくだろう．すなわち，研究者は，集団のメンバーに受け入れられるのを待ちながら，少し離れた位置から観察を始める．そして，研究者とインフォーマントがお互いに知り合うようになると，しだいに研究者の参加の程度は高まり，おそらく研究者がそのフィールドから去る準備をする頃になると，研究者は少し後ろ髪を引かれる．そこでBogdenとBiklen（1982）は，次のように注意している．たとえいくら多くの時間を参加に費やそうとも，次の教訓を心に留めておくべきだ．

「私がここに存在する第一の目的は，データを収集することである．では，私が［今］行っていることは，この目標とどのような関係にあるのだろうか？」(p.130)

　どのくらいの期間，観察のセッションを設けるべきか？　おそらく，一番初めに行う短いセッションでは，現場でのスタートを切るための1時間かそれ以下がせいぜいである．これにより研究者は，その現場と，研究者の存在に慣れ始めているインフォーマントに対する感触を掴むことができる．研究プロジェクトで観察すべき重要な事象を決定したとき，観察セッションの長さは，もっとはっきりしてくるに違いない．これを決定する鍵となるのは，研究者自身が記憶できる以上に長くは現場に留まらないことである．あるいは，その観察後，直ちに

---

訳注：カウンセリングや集団療法などにおいて，自分自身に直面したり気づきを得るなど，心理的に行われる内面的な仕事のことを指している．

ノートを書き上げられるぐらいの実践的な時間以上に，長くは留まらないことである．事象が記憶に新しいうちに，直ちにノートを書き始めることが重要である．たいてい，フィールドで研究する者の多くは，家でフィールドノーツを書き上げるよりも，現場で観察するほうを楽しみにしている．そのため，駆け出しの観察者の心理に，自然に湧き起こる衝動は，現場に留まりたいというものだ．つまり，それは「私が見ておくべき重要なことがいつ起こるか分からないので，万一に備える」という心理である．ところが，ベテランの参加観察者ではこのような衝動を持たない．

　質的研究における観察のスタイルは，非構成的で，自由に流動していくタイプであり，量的研究で行われる観察のタイプとは正反対だと考えられる．この研究の目標は，研究疑問を反映するような多くのデータを可能な限り集めることである．それと反対に，量的研究では，あらかじめ明瞭にされ，明確に定義されたデータのみを，規定されたやり方で集めるのである．

## ■インタビュー

　インタビューは，調査研究やエスノグラフィックな研究で，データを収集するために用いるテクニックの一つである．エスノグラフィックな研究では，インタビューは常に対面式で行うが，調査研究では対面式か電話で行う．対面式で行うインタビューは，くつろいで心がこもった感じが出せ，インタビューする者（面接者）はインタビューを受ける者（被面接者）と率直な相互作用が交わせるし，ラポールを形成できる．これは微妙な事柄を調べる場合に重要となる．つまり，被面接者は安心し，自信を取り戻し，率直な回答をする気になるのである．さらに面接者は，被面接者によって示される非言語的な合図を"読む"機会を持てる．そのような非言語的な合図は，被面接者の困惑や理解不足を暗示しているのかもしれない．そこで面接者は質問を繰り返すことができる．また，非言語的な情報は，質問に対する被面接者の十分な反応を面接者が理解するために，重要な情報となる．

　対面式インタビューの欠点は，インタビューを設定するためにかなりの時間を要することである．つまり，対象者に接触し，お互いに都合の良い時間と場所を決め，移動をして，部屋を用意する．それに対して，電話インタビューは移動の時間を減らし，手配もしやすい．しかし，私的な接触や，非言語的なサインを観察する機会は

失われる．さらに，対象者にとって電話インタビューは容易に拒否できる．

　調査研究では，インタビューの形式は構成的であるか，あるいは非構成的である．これらは，公式あるいは非公式とも呼ばれる．構成的インタビューでは，常に同一の質問が，同一の順序で尋ねられる．この形式は堅苦しく型にはまっているように思えるかもしれないが，構成的インタビューで得られた回答では，ある対象者の回答とその他の対象者の回答を比較することが容易であり，すべての対象者から得られた情報は一貫しており，ちぐはぐなものとはならない．

　非構成的インタビューでは，その研究にとって絶対必要な情報は何であるかを知るために，面接者は訓練を受けなければならない．さらに，面接者はインタビューを始める前には，それらの質問に完全に精通していなければならない．非公式なインタビューは，多くの場合，被面接者にとって快適であり，多くの詳細なデータを得るためには有用であるが，題材すべてを組織化して，分析するのは困難であり，ある対象者と次の対象者のデータを比較することはできないことが多い．そのため，対象者間の比較をしたり，頻度やパーセンテージをまとめたりするのは難しい．もし研究者が調査研究を行っているとしたら，この行為には，人々の集団の全体についての発見をすることや，それぞれの人から得た類似の情報を比較したり対照したりすることが，暗に含まれているはずである．

　非構成的インタビューは，研究の指針を決めるためのパイロットスタディとして，用いられることが多い．これにより一度，論点が明らかになれば，構成的インタビューを用いて正式な研究を行うことができる．非構成的インタビューを行うときに，研究者は，指定された形式的な質問によって情報を一つにまとめようとはせず，しばしば"魚釣り"のように振る舞う．そこで，あまりにも脱線してしまう危険や，研究目的の本来の意味を見失う危険がある．また，この手続きによって得られた結果は，対象者ごとに主題が異なっているため，系統だったものにならないかもしれない．そのため，それらすべてのデータを使って何ができるかを理解するのは困難であろう．それにもかかわらず，個人的な主題やトピックについては，徹底的に理解したという深い感覚を得ることができる．したがって，非構成的インタビューはパイロットスタディにおけるツールとしては有用である．

　また，微妙なトピックスや，洗練されていないトピックについて対象者に尋ねる場合にも，非構成的インタビューは有益である．熟練した面接者は，対象者をリラックスさせ，対象者それぞれのペースでインタビューが進行するように，復唱したり，整理し直したり，付加的な質問を挿入する．質的研究では，このような非構成的インタビューを，対象者の視点を獲得するための重要な方法として用いることができる．この手順については，後述する質的研究のデザインの章で述べることにしよう．

　一方，構成的インタビュー，すなわち公式インタビューは，未熟な面接者や駆け出しの研究者が最もよく用いる．この理由は，構成的インタビューのデータを要約し分析するのは容易であり，解釈も正確で有意味だからである．

　質問の言い回しを決定する場合，対象者が使っている言語のスタイルと慣用句を，最優先に用いることを心に留めておこう．それは，研究者のものとは全く異なっているかもしれないが，対象者が使っているのと同じような表現や言葉を使うようにしよう．特に重要なのは，医学用語のように，回答者にはなじみのない言葉を使わないことである（例えば，"脳血管障害"ではなく，"脳卒中"を使う）．インタビューではあまりにも熱のこもった表現は使わないで，同じ意味を表している標準的な表現で代用したほうがよい（Box7-A）．

　面接者が聞きたがっているのではないかと対象者が感じとった事柄を，対象者が話すことがあるが，対象者が本当のことを言っているのか，あるいは面接者を感動させようとしているのか，それを判断するのは難しい．これはインタビューから得られたデータに起こりうる問題の一つである．さらに対象者は，微妙な事柄に関する事実を話すことで，ばつの悪い思いをしたり，恥ずかしい思いをすることもあるだろう．このような場合にも，熟

---

**Box7-A**

ConverseとPresserは次のように述べている．
　"禁止する"と"許す"……は，論理的には反対である．そこで，「あなたは，アメリカ合衆国がデモクラシーに反対するスピーチを"許す 禁止する"べきだと思いますか？」という質問で，一方の単語を他方で置き換えても，影響はないだろうということは容易に想像される．しかし，より多くの人々は，このようなスピーチを"禁止する"と回答するよりも，"許さない"と回答したいと思うだろう．

(Converse & Presser, 1986, p.41)

練した面接者は，回答が真実かどうかを判断するために，非言語的なサインを読むスキルをもって対処しているのである．

個人的な質問の構成やインタビューについて，全体としては学ぶべきことがたくさんある．この情報のほとんどは，インタビューだけでなく質問紙とも関連しているので，次のセクションで述べる．

## ■質問紙

質問紙を配布するには，3つの方法がある．回答者に郵送する方法，回答者に直接会って，説明をしながら渡し，郵送で研究者に返してもらう方法，または，研究者がいるところで質問紙に回答するよう，回答者に依頼する方法である．回答者に質問紙を郵送し，それに回答して返送するよう求める場合や，対象者のもとに質問紙を留め置いておく場合は，研究者は特別な配慮をする必要がある．第1に，質問はとても分かりやすく，曖昧さのないものでなければならない．なぜなら，研究者は回答者の疑問に答えるために，その場にいることができないためである．もしある質問を回答者が誤って解釈し，正しく答えられなかったのなら，これには特別な注意を払う必要がある．つまり，結果を分析するための統計的手続きを行わずに，質問紙全体を捨てなければならないということだ．

郵送された質問紙に関して研究者が抱えるもう一つの重要な事柄は，その研究について納得できるような説明をするに足りる，十分な回答があるかどうかである．その研究のトピックに関心を持っていることが分かっている集団に郵送する場合，期待できる合理的な回収率は，だいたい30％である．しかし，回収率を改良する方法はある．調査の受け手が依頼文（カバーレター）と教示文（インストラクション）を読まないで捨てることがないように，調査を魅力的で気持ちの良いものにしなければならない．依頼文は，受け手の注意を摑んで離さないように書く必要がある．そして，調査研究のトピックは，受け手がその質問に答えたいと思うように彼らの関心を引かなければならない．

質問紙は，研究者が必要な情報が得られ，回答者が回答可能な長さでなければならない．質問紙の長さがどれぐらいであるべきかについては，膨大な記述がある（Fink & Kosecoff, 1985）．自記式質問紙は，一般に30分が限界とされている．しかし，対面式インタビューならば約1時間は続けられる（Box7-Bと7-C）．一つの経験則は，自分の質問紙をできる限り客観的に吟味することである．つまり，もし自分のところにその質問紙が郵送されてきたら，この質問紙に忠実にすべての質問に答えるだろうかと，自分自身に問うことである．

依頼文は回答者に，次のことを伝えなければならない．なぜ，その回答者たちを対象としているのか，そして参加することで彼らはどんな利益を期待できるのか，ということである（対象者が，学位論文を仕上げようとしている作業療法の学生を援助し，セラピストの労働力にもう一人の人材を加えることを間接的に助けるという，結果的にはただそれだけの利益であってもである）．ともかく，研究者が研究の結果によって達成しようと望んでいることを伝えることで，プロジェクトに対して回答者の関心を引こう．

通常，質問紙を返却する期限を設ける——それは，質

---

**Box7-B**

ある地域のクリニックが，コミュニティの変化に伴って生じるニーズを充足し続けようと努力している．ここ数年，このクリニックの患者のなかには65歳以上の者が多くなり，第二言語として英語を話す人々の割合が，実質的に増えている．そこで，ある二カ国語を話すボランティアが，むこう8週間にわたって，1週間のうち2日間の午前中を使い，クリニックの利用者と45分の対面式インタビューに取り組むことになった．このインタビューのために，50項目の調査研究用の質問紙が設計された．

---

**Box7-C**

ある居住区のクリニックもまた，高齢化し，英語を話そうとしない人々が大きな割合を占めるようになった住民に対して，適切なサービスを提供することに関心を持っている．この地域の行政は，このクリニックが患者のニーズについて調査研究をすることに助成金を出すことを決定していた．そこで，スタッフと患者がこの調査研究に費やす時間を最小限にするために，10分間で回答可能な，6項目の自記式質問紙を準備した．そして，この調査研究の有効性を高めるために，質問紙は受付係の机の上に置かれた．

問紙が届いてから，おおよそ2週間である．2週間が過ぎて質問紙が返却されてくることはめったにない．返却が匿名でない限り，質問紙を送った人々のマスターリストを保持しておき，返却をチェックしよう．もし2週間のうちに対象者からの回答がないのなら，催促のはがきを出すべきである．

必ず切手を貼り宛名を書いた封筒を同封する．これによって，回収率が大きく増すに違いない．調査対象者が封筒や依頼文（多くの場合，これはさっさと捨てられている）に書かれた調査者の住所を探す努力をしないで済むように配慮するのが一般的であるが，もし調査対象者が研究プロジェクトに郵送料を払うことになれば，きっと憤りを感じるに違いない．

## 質問の構成

質問紙やインタビューのために質問を構成する場合，2つのタイプの質問——閉鎖回答形式の質問（択一回答式質問：closed-ended questions）か，自由回答形式の質問（open-ended questions）を使う．閉鎖回答形式の質問は，通常「はい」か「いいえ」から1つの回答を選択したり，あるいは一連の選択肢からただ1つの回答を選択する質問である．反対に，自由回答形式の質問は，回答者が自分の意にかなうような多くの言葉で答えることができる．

まず，自由回答形式の質問は，多少の意見の違いが重要であると判断される場合，その複雑な現象を扱うために最も役に立つものだ．第2に，自由回答形式の質問を用いれば，閉鎖回答形式の質問をさらに念入りに調べることもできる．以下がその例である．

あなたは，クリニカルリーズニング（臨床上の推論）のスキルを，作業療法専攻の学生に教えますか？
　　　　　　　はい＿＿＿＿＿　　いいえ＿＿＿＿＿
「はい」と答えた方は，カリキュラムのなかで，どのような方法で，どの点について教えるのかを説明してください．

第3に，自由回答形式の質問は，次のことを明らかにする方法としても使えるだろう．つまり，ある閉鎖回答形式の質問で扱われた事柄に関して，回答者にとって最も重要であることや，回答者に最も関連していることを明らかにできる．例えば，専門性を認定することに関する具体的な質問であれば，次のような特定の自由回答形式の質問で追求するのである．「専門性を認定することについて，あなたはどのような意見をお持ちですか？」．このテクニックは，回答者が可能な限りの回答を"まとめ"てしまった後に，回答者の気分を良くするためにも使える——そうすれば，彼らは言いたいことを今言うことができる．結果を要約するときには，自由回答形式の質問による情報を使わないほうがよいと思うが，自由回答形式の質問をすることで回答者に関心を持たせ，引きつけておくことができ，調査研究が成功するチャンスが増すのである．

自由回答形式の質問は，回答者に指示を与えることなく，回答者の望むようなスタイルや方法で答えさせることを可能にする．このことにより，社会的に好ましいと回答者が感じている回答を減らすことができる．同様に，自由回答形式の質問は，微妙だったり，脅威を与えるように思われる質問を最も効率的に処理できる．また，個人的なインタビューよりも，匿名の質問紙のほうが，正直に答えてもらえるだろう．

回答者は，彼ら自身が考えたり作ったりしなければならない文章を書いて回答するよりも，閉鎖回答形式の質問に回答して，手っ取り早く済ませてしまいたいと考えるだろう．しかし，閉鎖回答形式の質問による回答では，詳細で個人的な回答を望んでいる研究者は満足できない．ここでは，トレードオフが必要であり，その選択は研究者がするべきである（Box7-D）．

閉鎖回答形式の質問では，回答形式は相互に排他的でなければならない．そして，割合を出すことが必要な場合は，広い選択幅が必要である．「はい／いいえ」の回答形式では，「わからない」という選択肢を入れるかどうかについて，様々な意見がある．「わからない」という選択肢は，回答者に安易な出口を与えてしまうと考える人もいれば，むしろ肯定的あるいは否定的な回答を回答者に強いてしまうのではないかと考える人もいる．さらに，「わからない」を入れたほうが公平であり，回答者にはこの選択肢が必要であると考える人もいる（Box 7-E）．

回答者に質問項目に回答するよう依頼する方法が，いくつかある．単純な「はい／いいえ」回答と同じように，空白を埋めるか，リストの中から関係する回答を選ぶように質問することもできる．現在のところ，それ以外の回答形式としては，評定尺度が主である．評定尺度では，SD法（セマンティック・ディファレンシャル法：semantic differential）とリカート・スケールが最も有名である．SD法は，Charles Osgoodによって開発された

> **Box7–D**
>
> 「自由回答形式の質問と閉鎖回答形式の質問の比較を行う実験で，対象者は，国家が直面している最も重要な問題は何だと思うか尋ねられた（Schuman & Presser, 1981）．その調査研究が始まったとき，アメリカ合衆国は，予期していなかった天然ガスの不足で打撃を受けた．これは自由回答形式の質問に影響を与え，22パーセントの人々が"エネルギー不足"を最も重要な問題と答えた．閉鎖回答形式の質問のほうでは，エネルギー問題についての知識は入れないで設計していたので，対象者がエネルギー不足について関心を持った形跡など全くなかった．そして99パーセント以上の人が，提示されていた5つの排他的選択肢のうち，1つを選択した……したがって，適切な回答カテゴリーを記述するために，十分な情報が得られていないときには，自由回答形式の質問が好ましい．」
>
> (Converse & Presser, 1986, p.34)

> **Box7–E**
>
> 「質問の回答選択肢に，"わからない""どちらでもない"を含まない調査研究が標準的に行われているために，[質問について検討されるべき]問題はますます大きくなっている．ある実験研究では，"わからない""どちらでもない"という選択肢が提示されているときには，提示されていないときよりも，"わからない"と答える人が多くなってしまうことを明らかにしている．"わからない""どちらでもない"という意見表明しない選択肢の有無によって，一般的には，インタビューを受けた人々の3分の1から8分の1の人々が影響を受ける．」
>
> (Converse & Presser, 1986, p.35)

特性のような事象を明らかにするために，わざと未完成の文章を用いることもある．つまり，問題の領域を表してはいるものの，未完成な文章を示し，回答者にその文章を完成させるように質問する方法である．例えば，「グ

 もので（Osgood, Suci, & Tannenbaum, 1957），感情的な意味の測定に使われる．これは，回答者に対して問題の領域を示し，二極化した尺度のリスト上で，感情的反応を評定するように質問するもので，両極に対になる形容詞が置かれている7ポイントの尺度である．一般的に，形容詞のペアをまとめると，3つの次元になる．それは，評価の次元（良い/悪い），力量の次元（強い/弱い），活動の次元（速い/遅い）である．Box7–FはSD法を使用した一例である．

リカート尺度では（Likert, 1932），回答者に対してその問題に関する質問文を提示することで，問題の領域を示す．そして，回答者には5ポイントか7ポイントの尺度で，その質問文と自分との一致の程度を回答するように質問する．5ポイントの尺度では，次のような言い回しが典型的である．「非常にそう思う，そう思う，どちらとも言えない，そう思わない，全くそう思わない」．7ポイントの尺度にする場合，「非常に強くそう思う」と「非常に強くそう思わない」を，その両極に加えればよい[訳注]．

意見，態度，知識，行動のスタイル，パーソナリティ

---

訳注：日本語による評定尺度の言い回しについては，織田揮準：日本語の程度量表現用語に関する研究．教育心理学研究 18:166–176, 1970 が参考になる．

> **Box7–F**
>
> Henry, Nelson, Duncombe (1984) は，次の事柄について対象者から回答を得るために，SD法を用いた．すなわち，ある活動グループにおいて，活動を自分で選択できる場面，あるいは自分では選択できない場面で，それぞれ自分自身をどう感じるかについて，評価，力量，活動の，3つの感情的要因で測定しようとした．彼らは，Osgoodの短縮版SD法を用い，対象者が12の尺度それぞれについて7ポイント尺度で評定したものを，4つの尺度ごとに1つの因子にまとめた．実際の尺度は，以下のとおりである．
>
> 素敵な ＿｜＿｜＿｜＿｜＿｜＿｜＿ いやな
> 速い ＿｜＿｜＿｜＿｜＿｜＿｜＿ 遅い
> 静かな ＿｜＿｜＿｜＿｜＿｜＿｜＿ 騒々しい
> 酸っぱい ＿｜＿｜＿｜＿｜＿｜＿｜＿ 甘い
> 微力な ＿｜＿｜＿｜＿｜＿｜＿｜＿ 強力な
> 若い ＿｜＿｜＿｜＿｜＿｜＿｜＿ 歳をとった
> 悪い ＿｜＿｜＿｜＿｜＿｜＿｜＿ 良い
> 弱い ＿｜＿｜＿｜＿｜＿｜＿｜＿ 強い
> 生き生きとした ＿｜＿｜＿｜＿｜＿｜＿｜＿ 生気が失せた
> 深い ＿｜＿｜＿｜＿｜＿｜＿｜＿ 浅い
> 大きい ＿｜＿｜＿｜＿｜＿｜＿｜＿ 小さい
> 役に立たない ＿｜＿｜＿｜＿｜＿｜＿｜＿ 役に立つ

ループホームに精神遅滞者(訳注)を入所させることについて，私の意見は……」という具合である．

複数回答形式の質問は，回答者から意見や態度を引き出すために用いられる．すなわち，あるステートメントが質問の形式で用意され，回答者は，意見，態度，あるいはBox7-Gにみられるような活動などについて，自分自身に最も一致しているものを，項目のリストから選択するのである．

項目を順位づけさせる場合は，項目のリストを用意し，回答者にとって重要な順を示すように，それぞれの脇に番号をふってもらう．重要性の高い順から2つか3つの項目のみを尋ねることもあれば，すべてのリストに優先順位をつけてもらうこともある．ここで忘れてはならないのは，ほとんどの人間は，10項目以上に優先順位をつけることはできないということである．

## 質問紙の構成

調査研究における質問は，一定の順序に配列しなければならない．つまり，論理的秩序をもって次の質問を続けるためである．まず最初に，大まかな一般的な質問で，対象者をインタビューに引き入れ，彼らの関心を引く．回答者が居心地よくなるまで，微妙な質問は避けるのである．とりわけ対面式インタビューの場合は，それはラポールが確立されてからにする．

単なる「はい」「いいえ」でも，様々なレベルの評定を必要とするような質問でも（例えば，「1から5の尺度で評定せよ」），あまりにも数が多くなりすぎないようにする必要がある．なぜなら，回答者はしばらくすると関心と集中力を失い，質問の内容をあまり考えないで答えるようになるからである．また，違った形式で書かれた別の質問を混ぜて，質問の秩序を断ち切らないようにすべきである．

研究者は多くの場合，質問紙の最後に，包括的な自由回答形式の質問を付け加える．それは，質問紙に回答していくプロセスでは答える機会のなかった情報を，回答者に付け加えさせる機会を与えるためである．郵送の質問紙の場合，回答者が研究者にメモを書いてくることがよくある．例えば，回答者が曖昧だと感じたことを説明したり，関係すると感じた項目を付け加えたりするのだ．

---

訳注：ICD-10（国際疾病分類第10版．WHO）では「精神遅滞」（邦訳）であるが，わが国の1998年改正の精神保健福祉法では「知的障害」という用語が用いられている．

---

**Box7-G**

SteinとCutlerは，心筋梗塞後の患者を対象にして，障害に対する態度を調査した研究者の例を紹介している．この調査では，複数回答形式の質問が使われた．

「もし，私がひどい胸痛を起こしたなら，まず，次のことをするだろう．
1. かかりつけの医者を呼ぶ
2. 救急車を呼ぶ
3. 警察の救急救助隊を呼ぶ
4. 横になって休む
5. その他　具体的に記入してください：
　　　　　　　　　　　　　　　　　　　　」

(Stein & Cutler, 1996, p.120)

---

最後に付ける包括的な質問は，回答者がそのようなことを行うための正式な場所となる．

もし研究プロジェクトのデータ収集として，調査研究を用いようと計画しているなら，この専門的なトピックについて書かれている優れた本を一冊読むことを，強く勧める．このような本を，この章の終わりの「さらに理解を深めるための文献」にあげておいた．

## ■記録やアーチファクトの検討

ドキュメント（文書による記録）の吟味は，実験デザイン，エスノグラフィック・デザイン，歴史研究デザイン，ケーススタディ・デザインを含め，多くのタイプの研究において，データを収集する手段となる．いくつかのタイプの研究，例えば歴史研究では，記録や記録保管所の資料を吟味することがデータを収集する唯一の手段であろう．しかし，他の研究では，ただ単に数あるなかの一つのテクニックでしかない．

ドキュメントは，あなたの観察とインタビューに，歴史的，文脈的内容をもたらす．すなわちそれは，事象に対するあなたの記述と認識を支持し，さらに展開し，刺激することによって，見たことや聞いたことを豊かにする．さらに，人々の生活の一部となっているドキュメントやアーチファクトを使いながら，現象に関する理解を発展させていくのである（Glesne & Peshkin, 1992, p.54）．

ドキュメントには，患者についての診療記録，ミーティングやケースカンファレンスの覚え書き，手紙，スピーチ，論文，本，日記，落書き，メモ，会員リスト，ニューズレター，イラストなどがある．また，アーチファクトは，装具，補助着，写真，音声や画像の記録，フィルムなど人が生み出した物的な資料を指す．文書資料を得る一つの方法は，インフォーマントに，日記や雑誌，その他の記録物を保存するように依頼することである．また，研究者がセラピストと協同して，臨床的な記録が施設のニーズと研究のニーズを同時に満たせるようにすることもできるだろう．例えば，リハビリテーションに対するクライエントの満足度に関心を持っているとしたら，研究者はクライエントの満足度を測る質問紙を設計する役割を果たすことにより，研究のためと同時に，施設を支援することもできるだろう．

伝統的に，研究データとして用いられる記録は，**一次資料と二次資料**に分けられる．一次資料とは，検討中のトピックに関する当事者の記述である．例えば，自叙伝や目撃者の記述がそれである．二次資料とは，他者がそのトピックについて書いた記述で，個人的体験に基づいていないものである．例えば，診療記録がそれにあたる（これは臨床医によって書かれており，その体験をした患者によって書かれたものではない）．研究者はそのドキュメントの記述について真実性を確認しようとするだけでなく（この人は実際にこれを書いたのか？），ドキュメントの内容についても真実性を確認しようと試みるべきである（これは実際に起こったことなのか？）．（このトピックについて詳しくは，第9章の「歴史研究デザイン」のセクションを参照．)

逆に，文書資料は，研究者の観察や，面接者が研究者に伝えたことを裏づけるために使えることもある．さらに，それらは研究について有用な疑問を喚起するだろうし，観察とインタビューに新たな方向性を与えたりもするだろう．また，文書資料は，他の資料からでは得ることができない歴史的，人口統計学的情報，時には個人的情報を提供することもある．

収集したデータを要約し解釈するときに，研究者は論理的な分析を用いて，可能な限り客観的であるよう試みなければならない．歴史研究では，可能な限り集めた，データとしての形態を持つもののみを精査するのだが，研究者は過去のある事象が別のある事象を引き起こしていたと確証することができないのがふつうである．このようなケースでは，研究者は因果関係を帰属させるために前提を立て，推論を導かなければならない．そして，ある出来事について多くの情報が明らかになるほど，その出来事の原因を知ることができるだろう．それでも研究者は，収集した証拠に基づいた原因と一般化可能性に対する解釈には，一定の限界を設けるように十分注意しなければならない．

## ■計測機器（ハードウェア）

関節可動域，筋力，電流に対する皮膚の反応などの身体的計測は，多くのセラピストが行っている研究にみられる．実験研究では，たいていの場合，妥当で信頼できる測定が可能な身体的計測や機械的な計測は，対象者による主観的なフィードバックよりも好ましい．しかし，研究における測定道具として機器装置をあてにする前に，セラピストはそれが信頼でき妥当な測定用具であるという確信を得ておいたほうがよい．なぜなら，機器装置は，独立変数を操作的に定義するために単純な方法を提供してくれるので，研究のための測定に機器装置を使用するのは，望ましいことだからである（Box7-H）．

機器装置が精巧になった今日では，独立変数を測定するために多くの選択が可能である．セラピストは，ふつうハードウェアとして知られている計器類を用いる．例えば，ケーブル張力計，脳波計，角度計などである．Currier (1984) の本，*Elements of Research in Physical Therapy* では，科学的なハードウェアの使い方，例えば製品とその仕様書など計器類による計測で考慮すべき事項，さらに研究関心の領域とその領域と関連が深い生理学的反応を測定するために通常使用されているハードウェアについて書かれている．ハードウェアを確認し設置するために研究者を支援する資料のリストは，付録Cに示した．

ところが，不幸にもハードウェアでは測定できない多くの変数がある．これらを定義し定量化するためには，他の測定手段を見つけなければならない．その手段とは，

---

**Box7-H**

例えば，ある治療テクニックが片麻痺の患者の肘関節に及ぼす影響を検討するために，肘関節の可動域を測定する研究では，それを次のように操作的に定義した．すなわち，肘関節の可動域とは，角度計で計測された肘関節伸展・屈曲の角度である．

一般的に文章で構成されたテストや質問紙であるが，これらについては次のセクションで論じる．

## ■テスト，測定尺度，インベントリー

保健医療専門職が用いる研究データの多くは，文章や言葉から成るテスト，測定尺度，インベントリーを使って集められている．このような手段によって測定できる変数には，心理学的要因，認知能力，知覚-運動スキル，職業的関心，パーソナリティ要因，態度，価値などがある．主要なテストの供給元のリストは，付録Dに記載した．

有名なテストのいくつかは，精神保健領域における作業療法の実践で使われているAsher（1996）の本のように，著作目録に収録され，批判的に検討されている．さらに，心理学的アセスメント（Chun, Cobb, & French, 1985），パーソナリティと社会心理学的態度（Robinson, 1991）に関するテスト，測定尺度，インベントリーを収録したコレクションも2つある．おそらくこの主題について最も有名で最も包括的な本は，Buros Institute の *Tests in Print IV: An Index to Tests, Test Reviews, and the Literature on Specific Tests*（Murphy, Conoley, & Impara, 1994）であろう．これは知能，発達，態度，職業的関心についてのテストを列挙している．また，*The Eleventh Mental Measurements Yearbook*（Kramer & Conoley, 1992）は，使用状況の観点からテストと引用文献の吟味をしている．テストに関するそれ以外の資料としては，主要なテスト出版社のカタログがある．テストに関する著作目録の資料のリストは，付録Eに記載した．

研究者が関心を持っている情報を正確に収集するテストが存在しない場合，独自のテストを開発しようと考えるだろう．その際には，独自に開発したテストが妥当で有用なものとなるように，研究者は一般的に認められているテスト開発のテクニックに従うべきである．テストを開発するための手順について段階的に記述しているBensonとClark（1982）の論文，"A Guide for Instrument Development and Validation" を参照するとよい．

## ■テスト，測定尺度，インベントリーにおける妥当性と信頼性

テスト，測定尺度，インベントリーは，標準化されることもあるし，標準化されないこともある．標準化されたテストは，正規化と呼ばれるプロセスを経ているはずである．これは"正規分布をする"母集団において，妥当性と信頼性のレベルを確立することを意味している．

### 妥当性

妥当なテストとは，それが測定すると主張している事象を測定しているテストのことである．例えば，知能テストであれば，学校での子どもの成績や動機ではなく，まさしく子どもの知能を測っているということである．

### 信頼性

テストが信頼できるということは，同一の特徴について，同一のやり方で測定すれば，繰り返し測定しても同じ結果になるということである．例えば，信頼できる知能テストは，同一の人物であれば，繰り返し測定しても，同じ知能得点を示すだろう．

ここで，テスト，測定尺度，インベントリーに関係する3つのタイプの信頼性について，理解しておくことが重要となる．

1. 再テスト法（test-retest reliability）は，時間が経過したときの得点の信頼性である．いくつかの指標に関する測定を対象者に行い，ある一定の時間が経過したら，同じ対象者について，同じ指標の測定を行う．次に，この2回の測定における得点を検討する．条件および測定された指標が安定していると仮定すれば，これらの得点は同じになるはずである．
2. 折半法（split-half reliability）は，ある測定用具を2つに分けた場合，双方が同じ事柄を測定する程度に関係している．例えば，セルフエスティーム（自尊感情）のテストのアイテムを2つのグループに分けた場合，その両方がセルフエスティームの構成要素を実際に測定しているだろうか？もしそうでないなら，テスト全体が疑わしく，合計得点も，対象者のセルフエスティームの得点を

本当に表しているとはいえないだろう．このタイプの信頼性を評価するためには，テストを2つの部分に分け，2つのアイテム群における対象者の得点を比較することである．信頼できるテストだと判断されるためには，この2つの得点が類似していなければならない．
3. 評定者間信頼性（interrater reliability）は，別々の評定者や観察者が，同じ人あるいは同じ指標を，同じように認知する程度である．この概念には2つのポイントがある．1つ目は，観察者が彼ら自身が行った評定の間で矛盾がないか，そして2つ目は，他の観察者と自分の評定との間で矛盾がないか，である．もしも，観察者が信頼に値すると判断できるならば，ここでもまた，評定は同じになるはずである．

標準化されたテストを添付しているマニュアルは，標準化のプロセスのなかで用いた基準に関する情報を掲載しているはずである．その基準とは，標準的なグループとして用いる母集団の詳細，そのテストが達成した信頼性と妥当性の具体的な程度などである．そのテストが研究目的にとって厳密な意味で満足なものであるか否かを判断するためには，この情報を吟味しなければならない．そして，マニュアルに書かれたタイプの対象者にのみ，そのテストを用いることが大切である．また，研究者はテストを実施する手順を学ばなければならない．そして，テストはマニュアルに書かれているやり方どおりに忠実に行われなければならない．規定された母集団に，規定された条件下で，規定されたやり方でテストを実施したときにのみ，テストの信頼性と妥当性を確実にすることができる．これらの事項のいくつかをいったん変えてしまったなら，研究者は，マニュアルに列挙されたテストの信頼性と妥当性の程度について，自分の研究では主張できなくなってしまうのである．

## ■さらなるステップに向けて

研究でデータを収集する方法を決めたなら，次にこれらのデータを分析するテクニックを決定しなければならない．データ収集では，量的データと質的データの両方を収集することがある．量的データは，統計的手続きに即してまとめられ，処理されることから分かるように，何らかの方法でカウントすることが可能な変数から成り立っている．量的データの分析は，第8章で触れることにする．それに対し，質的データは，数字で表すことができず，直接測定することはできない（例えば，態度，価値，参加の度合い，体験した痛みの度合い，形容詞的に表現される感情）．そこで，ある数字や単位が，そのような直接測定できない変数（属性として知られている）に割り当てられたとき，統計的分析の方法としてはノンパラメトリックな手法を用いることができる．これらについても，第8章で論じている．定性的に表現される価値観のように，数字で表せる研究課題でない場合は，他のデータ分析の方法を用いなければならない．これらの方法は，第10章で扱っている．

## ■迷いやすい箇所

### 量的研究における観察

量的研究として観察を行うときに共通する問題は，公平で，客観的にはできないことである．観察者が，その研究の主要な研究者でもある場合には，特にそうである．我々はみな，我々が見たいと思うものを見る傾向にある．そしてこの多くは，研究でポジティブな結果を出したいと願う研究者にもあてはまる．このような理由から，同一の事象を1人の観察者ではなく，複数で観察し記録するほうが望ましい．もし可能ならば，研究をデザインする責任者が観察をしないようにすべきである．さらに望ましいのは，観察者はその研究の仮説について知らされていないこと，そして研究の正確な背景についてできるだけ知らないことである．このようなやり方をするなら，観察を偏らせることはないだろう．また，観察者は観察をしているときに，対象者が実験群なのかコントロール群なのか，知らないほうがよい．観察者のバイアスは，実験研究の内的妥当性に影響する主要な問題の一つであり，このバイアスを排除するためにできることすべてを研究者は行うべきである．Oyster, Hanten, Llorens (1987) は，*Introduction to Research: A Guide for the Health Science Professional* で，観察者のバイアスについて卓越した見解を提示している．

### インタビュー

公式インタビューを進めるときには，その速さの調整

が重要になる．あまりにも速く進めてしまうのは危険である．なぜなら，面接者がその主題に慣れていて，対象者には質問について考えるための十分な時間が与えられない危険性がある．すなわち，面接者がさっさとインタビューを進めてしまうと，対象者には十分な時間がないために，大切に扱われていないと感じるだろう．対象者はその質問を十分に理解し，回答について考えるための時間を必要としているのである．

## 質問紙

質問紙を開発するときに，「せっかくデータをとるのだから，ついでに聞いてしまってもよいだろう……」という態度をとりたい誘惑にかられ，質問者の好奇心が強いというだけで，2，3の質問を付け加えてしまうことがよくある．しかし，研究に対してはほとんど有用な成果をもたらさない題材についても聞いてみたいという誘惑には，うち勝たなければならない．これは回答者の時間を無駄にするだけではなく，彼らをイライラさせたり，我慢の限度を超える原因となってしまう．調査研究を構築するための黄金律は，「あなたが実行できること以外の情報を尋ねてはならない」（Fink & Kosecoff, 1985, p.25）である．このルールは，実現できない希望をかきたてるような質問をすることにも，適用される（Box7-I）．

また，あまりにも個人的になってはいけない．回答者は，次のような答えにくい質問に出会うかもしれない．「あなたは離婚していますか？　結婚していますか？　それとも独身ですか？」，「あなたは1年間にどれぐらいの収入がありますか？」，「あなたは，担当のセラピストについてどう思いますか？」．もし，回答者がこれらの質問をあまりに個人的すぎると思うなら，それらに全く答えなかったり，あるいは正直に答えないかもしれない．調査研究において，個人的な情報が絶対に必要なときには，以下に示すように，許容されやすい言い回しで尋ね

### Box7-I

「ヘルスサービスに対するコミュニティのニーズに関する調査研究では，もしそのコミュニティが，医師が継続的に24時間体制の救急室に勤務するというサービスを支援することができないのであれば，住民に，そのような勤務に従事した場合の医師の待遇を評価させるのは公正とは言えない．調査の内容は，回答者の視点と期待に影響を与えることを覚えておかなければならない．」

（Fink & Kosecoff, 1985, p.25）

る方法がある．

昨年のあなたの給料は，次のうちどれにあてはまりますか？
1. 10,000ドル未満
2. 10,000ドル以上20,000ドル未満
3. 20,000ドル以上30,000ドル未満
4. 30,000ドル以上40,000ドル未満
5. 40,000ドル以上50,000ドル未満
6. 50,000ドル以上

研究者が期待していると回答者が気を回して考えそうな回答を，誘導しないように注意しなければならない．このようなことは，研究トピックスに対する肯定的，あるいは否定的な推論をすることから生じる．例えば，もし対象者に"仕事では，一生懸命に働く"ということについて尋ねるとしたら，対象者が，仕事とは一生懸命やるものだとは考えていなくても，対象者に一生懸命働くと答えるように無言の圧力を加えることになるかもしれない．このようなケースでは，対象者が慣れ親しんできた働き方に対し，研究者自身の態度を押しつけることになるだろう．

## ●ワークシート●

この章で取り上げたデータ収集のテクニックを検討し，あなたが使うテクニックを決定しなさい．

　　　＿＿＿＿　観察

　　　＿＿＿＿　インタビュー

　　　＿＿＿＿　質問紙

　　　＿＿＿＿　記録とアーチファクトの検討

　　　＿＿＿＿　計測機器（ハードウェア）

　　　＿＿＿＿　テスト，測定尺度，インベントリー

研究に必要なデータを収集するためには，1つ以上のテクニックを用いる必要があることも覚えておこう．

**観察**．もしこのテクニックを使うのなら，

　　観察によって検討しようと計画している仮説は何か？

　　観察する必要のある事象，事項，行動は何か？

それぞれの観察事項について，観察可能な定義を書こう．

観察を記録するために用いる方法は何だろうか？　データ収集の計画表あるいはプロトコールを作ろう．

実際に，観察し記録するのは誰か？



観察者は，トレーニングを必要とするだろうか？

　　　_____　はい　　　　　　　　　　　　　　　_____　いいえ

もし必要なら，誰がそのトレーニングをするのか？

トレーニングの手順について計画しよう．

観察者が1人以上いるのであれば，評定者間信頼性についてテストするのか？

　　_____ はい　　　　　　　　　　　　　　_____ いいえ

これについて，用いるべき手順を書こう．

**インタビューあるいは質問紙．** もしデータを収集するためにインタビューあるいは質問紙を実施しようと計画しているのなら：

インタビューあるいは質問紙で検討しようと計画している仮説は何か？

この仮説を検討するために，必要となる具体的な情報は何だろうか？

サンプルが母集団を代表しているかどうかを判断するために必要となる人口統計学的データは何だろうか？

_____ あなたは，自分で直接，インタビューを行うのか？

_____ あなたは，電話でインタビューを行うのか？

_____ あなたは，文書化した質問紙を使い，対象者のところに留め置くのか？

_____ あなたは，質問紙を郵送するのか？

インタビューを行うのなら，

_____ 構成的か？

_____ 非構成的か？

質問紙を郵送するなら，依頼文を組み立てよう．そのためには，次の内容を押さえるべきであることを，覚えておこう．

- なぜこの調査研究は，回答者たちを対象としているのか，回答者にはどのような利益があるのか
- 調査研究における中心的な目標
- 質問紙を返却する期限
- 切手を貼り，自分の住所を書いた封筒を同封すること

依頼文と調査研究を，魅力的にしよう．

さあ，これで質問を構成する準備が整った．はじめに，あなたが知りたいと思っている一つ一つのデータを正確に決定しよう．次に，その質問に最もふさわしいフォーマットはどれかを決定しよう．（例えば，はい/いいえ，複数回答形式の質問など）．それから，自分が作った言い回しが本当に適切だと感じられるようになるまで，この作業に時間を費やそう．

その質問は，あなたが期待しているタイプの情報を引き出すのかどうか．そして，それらは回答者にとって明確であり曖昧なところがないか判断するために，小規模のパイロットスタディを行おう．（これを行う前に，パイロットスタディについてのセクションを読んでおくこと．）

パイロットスタディからのフィードバックに基づいて，質問文を書き直そう．

**記録およびアーチファクトの検討**．データを収集するために，記録あるいはアーチファクトの検討をしようと計画しているなら：

その記録を検討することで実証しようとしている仮説は何か？

この仮説を検討するために，収集したいと思っているのは，どのようなデータか？

## 7 データ収集のテクニック 119

この仮説に関する情報をどこで見つけようとしているのか？（それぞれについて具体的に）

文書で書かれた資料なのか？

物的資料なのか？

機器に関係する資料なのか？

一次資料はどれか？

　　文書：

　　物的：

　　機器：

二次資料はどれか？

　　文書：

　　物的：

　　機器：

これを実現可能なデータ収集方法とするのに，十分な一次資料があるのか？

　　_____ はい　　　　　　　　　　　_____ いいえ

**計測機器**．データ収集にこのテクニックを用いようと計画しているなら：

　計測機器によってどの仮説を検討しようとしているのか？

　この仮説を検討するために収集したいと思っているのは，どのようなデータか？

　このようなデータを得られる計測機器はあるのか？
　　_____ はい　　　　　　　　　　　　　_____ いいえ

　あるいは，自分自身で開発しなければならないのか？
　　_____ はい　　　　　　　　　　　　　_____ いいえ

　既存の計測機器は，標準化されているか？
　　_____ はい　　　　　　　　　　　　　_____ いいえ

　標準化されているなら，信頼性のレベルはどうか？ _____
　　　　　　　　　　　　　　　　妥当性は？ _____

　自分自身の計測機器を開発しているとしたら，それを規格化できるか？
　　_____ はい　　　　　　　　　　　　　_____ いいえ

　もし，できるのなら，その手順を書いてみよう

**テスト，測定尺度，インベントリー．** データを収集するのに，テスト，測定尺度，インベントリーを使おうと計画しているのなら：

　　テスト，測定尺度，インベントリーによって検討しようとしている仮説はどれか？

　　この仮説を検討するために必要としているデータは何か？

　　これらのデータを引き出すような既存のテストはあるのか？
　　　　＿＿＿　はい　　　　　　　　　　　　＿＿＿　いいえ

　　もしあるなら，それは標準化されているのか？
　　　　＿＿＿　はい　　　　　　　　　　　　＿＿＿　いいえ

　　もしあるなら，信頼性のレベルはどうか？ ＿＿＿＿＿＿＿＿＿＿
　　　　　　　　　　　　妥当性は？ ＿＿＿＿＿＿＿＿＿＿

得点化の手順はどうするのか？




そのテストを手に入れることができるかどうか知るために，発行者に連絡をとろう．

もしテストを作っているなら，それを標準化することができるだろうか？

_____ はい　　　　　　　　　　　　_____ いいえ

参考文献として，BensonとClark（1982）の論文を用い，テストを作ろう．




パイロットスタディを行い，そのフィードバックに基づいてテストの項目を作り直そう．（パイロットスタディのセクションを参照．）




得点化の手順はどうするのか？

## ■引用文献

Asher, I.E. (1996). *Occupational therapy assessment tools: An annotated index* (2nd ed.). Bethesda, MD: AOTA.

Benson, J., & Clark, F. (1982). A guide for instrument development and validation. *American Journal of Occupational Therapy, 36*(12), 789-800.

Bogdan, R.C., & Biklen, S.K. (1982). *Qualitative research for education: An introduction to theory and methods.* Boston: Allyn and Bacon.

Chun, K.T., Cobb, S., & French, J.R. (1985). *Measures for psychological assessment.* Ann Arbor, MI: Institute for Social Research, University of Michigan.

Converse, J.M., & Presser, S. (1986). *Survey questions: Handcrafting the standardized questionnaire.* No. 63 in Quantitative Applications in the Social Sciences Series. Newbury Park, CA: Sage Publications.

Currier, O.P. (1984). *Elements of research in physical therapy.* Baltimore: Williams & Wilkins.

Fink, A., & Kosecoff, J. (1985). *How to conduct surveys: A step-by-step guide.* Beverly Hills, CA: Sage Publications.

Glesne, C., & Peshkin, A. (1992). *Becoming qualitative researchers: An introduction.* New York: Longman.

Henry, A.D., Nelson, D.L., & Duncombe, L.W. (1984). Choice making in group and individual activity. *American Journal of Occupational Therapy, 38*(4), 245-251.

Kramer, J. & Conoley, J. (Eds.). (1992). *The eleventh mental measurements yearbook.* Lincoln, NE: Buros Institute of Mental Measurements.

Likert, R. (1932). A technique for the measuremet of attitudes. *Archives of Psychology, 52*, 140-145.

Miles, M.B., & Huberman, A.M. (1994). *Qualitative data analysis: An expanded sourcebook.* Thousand Oaks, CA: Sage Publications.

Murphy, L., Conoley, J., & Impara, J. (Eds.). (1994). *Tests in print IV: An index to tests, test reviews, and the literature on specific tests.* Lincoln, NE: Buros Institute of Mental Measurements.

Osgood, C., Suci, G., & Tannenbaum, P. (1957). *The measurement of meaning.* Urbana, IL: University of Illinois Press.

Oyster, C., Hanten, W., & Llorens, L. (1987). *Introduction to research: A guide for the health science professional.* Philadelphia: J.B. Lippincott.

Robinson, J.P. (1991). *Measures of personality and sociopsychological attitudes.* San Diego, CA: Academic Press.

Spradley, J.P. (1980). *Participant observation.* New York: Holt, Rinehart & Winston.

Stein, F., & Cutler, S.K. (1996). *Clinical research in allied health and special education* (3rd ed.). San Diego: Singular Publishing Group, Inc.

## ■さらに理解を深めるための文献

Converse, J.M., & Presser, S. (1986). *Survey questions: Handcrafting the standardized questionnaire.* No. 63 in Quantitative Applications in the Social Sciences Series. Newbury Park, CA: Sage Publications.

Fink, A., & Kosecoff, J. (1985). *How to conduct surveys: A step-by-step guide.* Beverly Hills, CA: Sage Publications.

Rubin, H.J., & Rubin, I.S. (1995). *Qualitative interviewing: The art of hearing data.* Thousand Oaks, CA: Sage Publications.

Schuman, H., & Presser, S. (1981). *Questions and answers in attitude surveys: Experiments on question form, wording, and context.* New York: Academic Press.

# 8

# 量的なデータを分析する

　さてこの章は，多くの人々が毛嫌いしている章である！　収集してきた膨大な量の数字を使って，いったい何をしたらよいのだろうか？　それにどのような統計的な方法を適用したらよいのだろうか？　このように，研究のプロセスのなかでこの部分にさしかかると，ここを乗り越えることは絶対にできないという恐怖を覚える人々がいる．その恐れや知識の欠如は，現実かもしれないし，あるいは幻想なのかもしれない．いずれにしても，このようなことから，研究者として進もうとしているセラピストが道を塞がれてしまうのを容認すべきでない．もし量的データ分析について全く不案内であると感じているのならば，統計の専門家（訳注）に助けを求めよう．

## ■統計の専門家に相談する

　統計の専門家に相談するには費用が必要となるが，彼らに相談した経験があるほとんどの人は，少なくとも著者が知る限りでは，費用を払うに十分値すると感じているようだ．幸運にも，無料あるいはほんのわずかの費用で助けてくれる統計の専門家がいる大学や他の研究機関などとコネクションを持っている人もいるかもしれない．もしそうでなければ，新たに統計の専門家とコンタクトをとらなければならないだろう．つまり，あなたが住んでいる地元の短大や大学に助言を求めるのである．そして，そのための費用を尋ねてみると，1時間あたりの単価が非常に高いかもしれない．そのような場合は，他をあたって費用を比べてみるといいだろう．

　研究のプロセスにおいて，いつの時期に統計の専門家に助言を求めるべきかという質問は，議論に値する．通常は研究プロジェクトをデザインする段階で，統計の専門家に相談すべきである．その段階ではまだ，データを集めるために使う測定道具や測定尺度を決めている最中だろう．読者は，実際に使う測定尺度とその尺度を使って手に入れたいと思っているタイプのデータを，どうすれば望ましい信頼性のレベルで集めることができるのかを決められる，おそらく唯一の人間だろう．しかし，統計の専門家はどのような方法でそのデータを分析できるかを理解しており，どのような形式（フォーマット：format）でデータを集めるべきか，アドバイスをしてくれるだろう．

　研究者が2つのグループの達成度を事前テストと事後テストに基づいて比較し，どちらのグループが最も向上したかを決めようとしているのだと，統計の専門家が理解したならば，ある種の尺度から得られるデータは，そのような比較には適切な形式ではないというアドバイスをするかもしれない．例えば，「少し具合が良くなった」などという対象者からの曖昧な反応は，1人の対象者についてであれ，対象者間であれ，客観的な比較には適切でない，という具合にである．

　しばしば対象者に関するいくつかの決定的な情報（例えば，年齢）が，質問紙から漏れていることがある．もし年齢別にグループを比較したいなら，この情報はもちろん重要である．当然セラピストはこのような誤りに気づく能力を備えているのだが，データ分析によく通じている第三者が読んだほうが，この点に気づきやすい．

　セラピストがデータ収集の形式をデザインするのを助けるため，統計の専門家にできることがもう一つある．例えば，コンピュータにどうやってデータを入力するのかを知りたい人に，統計の専門家は，対象者ごとに1行ずつ使って1列に数字を並べておいたら，その作業をもっと簡単にやり遂げられることを教えてくれる．

---

訳注：特にバイオスタティスティシャン

最後に，統計の専門家は，どの統計的な検定方法が研究者の望んでいる分析に最適であるかを決められる．そして，その検定を行うためには，どのくらいの対象者数が必要となるのか，アドバイスできるだろう．このような情報は，研究計画の早い段階で必要となる．したがって，研究をデザインする早い段階において統計の専門家に援助を求めることは，効果的に処理できるデータを確実に収集するために，とても役立つのである．

基礎的な統計の手法以外は，このテキストの範囲を超えている．しかし，本章では，データの組織化や処理の過程についていくつか簡単な説明をすることで，統計に対する恐怖心を抱いている読者が研究材料にうまく対処したり，いつ助けを求めたらよいか理解できるようになることを目標としている．

## ■記述統計と推測統計の対比

統計は便宜的に2つのカテゴリーに分けられる．すなわち，記述統計と推測統計である．記述統計は，データを記述したり，系統だててまとめたり，要約するための統計である．それらには，頻度，パーセンテージ，中心傾向の記述（平均，中央値，最頻値）と相対的な位置の記述（レンジ，標準偏差）が含まれている．

これらの方法を用いることにより，ある1変数について，1つのサンプルを構成するすべての個人の得点を，平均と標準偏差のような1つか2つの数字によって表現することが可能となるのである．またこの方法は，それぞれの従属変数，例えば理学療法士が管理的な地位に異動した理由のリストのうちチェックされた項目や昇進時の年齢について，それぞれの割合や平均を記述するために使うことができる．すなわち記述的な統計は，研究対象であるグループの得点の散らばり具合を，平均とレンジで示すために使われる．例えば，手根管症候群のための新しい治療技術における実験群とコントロール群の得点の平均とレンジといった具合である．

一方，推測統計は，サンプルから母集団を推測するために用いられる．つまり，サンプルの結果から母集団について予想したり，説明したり，一般論を導くことができる．このことを可能とするには，十分な対象者数が必要である．しかも，ランダムサンプリングでなければならない．推測統計に用いられる統計的検討には，$t$検定，$F$検定と相関係数$r$のための統計が含まれている．これらの検定結果は，確率的に表現され，群間の差や関連性について結論を導き出す助けとなる．例えば，研究の終了時に2群間で平均得点に差が認められたとすると，研究者は母集団全体においても，平均得点に同様な差が認められそうか否か，決定しなければならない．そこで，$t$検定や$F$検定，相関係数$r$の検定を行うことにより，研究者はこれを決定することが可能となるのである．

記述統計と推測統計の両方が，しばしば同じ調査研究のなかで使われている．記述統計の方法は，使われているデータのタイプにかかわらず同じであるが，推測統計の方法は，データのタイプによって異なってくる．

## ■データのタイプ

研究で収集されるデータには，異なった4種のデータがある．つまり，名義データ，順序データ，間隔データ，そして比データである．

### 名義データ

名義尺度によるデータは，数字ではない変数に数字を与えたものである．例えば，障害者のグループは次のようにコード化できるだろう．右片麻痺＝1，左片麻痺＝2，対麻痺＝3，など．そして，それぞれのデータのカテゴリーは，互いに背反でなければならない．つまり，それは，1つ以上のグループに割り当てられる者や変数は存在しないことを意味する．また，カテゴリー間に順序的な関係はない．すなわち，ある1つのカテゴリーが，他のカテゴリーの後か前にくることは考えられないことを意味している．このタイプのデータは，時には"連続変数"に対して"離散変数"と呼ばれることがある．そして，名義尺度に含むことができるカテゴリーの数に制限はない．カテゴリーに与えられた数字は数値ではないので，それを足し算，引き算やかけ算などをしても意味がない．例えば，先の例でいうと障害の平均値を計算することはできないのである．

カテゴリーの例としては，〈男性と女性〉〈入院，外来，デイケア〉〈分裂病患者，躁うつ病患者，うつ病患者〉などである．また，名義尺度は，「はい/いいえ」あるいは「ない/ときどき/いつも」のように，調査に対する反応をコード化するためにも使われる[訳注]．

## 順序データ

　順序尺度によるデータは，離散データだが順序がある数字からなっている．しかし，カテゴリー間の間隔の大きさは不明であり，しかもそれらを等しいと想定することはできない．それでも，グループに数字を割り振ることができれば，その数字のつながりには，ある意味が込められている．例えば，審査委員会は，研究申請書に一連の順番をつけて，1番，2番，3番に割り振る．このような場合，トップに位置づけられた申請書は，2番目や3番目に位置づけられた申請書よりかなり優れているだろう．ところが，4番目，5番目，そして6番目となってくると，質的には，それらはお互いにほとんど似たり寄ったりになるだろう．つまり，このような順序における間隔の違いは，割り当てられた数字に反映されてはいないのである．他の例としては，リカート尺度に基づいたランクづけで，「非常にそう思う」，「そう思う」，「どちらとも言えない」，「そう思わない」，「全くそう思わない」，あるいはクライエントの自立能力の分類として「完全に援助が必要」，「部分的に援助が必要」，「一人でできる」といった例があげられる．順序尺度という物差しは，幾分大きいとか小さいといったことを示唆しているか，あるいは「上位に位置している」とか「優れている」という概念を反映しているのだといえるだろう．

## 間隔データ

　間隔尺度によるデータも，論理的な連続上に順序づけられている．しかし，この場合，数字の間隔は等間隔と考えられており，現実の量を表している．すなわち，これらは連続データなのである．例としては，知能指数，筋力の大きさ，知覚−運動スキルの程度がある．これらの項目では，連続的に順序づけられるが，現実のゼロ点は存在しない．例えば，筋力計が示したゼロは，筋力が全く存在しないことを表しているのではない．つまり，このゼロは何かの測定値ではないのである．

---

訳注：統計的には，「はい／いいえ」を，はい＝1，いいえ＝0と数値を与え，連続変数とみなして扱うことがある．これをダミー変数（dummy variable）という．そうすることで，連続変数を対象にした多変量解析などにも説明変数として投入できる．また，「ない／ときどき／いつも」は，たいていは順序尺度のデータとして扱ってよいと思われる．

## 比データ

　比尺度によるデータは，やはり等間隔の連続した数値である．さらに，比データには意味のあるゼロ点が存在する．すなわち，このゼロ点は，いかなる能力あるいは特性も全く存在しないことを測定した，ということを意味している．例えば，動作や視覚的な能力では，正真正銘のゼロという限界値が存在しうる．「比尺度によるデータは，かけ算やわり算ができ，40度の関節可動域は，20度の2倍である，と言うことが可能なのである」（Hasselkus & Safrit, 1976, p.431）．

## ■パラメトリック・データとノンパラメトリック・データ

　名義データと順序データは，ノンパラメトリック・データ（非定量的データあるいは定性的データ：nonparametric data）として知られている．それに対し，間隔データと比データはパラメトリック・データ（定量的データ：parametric data）である．この区別を明確にしておくことは，これらのデータの処理に，どのような種類の統計が使えるのかを知るために重要である．たいていの記述統計は，ノンパラメトリック・データとパラメトリック・データの両方に適用できる（ただし，例外として，平均と標準偏差は名義データには使えない）．しかし，推測統計では，これら2つのデータのタイプに対して異なった方法を使わなければならない．つまり，データの特性，例えばデータが順序データか等間隔の間隔データであるかにより異なってくる．検定法のなかには，順序でなく，等間隔でもないデータの処理では，検出力を十分に発揮しないものがある．その一方で，そのようなデータに対して十分に強力な検定法もある．つまり，名義データでは，$\chi^2$（カイ2乗）検定やマン−ウィットニー（Mann-Whitney）$U$検定のようなノンパラメトリック検定が必要となる．それに対し，間隔データは，$t$検定や分散分析によって処理することができる．表8–1に，データの分類，パラメトリックとノンパラメトリックの区別，そしてそれぞれに適用できる検定法を要約したので，役立つだろう．

　パラメトリック検定を使う場合は，いくつかのルールがデータの分布に対してあてはまっていなければならない．

表8-1 データの種類に対応したタイプ分けと統計的検定法の例

| データの種類 | タイプの区分 | 統計的検定法の例 |
| --- | --- | --- |
| 名義データ：命名による分類，順序でない | ノンパラメトリック | ピアソンの$\chi^2$検定<br>フィッシャーの正確検定<br>グッドマンとクラスカルの tau b |
| 順序データ：序列のある分類，等間隔でない | ノンパラメトリック | ピアソンの$\chi^2$検定<br>スピアマンの順位相関係数（rho）<br>ウィルコクソンの順位和検定<br>マン-ウィットニーの$U$検定<br>クラスカル-ワリス検定<br>ケンドールの順位相関係数（tau） |
| 間隔データ：カテゴリー間が等間隔な順序データ | パラメトリック | $t$検定<br>分散分析（ANOVA）<br>共分散分析（ANCOVA） |
| 比尺データ：ゼロ点をもち，等間隔 | パラメトリック | $t$検定<br>分散分析（ANOVA）<br>ピアソンの積率相関係数 |

訳注：グッドマン-クラスカルの tau b は，連関係数の一つである．連関係数とは，観測データが分類データであるとき，2変数間の関連性の強さを示す指標である．一般に，k×1の分割表に対して，グッドマン-クラスカルの予測連関指数の他に，ピアソンの$\chi^2$統計量，クラメールのV，ピアソンの一致係数（コンティンジェンシー係数）などがある．（宮原英夫，丹後俊郎・編：医学統計学ハンドブック．朝倉書店，1995，pp.354-355を参照）

1. サンプルは，ターゲットとする集団を代表していなければならない．そうすれば，測定された変数の値は，その集団の正規分布の範囲に分布する（例えば，ランダムサンプリングが行われたときには，そのようになる）．
2. 変数は，間隔データあるいは比データとなるような手段で測定されるべきである．
3. 研究対象とする2つの集団において，対象者の初期条件が，確率的に等しくなるように構成されていなければならない（そのためにランダム割付けやマッチングが行われる）．

以上の条件のうち，いずれかが満たされない場合は，ノンパラメトリック統計を使うべきである．すなわち，以下の場合である．

1. ランダムサンプリングがされていないため，サンプルが母集団を代表すると見なすことができず，おそらく変数が正規分布をしていない場合．
2. 変数が，名義データあるいは順序データとなるような手段で測定されている場合．
3. サンプルの対象者数が少ない場合．

ノンパラメトリック・データは厳密な統計的条件を満たしていないので，集団間でそれぞれのスコア全体を比較し，本質的な差が見いだされてはじめて，それらの差は意味があると考えるべきである．

健康科学は，人間の病理学的状態を研究しているので，ノンパラメトリック統計を頻繁に使うべきである．つまり，病気や病理学的な変数は，研究のターゲットとしている母集団において，たいてい正規分布はしていない．しかも，ある特定の病理学的状態にある対象者をたくさん探しだすことが難しいため，サンプルは小規模になりがちである．

■記述統計

大量の量的データは，記述統計を使い効果的に分析することができる．現実に，非実験研究デザインを用いた場合，ほとんどのデータは記述的な分析を行うのが適切だろう．それは，ランダムサンプリングによってサンプルが抽出されていないかもしれないし，コントロール群も存在しない可能性があるからである．つまり，サンプルから母集団を推測する（これは推測統計の目的である）ことは，ランダムサンプリングとコントロールするとい

う基準が満たされていない場合には，困難である．

データの初歩的な記述やデータの編集は，記述統計を用いて行うことができる．つまり，研究対象としたすべての特性について頻度，割合や平均値を示していれば，それを読んだ人は，対象者と変数について完全に理解することができる．ちなみに習慣として，本文中と表の両方に，頻度と共にそのパーセントを表示する．

読者に集団の平均得点，つまり得点の**中心傾向**[訳注]を示すのは，有益である場合が多い．そして中心傾向を記述するために，平均，中央値あるいは最頻値を使うことができる．平均は，すべての得点を合計し，それを集団の対象者数で割ることにより計算できる．中央値は，全得点の真ん中の値である．その真ん中の値を見つけるには，それぞれの得点をまずリストアップしておかなければならない．そして，結果的には真ん中がたまたま整数ではないこともある．最頻値は，最もよく出現している得点のことである．場合によっては，複数の最頻値が存在することもある．例えば，IQをリストアップしたとして，110と115に4人ずつ存在することもある．この例では，集団全員のIQスコアは，二峰性の分布（並数分布）をしていると言えるだろう．Oyster, Hanten, Llorens（1987）は，いつ，どのような測定値を使って中心傾向を表せばよいのか，有益な説明を行っている．

論文の読者は，対象者や彼らの得点の**相対的な位置づけ**を知りたいと思うだろう．例えばレンジで示すと，対象者の得点は連続線上のどの区域に位置しているのかが説明できる．おそらくIQのスコアは，90から120くらいであり，そうだとすれば結果的に31のレンジを持っている．もう一つの相対的な位置づけを明らかにする方法は，標準偏差を使うことであり，$s$ または $SD$ と表される．標準偏差は，どのくらい得点が中心点の周りに集まっているかを示している．引き続きIQの例を使って説明すると，IQが平均100，90から110のレンジである7歳児の集団と，同じくIQの平均が100であっても，レンジが80から120の7歳児の集団では，全く違った集団だということである．

データを記述するには，他にも有効なたくさんの方法がある．それは例えば，表，円グラフや図である．これらの形式については，第12章で説明している．

---

訳注：中心化傾向ともいう

## ■推測統計

推測統計では，研究計画から得た結果が母集団においても生じている可能性があるのか，を決定することができる．また，推測統計は，そのような事象がどのくらいの確率で起こっているのかを決める助けとなる．もし統計的に有意な結果が得られたとすれば，実際にターゲットとする母集団にまで普遍化できるような結果を発見した可能性は，大きいと言ってよいだろう．

推測統計のための検定は，次の3つのグループに分けることができる．

1. 2組のスコアの間で観察された差が，有意に異なっているのかを見いだそうとする検定法．
2. 2組のスコアの間で，強い関連性が認められるか検討するための検定法．
3. 2組以上のスコアを比較して，お互いがどの程度異なっているのかを検討するための検定法．

### 有意差

ここで示す検定法のグループは，実験群における事前テストと事後テストの平均値の変化が，本当に実験群の処理による結果であって偶然の結果ではないことを，研究者が決定する助けとなる．これらの方法を，サンプルから得られた結果に適用することにより，ターゲットの母集団においても通常ならサンプルと同様の現象が生じている，と見なすことができる．また，統計的検定では，一つの方向性を持った仮説，あるいは両方向性の仮説を用いることができる．

ここで古典的な実験研究デザインを例として使ってみよう．

$$R \quad O_1 \quad X \quad O_2$$
$$R \quad O_3 \quad \quad O_4$$

統計的な差の検定は，実験群の事前テストと事後テストの結果（$O_1$と$O_2$）から得られた得点，そしてコントロール群の事前テストと事後テストの得点（$O_3$と$O_4$）に適用することができる．また，最終的には，2群の事後テストの得点（$O_2$と$O_4$）にも適用できる．最初の検定結果からは，実験群では処理によりどの程度変化したかが示唆される．次の検定結果からは，処理を受けない場合の

> **Box8–A**
>
> 古典的な実験研究デザインの例は，Mitchell, Daines, Thomas (1987) が行ったアミノ酸の摂取が熱傷の痛みの閾値に及ぼす影響に関する研究において見られる．1つの実験群はL-トリプトファンを摂取し，2番目の実験群はフェニルアラニンを摂取し，コントロール群にはプラセボが与えられた．事前テストでは，"通常の"痛みの閾値に大きな違いが認められたために，統計的な検定は研究の最後に行われた．使用された検定法は，共分散分析（ANCOVA）という方法であるが，事前テストの差異に基づいて事後テストのスコアを調整することができる．事後テストとして3群の結果を測定し，ANCOVAで分析したところ3群間に差を認めなかった．

> **Box8–B**
>
> 乳児期の運動機能評価と就学前の運動機能の測定値との関係について行われた研究では，セラピストが有意水準を決定していた．彼らの論文の研究デザインに関するセクションでは，以下のように述べられている．
>
> > 我々は多重比較を行うために，有意水準 $a$ を .01 に設定した．この水準は，以下の理由から適切であると考えられる．すなわち，77人というサンプルの大きさからすると，相関係数は .05 の水準で有意と見なすには十分な大きさであったとしても，臨床的に有意味と見なすには，その大きさでは十分に大きいと言えないからである（Deitz, Crowe, & Harris, 1987, p.15）．
>
> ここでは臨床家が，ある特定の検定法（スピアマンの順位相関係数）の特性を踏まえて，有意水準を決定している．

変化が示される．そして，3番目では，実験群とコントロール群における最後の状態の違いが示される．もし3番目の検定（$O_2$ と $O_4$ 間の検定）で，得点に認められた差が有意であった場合，変化の原因は偶然ではなく，処理に求めることができることが示唆される（Box8–A）．

有意性の検定は，確率の法則に基づいており，次のような質問に回答を与えることができる．すなわち，この変化が研究中の出来事によって生じた確率は，どの程度だろうか？　また，この変化が何らかの偶然によって生じた確率はどのくらいだろうか？　検定は，ある統計的な確率の水準で，このような決定を下すために使用されている．そして，どの程度の確率水準を有意とするのか，それを決定するのは研究者自身なのである．例えば，社会科学では，慣例的に，100の変化のうち5（5%）が偶然によって生じたのであれば，それは起こりえると考えるべき妥当な数字だと見なしている．そして，これよりもまれな結果（すなわち5%未満）であれば，統計的に有意だと判断する．つまり，そのような研究結果は，事後テストにおいて認められた改善が処理によって生じたのは95%確実である，ということを示唆しているのである．この確率の水準は，$p<.05$ と表現されている．科学的な試験によっては，もっと厳しい精度が要求されることがあり，$p<.01$ の基準，すなわち100のうち1回の偶然によって変化がたまたま生じるという確率が，そのような研究では設定される．言い換えれば，99%の成功率が求められているのである．臨床家は，どの有意水準を使うかを決定しなければならない．どの程度の確かさのレベルであれば，従属変数が独立変数によって変化させられたと認めて受け入れるのか，を決定しなければならないのである（Box8–B）．

有意性を決定するために使われる一般的な検定法は，ノンパラメトリック・データ（名義データあるいは順序データ）に対してはピアソンの $\chi^2$ 検定（Pearson's chi-square test）であり，パラメトリック・データ（間隔データまたは比データ）についてはスチューデントの $t$ 検定（student's $t$ test）である．$\chi^2$ 検定と $t$ 検定は，同時に1変数を2群間で比較するために使われる．

### ピアソンの $\chi^2$ 検定

ピアソンの $\chi^2$ 検定を用いる場合は，分析の対象となるデータはカテゴリーに属する対象者の数である（例えば，「何人の対象者が男性で，女性は何人なのか？」あるいは「何人が右片麻痺で，何人が左片麻痺なのか？」）．ピアソンの $\chi^2$ 検定は，ある群において事前テストと事後テストの得点分布の間に有意な差があるかどうか知りたいときに使われるかもしれない．あるいは，ある群を実験群とし，もう1つをコントロール群としようとするとき，この2群の事前の特性が類似しているか否かを知りたい場合に使われるかもしれない．また，ある1つの変数や変数群を群間で，一度に比較するときに使うこともできる．この検定は，研究者が対象者のグループ間における類似性に関心を持っているときに，有効である（Box8–C）．例えば，研究者が，性別，年齢，あるいは診断名のような特性をいくつか決めたら，$\chi^2$ 検定によ

> **Box8–C**
>
> Coren ら（1987）は，理学療法専攻の学生が高齢患者のために働こうと意志決定をする要因について研究した．彼らは $\chi^2$ 検定を使って，高齢患者のために働こうという意向と，生育歴などの情報（年齢，祖父母との同居経験，65歳以上の友人の有無），実習など経験の影響（高齢者の問題に関する授業の受講，親しい高齢者の自宅を毎週訪問する，老年期障害領域における臨床実習のローテーション），そして態度や意識（老年期障害領域における給与は他より低いかもしれないという心配，高齢者のために働くことは重要性が低いという意識）に関する質問紙への回答との関連性を検討した．質問紙への回答は名義尺度と順序尺度であり，$\chi^2$ 検定はそのデータ解析に適した方法であった．

り，それらに対する回答がサンプルと母集団で一致しているか否かを検定するのである．$\chi^2$ 検定の公式に従って計算された値は，臨界値が並べられている標準化された統計表を使って判断が下される．$\chi^2$ 値がその表の値を上回った場合に，仮説は支持されたことになる．

## $t$ 検定

3種類の異なった $t$ 検定があり，それぞれ違った研究デザインに対して適用される．しかし，これらはすべて2群間の平均値を比較する検定法である．1群の $t$ 検定は，ある特定の変数についてサンプルの平均を既知の母集団の平均値と比較する．ただし，この検定はあまり使われない．それは母集団の平均値が分かることは稀だからである．また，対応のある2群間の $t$ 検定は，対象者が自分自身をコントロールとして使う場合と，いくつかの特性をマッチさせた対象者で2群が構成されている場合に用いられる．最初のケースは，事前テストと事後テストを比較する場合（先の表記例では $O_1$ と $O_2$ の比較）であり，後者は，属性が一致させられている対象者ペアについて，それらの2つのスコアを比較する場合である．そして，独立2群の $t$ 検定については，事前テストと事

> **Box8–D**
>
> Shinabarger（1987）は独立2群の $t$ 検定を使って，8つの動作のそれぞれに対する関節可動域スコアの比較を，糖尿病患者の実験群とコントロール群の間で行った．

> **Box8–E**
>
> Liu, Currier, Threlkeld（1987）は，使用されていない身体部位における血液循環に電気刺激が及ぼす影響について研究した．彼らは，実験群とコントロール群が等質であることを検討するために独立2群の両側 $t$ 検定を使い，刺激前の心拍数，血圧，拍動指標を分析した．そして，実験的介入前の2群は，これらの変数において類似していることが明らかになり，その後の統計解析ではこれらの変数を調整する必要がなかった．

後テストの平均値を実験群とコントロール群の間で比較する場合，あるいは，2つの事後テストのスコアを比較する場合に用いられる．以上が最も一般的な $t$ 検定の使われ方である（Box8–D）．

もし仮説の方向性が決まっているなら，結果の有意性を判定するためには片側 $t$ 検定を使うべきである．また，方向性を持たない仮説ならば，有意性の判定には両側 $t$ 検定を適用するべきである（Box8–E）．$t$ 検定は非常に検出力が強力であり，対象数が30未満の群に対しても使うことができる．

## ウィルコクソンの符号つき順位検定

ウィルコクソンの符号つき順位検定（Wilcoxon signed rank test）はノンパラメトリック・データに対して使われ，対応のある2群間の $t$ 検定に相当する．それは対応関係にある対象ペアのスコアに対して適用され，個々人の事前テストと事後テストの間の差が有意であるか（Box8–F），あるいはペアとなっている対象者のスコアの差が有意であるかを判定できる．

> **Box8–F**
>
> ウィルコクソンの符号つき順位検定は，母親準備教育プログラムが母親と乳児のペアに及ぼす影響に関する研究で使われている．そこでは，出生前における質問紙のスコアと出生後の質問紙のスコアについて，実験群とコントロール群を別々に検定している．
>
> （Hamilton-Dodd et. al., 1989）

> **Box8–G**
>
> Case-Smith, Cooper, Scala（1989）はウィルコクソンの順位和検定を使って，「合計スコアの間に有意差が認められるか否かを推定している」（p.247）．この方法により，研究者は，効率よく乳を吸う新生児と非効率な新生児の間で，新生児の口腔運動機能評価スコアの比較を行った．

### ウィルコクソンの順位和検定

ウィルコクソンの順位和検定（Wilcoxon rank sum test）は，独立2群の $t$ 検定に相当するが，それはノンパラメトリック・データに適用される．この検定では，すべての研究対象者に対して，それぞれのスコアに順位づけが行われる．そして，群別にそれぞれ全対象者につけられた順位を合計する．そして，この検定により，スコアの順位の合計が群間でどの程度異なっているかを判定するのである（Box8–G）．

### マン−ウィットニー $U$ 検定

マン−ウィットニー $U$ 検定（Mann-Whitney $U$ test）は，$t$ 検定の代わりにノンパラメトリック・データに適用される検定として，3つ目の選択肢である．これは独立2群の間で平均値の差を検定しており，独立2群の $t$ 検定に相当する（Box8–H）．

## 相関関係の検定

相関関係の検定は，2組のスコアが，どの程度相互に

> **Box8–H**
>
> 学生の専門職の役割に対する認識における変化の研究では，Corbら（1987）はマン−ウィットニーの $U$ 検定を使い，学生と教員の間で様々な概念の認識に差があるのか検討した．専門職の役割に関連した概念は，7ポイントのスケールによるセマンティック・ディファレンシャル法（SD法）を用いて調査されている．そのため収集されたデータは順序尺度であった（つまり，一方もしくは他方の形容詞に対する回答者の賛成の程度が，1から7までの数字で表現されたもの）．

> **Box8–I**
>
> Taylorら（1987）は，反復性顎痛症の患者の治療に対して干渉波による電気刺激が持つ効果を扱った論文において，効果的に散布図を使っている．散布図では，縦軸に顎の痛みの平均的な強さ，横軸には対象者の群がとられている．

関連し合っているかを知るために用いられる．2組のスコアというのは，個人の1組のデータセットからでもよいし，異なる対象者で構成された2群におけるデータセットからでもよい．そして，あるスコアが上下に変動するとき，それに呼応する形で他のスコアが変動するのかどうか，を見つけだすのが目的なのである．すなわち，スコアがどのくらい緊密に共変動するかを明らかにする．とりわけ，それらがある特定のパターン，つまり正の方向（同方向）か負の方向（逆方向）のパターンで，共に変化するかどうかを見つけることなのである．もし2つのスコアが共に増加するなら，それは正の相関があると言われる．例えば，ある対象者グループにおける身長と体重の値は，おそらく共に増加するだろう．他方，60歳以上の人の年齢と筋力のスコアの相関を計算したら，年齢は増加するが筋力のスコアは減少するだろう．これらの値の関係は，負の相関関係にあると言われる．相関関係を使って検討される2組の値は，散布図により，その関連の強さを図で示すことができる（Box8–I）．

相関関係の検定では，相関係数という統計量が得られ，$r$ で示される．$r$ は $-1$（完全な負の相関であることを示す）から $+1$（完全な正の相関であることを示す）までの範囲の値をとることができる．そして，ゼロは2つの変数間に，関連が全く認められないことを意味している．たいてい小数点以下で示される係数が，$r$ の値を示すために使われている（例えば，.87 とか $-.66$）．そして，これまでの検定と同様に，有意性の水準は $r$ の値に対して計算される．

### ピアソンの積率相関

最も一般的な相関係数の検定は，ピアソンの積率法（Pearson product moment correlation）であり，ピアソンの $r$ と呼ばれることが多い．これは，パラメトリック・データに対して使われる．この検定は，集団や個人のデータをもとに得た値に対して適用することができる．それは，値の間にみられる系統的な不一致を意味している

> **Box8–J**
>
> Gogiaら（1987）は，膝を角度計で測定した値についてテスト者間の信頼性と測定値の臨床的な妥当性を，X線写真から得た測定値と比較することで検討しようとした．彼らは，ピアソンの積率相関係数を使い，2人のセラピストの測定値を比較し，それぞれのセラピストの測定値とX線写真から得た値を比較している．

> **Box8–K**
>
> 乳児期における運動機能評価と就学前の運動機能の測定値との関係を研究した研究者は，なぜスピアマンの順位相関係数を適用したのか明確に述べている．
>
> > パラメトリック統計を適用するための前提を満たしていないので，スピアマンの順位相関係数により関連性を検討した．
>
> （Deitz, Crowe, & Harris, 1987, p.15）

だけで，思いがけない，あるいは偶然に生じた不一致を表しているわけではない．相関関係の検討は，再テストにおける信頼性としてテスト間の信頼性を推定する場合，あるいは2人の評定者間の信頼性を示す場合にも，よく使われている（Box8–J）．

### スピアマンのRho（$\rho$）

スピアマンのrho（Spearman rho）[訳注1]は，ピアソンの$r$に相当するが，この方法は，ノンパラメトリック・データとして得られた結果を記述するときに使われる．すなわち，調査項目が順位データであった場合，2つの変数（すなわち調査項目）に関するデータの順位を比較検討して，それらの間にどのような相関関係があるかを知るために用いられる．ピアソンの相関係数と同様に，スピアマンのrhoは$-1$と$+1$の間の値をとる（Box8–K）．

このようにして2変数のデータの間に認められた関係は，必ずしもそれが因果関係にあることを意味するのではない．このことは重要なので覚えておこう．研究者は，変数間に正の相関関係，あるいは負の相関関係が見いだされたということのみを主張できるのであり，それ以上のことは言えない．

### 回帰分析

回帰分析[訳注2]は，相関係数が確定された後に用いられる統計的方法である．すなわち，2変数間で有意な相関関係が認められたとき，その相関係数の値に基づいて，従属変数の未知の値を推定することが可能となる．

## 2変数以上の比較

調査者は，多くの場合，1つの研究のなかで2変数以上を探求しようとする．このような場合，異なった検定方法が必要となる．

### 分散分析

分散分析（analysis of variance；ANOVA）は，1つの研究において3群以上の平均値を比較することができる統計的手法である．その一例をBox8–Lに示したが，ある質問項目の回答カテゴリーなどに従って多数の群分けを行い，その群間で別の質問で得た回答を比較することができる．

ANOVAで得られた$F$比は，標準化された$F$値の統計表に従って，群間の平均に有意差が認められるか，評価することができる．どの群と群の間に有意な差が生じているのかを知りたい場合は，ANOVAで有意差が認められた場合に限り，さらにダンカン法（Duncan range test），ニューマン-ケウルス検定（Newman-Keuls test），チューキー法（Tukey test）のようなもう一つ別の検定[訳注3]を行う必要がある（Box8–M）．

群間における平均値の差（例えば，5歳，6歳，7歳，8歳，9歳の5群間で認められる平均値の差）についてさらに情報を加えるとすると，ANOVAによって研究者はそれぞれの群内における個人間の差についても情報を得

---

訳注1：日本の統計テキストでは統計量を$r_s$と表記しているものもある．
訳注2：ある変数（Y）のばらつきを，他の変数（X）によって説明したり，予測するための統計的方法のことである．予測したい変数を従属変数（基準変数，目的変数）といい，従属変数の変動（ばらつき）を説明するために用いる変数を独立変数（説明変数）という．独立変数が1個の場合が単回帰分析で，複数になると重回帰分析（134-135ページ参照）という．一般によく推定されているのは，従属変数の平均値である．大まかにいうと，独立変数が従属変数に及ぼす影響の大きさが回帰係数として表される．独立変数（X）に回帰係数（$\beta$）を掛けたものに誤差（$\varepsilon$）を加えると，従属変数（Y）の予測値となる．
訳注3：多重比較という

> **Box8–L**
>
> 挙手跳躍運動[訳注1]，シンメトリカル・ストライドジャンプとレシプロカル・ストライドジャンプ[訳注2]によって測定された身体の左右の運動間協応性は，5歳から9歳の子どもの間で差があるだろうか（Magalhaes, Koomar, & Cermak, 1989）．この研究では，5歳，6歳，7歳，8歳そして9歳の5群があり，それぞれが男子と女子に分けられている．それぞれの子どものグループは，既存の左右の筋肉運動における協応性のテストに対抗して，それらの能力を測定するために3つの活動（独立変数）についてテストを実施した．一元配置の分散分析が，3つの活動に対する性と年齢の効果を検討するために用いられた．また，この検定により，性，年齢と課題の間における交互作用を検討することも可能である．
>
> ---
> 訳注1：準備体操の一つで，跳躍して開脚すると同時に頭上で両手を合わせ，再び元に戻る体操．Jumping Jacks．
> 訳注2：Magalhaesら（1989）によると，シンメトリカル・ストライドジャンプ（symmetrical stride jumps）とは右手と右足を前方に，左手左足を後方に位置させ，手足を前後に開いた形をとり，1回ごとに前後の手足を入れ替えながらその場でリズミカルにジャンプする運動を指している．それに対し，レシプロカル・ストライドジャンプ（reciprocal stride jumps）は，右手と左足が前方で，左手と右足を後方に開いた形から，同じく1回ごとに前後の手足を入れ替えながらその場でリズミカルにジャンプする運動である．

ることができる．例えば，5歳の子ども一人一人がそれぞれの活動を10回ずつ試みていた場合，それぞれの子どもに対して平均値が計算でき，これらの平均値をANOVAの式に入れることができるのである．すなわちこの検定により，5歳の子どもたちの間で有意な差が見られるか計算できる．ANOVAは，個人のスコアにおけるたまたま，あるいは偶然によって生じる差にも十分な注意を払って，それを除外することができるほど強力な検定なのである．

> **Box8–M**
>
> Lohmannら（1987）は，ANOVAにより，人間の下肢が異なった条件下で異なった位置にあるときに，下肢の脛骨の長さを測定するとその平均値に差があることを明らかにした．そして，ニューマン–ケウルスの検定を用いて，どこに差が生じているのか，つまり3群のうちのどの2群間に差があるのかが正確に明らかになったのである．

> **Box8–N**
>
> アミノ酸が熱傷の痛みの閾値に及ぼすと思われる影響を，2つの実験群と1つのコントロール群によって検討する際に，研究者は共分散分析を用いて，事前テストにおける痛みの測定値に認められた大きな個人のばらつきを統計的にコントロールしていた．
>
> （Mitchell, Daines, & Thomas, 1987）

## 共分散分析

　同種の検定法に共分散分析（analysis of covariance；ANCOVA）がある．この分析法では，群間における初期条件の差がコントロールできる．つまり，事前テストの値から，従属変数が性や年齢など外生変数（51ページの訳注を参照）により群間で異なっていることが明らかになった場合，ANCOVAではその外生変数を共分散として扱うように考慮することができるため，データからそれらの影響を取り除くことが可能である．しかし，そもそも始めから群が等質に構成されていたなら，最終結果をもっと公正に比較することができ，判断できる（Box8–N）．

## クラスカル–ワリス検定

　クラスカル–ワリス検定（Kruskal-Wallis test）は一元配置の分散分析（one-way ANOVA）に相当する検定法であり，ノンパラメトリック・データに適用できる．他のノンパラメトリック検定と同様に，この検定では従属変数のスコアに対して順位づけが行われ，それが検定の基盤となる．すなわち，すべての対象者は，いったん一つの群にまとめられて，その中で従属変数のスコアに対し順位づけが行われる．その後で本来の群分けに戻され，分析が進められるのである（Box8–O）．

## 重回帰分析

　重回帰分析（multiple regression）は，研究に含まれている2つ以上の独立変数が目的変数（従属変数）に及ぼす影響（つまり，独立変数を目的変数にどの程度強く関係づけられるか）を理解することにより，目的変数について予測を行う統計的方法である．そして，一つ一つ

> **Box8-O**
>
> 3つの回答者のグループに，リウマチ患者を治療する理学療法士に関わる80の専門的能力の重要性を評価してもらい，3群間で認識に差があるのか調べた研究がある．その研究では，Moncur（1987）はクラスカル－ワリスの一元配置の分散分析を使い，3群間の比較を行っている．すなわち，異なる治療者グループの間で専門的能力の重要度が比較されたのである．

の独立変数が相対的にどのくらい目的変数に影響（寄与）しているかを解明することで，分析の手続きをさらに一歩進めることができる．そのために，研究者はステップワイズ重回帰分析を用いて，独立変数を様々に組み合わせて観察し，どの組み合わせが最も目的変数の動きを予測するのに有効であるかを知ることができる．

ここでは数ある統計的なデータ処理や検定の方法のうち，ほんのいくつかだけを紹介した．統計の専門家は，これら以外の方法の可能性についてもよく知っている．そして，特定の研究デザインに適切な統計的方法について，アドバイスをすることができるだろう．

## ■コンピュータを使った分析

これまでに述べてきたすべての方法は，手計算によっても可能であるが，それはかなり面倒で，時間の無駄である．そこで，たいていの研究者は，統計的計算のためにコンピュータを使っている．統計の専門家や情報処理のアシスタントの助けをかりて，セラピストもコンピュータに生データを入力することができる．そして，比較的初心者でも，統計ソフトウェア・パッケージのキー操作を習得することで，統計処理を行うことができるのである．それぞれのパッケージにはマニュアルがあるが，コンピュータに対する理解が十分でないと，それらに従って操作しようとするのは困難を伴うことが多い．健康科学や社会科学の分野のために作られている統計ソフトウェアで，一般に広く使われているものには3種類がある．

1. SAS/STAT —— SAS/STAT User's Guide, Version 6, ed. 4. SAS Institute, Inc., Cary, NC (1990).[訳注1]
2. SPSS —— Statistical Package for the Social Sciences, 444 North Michigan Avenue, Chicago, 60611 (1995).[訳注2]
3. BMDP —— Biomedical Data Package, University of California, Berkeley, (1990).

これらに続く第4番目の統計パッケージはMinitabであり，初心者向けの統計コースで使うために開発されたもので，有効な統計解析のソフトウェア・パッケージである．学生版のMinitab（*The Student Edition of Minitab*）（Schaefer & Anderson, 1989）はパーソナルコンピュータで使えるように作られている[訳注3]．学生版には明解に書かれたマニュアルが付属しており，セラピストや学生が研究に使用したいと思う統計的方法のほとんどが実行できる．そのパッケージの特徴としては，基本統計，回帰分析，分散分析，ノンパラメトリック統計と，それらのデータ表示が効果的に行えるようにグラフ機能が含まれている．

もし少数のデータにとどまらず，大量のデータを処理する必要があるのなら，コンピュータの使用をぜひとも推奨したい．研究者が自分の時間を使って，コンピュータの基本コースの授業をとり，キーボードの側で動き回りながら，基本的なコンピュータについての考え方やデータの入力について学ぶことは，十分に価値がある．

## ■迷いやすい箇所

うまく付き合っていけ，容易にコミュニケーションがとれるような統計の専門家を見つけるのは，それほど簡単なことではないかもしれない．しかし，探してみるだけの価値はある．また，それだけの労力や費用をかける価値がある．もしどこに助けを求めたらよいのか分からない場合は，共同研究者か，それぞれの地域にある治療教育訓練プログラムの教員に聞いてみるとよい．教育スタッフのなかには，たいてい統計面でサポートをする仕

---

訳注1：SAS Japan Institute, http://www.sas.com/offices/asiapacific/japan/index.html
　同社が出している，簡易な統計ソフトにJMPソフトウェアがある．http://www.jmpdiscovery.com/japan/
訳注2：エス・ピー・エス・エス株式会社　E-mail: sales@spss.co.jp　http://www.spss.co.jp
訳注3：Minitabはアメリカの大学で教育に使われる一般的な統計ソフトの一つ

事を行っている者がいるだろう．その人は，あなたを個人的なクライエントとして迎え入れ，喜んで一緒に仕事をしてくれるかもしれない．また，別の可能性としては，幸運にも仲間のセラピストや職場の同僚のなかに，統計について十分な知識があり，サポートしてくれる人が見つかるかもしれない．しかしこれまでに著者は，あまりに頻繁に，統計の専門家が言ったことを理解するのに苦しみ，問題は自分自身にあると感じているセラピストや学生を見てきた．そして彼らは，質問するのがだんだんと嫌になってしまったり，相談相手を変えるのがおっくうになってくる．もちろん，問題の原因はどちらか一方にだけあるわけではない．だが多くの場合，臨床プロセスが理解できなかったり，臨床プロセスに即した研究デザインとデータ解析の方法を考えられないのは，統計の専門家のほうである．どちらが問題であるにせよ，このような状況を脱して，誰か他の相談相手を見つけるのが最善の方法である．統計に関して適切な相談相手が見つかるまでに，2，3人ぐらいは当たってみなければならないだろう．

まずはっきりと頭に描いていなければならないのは，データ解析の結果からどのようなことを見いだしたいのかである．例えば，同一グループの対象者において事前と事後テストに差があるか否かを検討したいとか，2群間において事後テストに差があるか知りたい，といったことである．時々セラピストは，統計の専門家に説得されて，自分たちのデータに複雑で洗練された手法を用いようとすることがある．というのは，そのような統計の専門家は，ただ単にセラピストが目的を達成するための手助けをするよりも，自分が高度な統計的手法を使えることを示すことにより強い興味を持っているからである．そのような解析は，見栄えはとても印象的だが，データに基づきながら現実世界を表す手段としては，あまり意味を成していないということがよくある．PartridgeとBarnitt（1986）によると，「現実社会において有意味であることと統計的に有意であることの違いを認識することが重要である．それらは，おそらく異なっているだろうから……」(p.76)．この点を説明するために，Box 8–Pに有益な例を示した．さらに，Cohen（1988）は，"有意である（significant）"と"有意味である（meaningful）"という2つの概念が同義語ではないことについて，さらに展開した例を提示しており，それをBox8–Qに取り上げた．

最後に，もう一度勧めておきたいのは，データを集め始める前に，あらゆるデータを効果的な形式で確実に集められるように統計の専門家に相談しなさい，ということである．

---

**Box8–P**

「GrahamとBradley（1978）が肺炎の炎症を消散させる方法として胸部理学療法と陽圧呼吸法の効果を調べた研究によると，結論としては胸部理学療法，陽圧呼吸法ともに肺炎の消散を促す効果は認められなかった．しかしながら，多くのセラピストは急性肺炎の治療において，理学療法に役割があったなどとは考えてもいなかっただろう．治療群と非治療群の間の差が統計的に有意でなかったことが，実生活における"意義"すなわち，重要性がないことを意味しているわけではないのである．」

(Partridge & Barnitt, 1986, p.77)

---

**Box8–Q**

「例えば痛みの研究において，有意に多くの患者が，'ニューズウィーク'より'タイム'を読む傾向にあったとしよう．そのような違いは，それらの雑誌社の販売部長には意味があるかもしれないが，このような情報は，痛みに関する研究の成果には，ほとんど関連性のないものである．」

(Cohen, 1988, p.599)

## ●ワークシート●

あなたが研究プロジェクトのために選択した研究デザイン，データ収集の方法を見直そう．

　　あなたが使おうとしているのは：

　　_____　実験デザインか？
　　_____　準実験デザインか？
　　_____　非実験デザインか？

　　あなたがデータ収集に使おうとしている方法は：

　　_____　観察法か？
　　_____　インタビュー法か？
　　_____　質問紙法か？
　　_____　記録の検討か？
　　_____　測定装置か？
　　_____　テスト，測定尺度，インベントリーか？

記述統計に限定するつもりだろうか．それとも推測統計も使うことが可能だろうか？

　　_____　記述統計
　　_____　推測統計

読者があなたの研究結果を理解するため，記述統計のうちどの方法が効果的だろうか．

　　_____　頻度とパーセンテージ
　　_____　中心傾向：平均値，中央値，最頻値
　　_____　相対的な位置：レンジ，標準偏差

推測統計について：

　　データ収集のテクニックから得られる結果は：

　　　　_____ 名義データか？
　　　　_____ 順序データか？
　　　　_____ 間隔データか？
　　　　_____ 比データか？

　　したがって，あなたのデータの分析に使えるのは，パラメトリック統計だろうか，それともノンパラメトリック統計だろうか？

　　　　_____ パラメトリック
　　　　_____ ノンパラメトリック

　　あなたが検定しようとしているのは：

　　　　_____ 2群間の有意差か？
　　　　_____ 変数間の相関関係か？
　　　　_____ 2変数以上の比較か？

それらの決定をするために，あなたが使えると思う検定法はどれだろうか？

　　　　_____ $t$ 検定
　　　　_____ $\chi^2$ 検定
　　　　_____ ウィルコクソンの符号つき順位検定
　　　　_____ ウィルコクソンの順位和検定
　　　　_____ マン－ウィットニー U 検定
　　　　_____ ピアソンの積率相関係数
　　　　_____ スピアマンの順位相関係数
　　　　_____ 回帰分析
　　　　_____ ANOVA
　　　　_____ ANCOVA
　　　　_____ クラスカル－ワリス検定

## ●統計の専門家に手渡すための情報シート

その研究においていったい何を達成したいのか，を統計の専門家によく理解してもらうため，彼らに会うときに，いくつかの基本的な情報を携えて行こう．以下の情報から，統計の専門家はその研究プロジェクトで考えていることをはっきりと理解できるだろう．

仮説：



対象：
  何人くらいか？
  どのようにして選択したか？
  いくつの群に分けるのか？
  どのようにして群を割り付けたか？


方法：研究デザインのタイプ（例えば，事前テスト/処理/事後テスト；調査；実験群とコントロール群の比較）

データ収集の方法における特徴（例えば，自記式の質問紙；IQ テスト；価値観を調べるインベントリー，角度計による測定）

収集されるデータのタイプ（名義データ，順序データ，間隔データ，比データ；複数のタイプ）
実際のデータの例をあげよう．


データ解析について，初期段階の考え：

  もし記述統計を使うならば：

   _____ 頻度とパーセンテージ
   _____ 中心傾向
   _____ 相対的な位置

  もし推測統計を使うならば：

   _____ 2群間の有意差
   _____ 群間の相関関係
   _____ 2変数以上の比較

そのために特定の検定法を考えているか．

## ■引用文献

Case-Smith, J., Cooper, P., & Scala, V. (1989). Feeding efficiency of premature neonates. *American Journal of Occupational Therapy, 43*(4), 245-250.

Cohen, H. (1988). How to read a research paper. *American Journal of Occupational Therapy, 42*(9), 596-600.

Corb, D.F., Pinkston, D., Harden, R.S., O'Sullivan, P., & Fecteau, L. (1987). Changes in students' perceptions of the professional role. *Physical Therapy, 67*(2), 226-233.

Coren, A., Andreassi, M., Blood, H., & Kent, B. (1987). Factors relating to physical therapy students' decisions to work with elderly patients. *Physical Therapy, 67*(1), 60-65.

Deitz, J.C., Crowe, T.K., & Harris, S.R. (1987). Relationship between infant neuromotor assessment and preschool motor measures. *Physical Therapy, 67*(1), 14-17.

Gogia, P.P., Braatz, J.H., Rose, S.J., & Norton, B.J. (1987). Reliability and validity of goniometric measurements at the knee. *Physical Therapy, 67*(2), 192-195.

Graham, W.G., & Bradley, D.A. (1978). Efficacy of chest physiotherapy and intermittent positive pressure breathing in the resolution of pneumonia. *New England Journal of Medicine, 229*, 624-627.

Hamilton-Dodd, C., Kawamoto, T., Clark, F., Burke, J.P., & Fanchiang, S.P. (1989). The effects of a maternal preparation program on mother-infant paires: A pilot study. *American Journal of Occupational Therapy, 43*(8), 513-521.

Hasselkus, B.R., & Safrit, M.J. (1976). Measurement in occupational therapy. *American Journal of Occupational Therapy, 30*(7), 429-436.

Liu, H., Currier, D.P., & Threlkeld, A.J. (1987). Circulatory response of digital arteries associated with electrical stimulation of calf muscle in healthy subjects. *Physical Therapy, 67*(3), 340-345.

Lohmann, K.N., Rayhel, H.E., Schneiderwind, W.P., & Danoff, J.V. (1987). Static measurement of tibia vara. *Physical Therapy, 67*(2), 196-199.

Magalhaes, L., Koomar, J., & Cermak, S. (1989). Bilateral motor coordination in 5- to 9-year-old children: A pilot study. *American Journal of Occupational Therapy, 43*(7), 437-443.

Mitchell, M.J., Daines, G.E., & Thomas, B.L. (1987). Effect of L-tryptophan and phenylalanine on burning pain threshold. *Physical Therapy, 67*(2), 203-205.

Moncur, C. (1987). Perceptions of physical therapy competencies in rheumatology. *Physical Therapy, 67*(3), 331-339.

Oyster, C.K., Hanten, W.P., & Llorens, L.S. (1987). *Introduction to research: A guide for the health science professional*. Philadelphia: J.B. Lippincott.

Partridge, C.J., & Barnitt, R.E. (1986). *Research guidelines: A handbook for therapists*. Rockville, MD: Aspen Publishers.

Schaefer, R.L., & Anderson, R.B. (1989). *The student edition of Minitab: Statistical software adapted for education*. Reading, MA: Addison-Wesley Publishing and Benjamin/Cummings Publishing.

Shinabarger, N.I. (1987). Limited joint mobility in adults with diabetes mellitus. *Physical Therapy, 67*(2), 215-218.

Taylor, K., Newton, R.A., Personius, W.J., & Bush, R.M. (1987). Effects of interferential current stimulation for treatment of subjects with recurrent jaw pain. *Physical Therapy, 67*(3), 346-350.

## ■さらに理解を深めるための文献

*Cliffs studyware for statistics*. (1993). Lincoln, NE: 1993 Cliffs Notes.

Greenstein, L.R. (1980). Teaching research: An introduction to statistical concepts and research terminology. *American Journal of Occupational Therapy, 34*(5), 320-327.

Kerlinger, F.N. (1973). *Foundations of behavioral research*. New York: Holt, Rinehart & Winston.

Koosis, D. (1985). *Statistics: A self-teaching guide*. New York: John Wiley & Sons.

Lee, E.S., Forthofer, R.N., & Lorimer, R.J. (1989). *Analyzing complex survey data*. No. 71 in Quantitative Applications in the Social Sciences Series. Newbury Park, CA: Sage Publications.

Lodge, M. (1981). *Magnitude scaling: Quantitative measurement of opinions*. No. 25 in Quantitative Applications in the Social Sciences Series. Newbury Park, CA: Sage Publications.

Reynolds, H.T. (1984). *Analysis of nominal data*. No. 7 in Quantitative Applications in the Social Sciences Series. Newbury Park, CA: Sage Publications.

Rowntree, D. (1981). *Statistics without tears: A primer for non-mathematicians*. New York: Charles Scribner's Sons.

# 質的研究デザイン

## ■質的研究の目的

1967年に、GlaserとStraussの *The Discovery of Grounded Theory* [訳注] が出版されてからというもの、質的研究は新しい理論を発展させることを目指すべきか、すでにある理論を実証することを目的とすべきか、あるいはその両方なのか、質的研究者たちは議論を続けてきた。GlaserとStraussは、質的研究者の役割は新しい理論を開発することであるという信念を持っている。そして、その目的に向けて、彼らが提唱するグラウンデッドセオリー・アプローチ（第10章で説明されている）はデザインされている。一方、他の研究者たちは、質的研究の目的は、仮説的命題を検証する量的な研究方法と同様に、既存の社会理論を分析的帰納法を用いて実証することであると信じている。しかしながら、ほとんどの質的研究者たちは、そのどちらの目的も適切だと考えているのである。

そこで、グラウンデッドセオリーと分析的帰納法がどのように行われるのか、そのプロセスを探ってみよう。

> グラウンデッドセオリー・アプローチは、理論、概念、仮説、そして命題を、アプリオリな前提、他の研究やすでに存在する理論的枠組みからではなく、むしろデータそのものから直接的に発見するための方法である（Tayler & Bogdan, 1984, p.126）。

グラウンデッドセオリーを生み出すとき、研究者たちは、自分たちの理論を立証しようとはしない。そうではなくて、彼らは単に、グラウンデッドセオリーが"ぴったり適合 (fit)"し、"うまく機能する (work)"かどうかを調べることで、それらの理論がおそらく正しいであろうということを示そうとするだけなのである。すなわち、もし理論が、生成されたカテゴリー（すなわち、ラベルがつけられた、あるいはコード化されたデータの集合）に"ぴったり適合する"ならば、その理論は直ちにデータにあてはめることができるだろう。また、もしその理論が"うまく機能する"のであれば、それらのカテゴリーは研究対象としている行動にとって意味のあるものだということになる。

分析的帰納（analytic induction）を、第10章で説明するPatton（1990）の帰納的分析（inductive analysis）についての記述と取り違えてはいけない。分析的帰納とは、既存の理論や前提を、新しく収集した質的データに基づいて証明したり、修正したりするための手続きである。それは、普遍的な命題を明確にするためにデザインされた方法なのである。そして、そのステップは、(a)説明すべき現象のおおまかな定義を明らかにし、(b)その現象を説明するために命題または仮説を、明確に組織だった言葉で表して定式化し、(c)ケースと仮説が適合しているか確かめるために、個々のケースを詳しく調べる、といった順で進められる。もし、その仮説でケースが説明できない場合、研究者は(d)仮説を定式化し直すか、現象を定義し直す。次に、研究者は、その仮説を反証するために、研究対象の中から仮説にあてはまらない否定的なケースを探しだす。そして、もしそのようなケースが見つかったら、(e)仮説を定式化し直すか、現象を再定義しながら、その仮説が妥当なものとなるまで検証を続けるのである。このようにして、普遍的な命題は定式化される。

---

訳注： *The Discovery of Grounded Theory* の邦訳本としては、B. G. グレイザー，A. L. ストラウス：後藤隆，大出春江，水野節夫・訳，データ対話型理論の発見．新曜社，1996がある。

## ■質的研究のための準備

　質的研究を行うための準備作業は，量的研究のための準備と大きくは違わない．まず，研究したい課題を明確にし，それに関連した研究疑問を生み出さなければならない．そして，そのトピックをどのように人々が見ているかだけでなく，自分が研究したい問題の複雑さや変数に関する知識を得るために文献をレビューする．（質的研究者のなかには，このような考え方に必ずしも同意しない者がいることに十分留意しておくべきである．彼らは，何らかのアイデアを推測して事前に持つのをできるだけ最小限に抑えるために，データ収集の後に文献を読むほうがよいと信じているのである．）次に，問題の背景に関する情報を明確に言語化し，理論的な基盤を決定して，その理論の範囲内で研究をデザインする．最後に，データの収集と分析のテクニックを含めて研究デザインを選択するのである．最終的な研究報告を書き上げるためのフォーマット（形式）ですら，プロジェクトの初期段階で検討しておくべきである．したがって，本書の初めの章は，量的研究と同じく質的研究のプロジェクトにも関係している．

## ■質的研究の一般的な構成要素

　あらゆる質的研究者は，似たような原理，テクニック，そしてアプローチを用いる傾向を持っている．質的なアプローチを使うとき，研究者は，研究中の課題に適切な人々とインタビューをし，様々な相互作用や出来事を観察し，ドキュメント（記録・文書）を調べ，それらの結果から得られた情報について判断を下し，そして専門家である同僚に向けて一つのナラティブ（語り）を書くのである．先に述べたように，自然主義的研究者がフィールドで最初の問いを立て始める前に，問題，理論またはモデル，研究デザイン，一定のデータ収集テクニック，分析のためのツール，特定の執筆スタイルについて，すでに何らかの方法を考えていることだろう．

　研究者はたいてい計画された研究デザインを持って仕事を開始するが，自然主義的な研究作業の場合は，それが整然としないことが多い．自然主義的な研究者は，データとインフォーマント（情報提供者）が導くところにさっとついて行く用意をいつもしておく必要がある．それはすなわち，偶然に物事を発見する能力，創造性，幸運，そしてたくさんの過酷な仕事を，受け入れる準備があることを意味する．また，量的研究とは違い，質的研究におけるデータ収集とデータ分析は同時に始まり継続してゆく．一般的には，データ収集は莫大な量のデータをもたらすので，すべてのデータの意味を把握するためには，一定のデータ分析のテクニックを用いることが必要である．そのうちのいくつかのテクニックについては第10章で説明する．

### 研究課題

　質的研究は，問題意識，または論点から始まり，それがプロジェクト全体を導いていく．すなわち，それが，研究デザインのスタイル，データ収集テクニック，そして研究結果の提示の仕方までも導くことになる．

### 理論

　同様に，自然主義的な研究であれ他のタイプの研究であれ，基礎となる理論もしくはモデルを全く持たずに研究を実施することはできない．それは，物事がどのように機能しているのかに関する確立した人類学理論や心理社会的理論，あるいは個人的に考えられたモデルかもしれないが，ともかく理論は，問題を定義したり，その問題への取り組み方を決めたりするうえで決定的に重要なものである．

　自然主義的研究の典型的なモデルは，現象学に基づいている．質的研究者はエミックなアプローチに関心を持っているため，彼らは現象学的なモデルによって，あらゆる物事はインフォーマントの観点に立つことによってのみ意味のあるものになる，という見方をとる（Box9-A）．現象学的に進められる研究は，ふつう帰納的である．すなわち，それらの結果は，研究によって得られたデータから生み出されるのであり，それ以前に，研究のインフォーマントや出来事についてはっきりとした前提が設けられることはほとんどない．GlaserとStrauss（1967）のグラウンデッドセオリーの分析方法は，全面的にそうしたアプローチに基づいている．

　自然主義的研究を導いてきた理論には，他に4つのものがある．まず認知理論である．これは，言語学的なテクニックを駆使すれば，人々が考えていることは彼らの話を聴き取りすることで記述できる，という前提に立った理論である．次に文化理論もしくはパーソナリティ理論という精神分析学的理論を内包する理論がある．さら

> **Box9–A**
>
> Carpenter（1994）は，脊髄損傷を被った人々を対象に半構成的で徹底的に深いインタビューを行うことにより，完全にインフォーマントの観点に立った研究を進めた．それは，インフォーマントの身体障害体験の意味深い側面について明らかにしたかったからである．彼らの話をCarpenterが分析したところ，インフォーマントの観点からは，3つの意味深さに関するカテゴリーが明らかにされた．すなわちそのカテゴリーとは，自己の再発見，障害の再定義，新しいアイデンティティの確立，である．

に，質的研究者のなかには，唯物論を適用し，階級意識，階級闘争，社会組織や経済力に関係する観察可能な行動パターンによって世界を眺める者もいる．4つ目の理論は，組織の構造と機能に関わる理論である（Box9–B）．

必ずしも理論は，構成概念，仮説，前提，あるいは一般化などが複雑に組み合わさったものだとは限らない．理論は，世界やその小さな一部分がどのように動いているのか，に関する個人的な理論であっても構わないのである．また，質的研究を行っているセラピストが，量的研究のために選ばれる理論と類似した理論を選択することもあるだろう．このような理論は，たいてい心理学的，社会学的，あるいは医学的に方向づけられている．それゆえ，第6章の「研究の範囲」では概念枠組みを検討しているが，質的研究の理論的位置づけとしても読むに値する章である．

> **Box9–B**
>
> 政府による中途退学者への介入プログラムの研究では，Fettermanは，学校の構造と機能，さらに学校と様々な政府機関との関係性について正確に記述するために，構造機能主義的アプローチを用いた．また革新理論を用いて，「革新的プログラムの導入から始まり，複雑な混乱状態を経て，受容，拒否，もしくは修正へと至るまでの範囲にわたって，そのプログラムについて観察したことを分類整理した．」
>
> （Fetterman, 1989, p.17）

## 研究疑問

研究デザインを選択する段階において，質的研究者がすでにいくつかの研究疑問を明確にしていたとしても，フィールドワークの初期段階に入ると，さらにもっとたくさんの疑問が生まれてくるものである．自然主義的研究においては，量的研究のように仮説を固定する研究の様式とは異なり，研究疑問は流動的である．したがって，いくつかの研究疑問は関係のないものとして取り下げられるかもしれない．また，付加的なデータが集められるにつれて，修正される研究疑問もあるだろう．あるいは，研究が進むにしたがって新しい疑問が加えられるかもしれない．質的研究では，最終的な報告書が仮説の提起というスタイルをとって，それを支持する資料と共に書かれることがある．この場合，研究者は，自分たちが提出した仮説を，他の研究者に別の条件のもとで検証するよう要請することがよくある．また，彼ら自身が後の研究で検証することもある．

## 参加者の選択

質的研究は，参加者自身が生活や活動する場で観察したり質問を投げかけ，彼らの物事に対する見方を学ぶ研究——すなわち自然主義的調査研究——として特徴づけられる．そのため，研究者は研究中のトピックについて最も豊富に，そして最も関係の深い情報を提供できる参加者を選定する方法として，有為標本抽出法（purposeful sampling）を用いる．有為標本抽出法では，まず研究への参加者とすべき人の基準や条件を規定し，それからこれらの基準に適合するケースを意図的に選択しなければならない．そして，最も信頼がおけ，しかも最も多くの情報を持っていることが判明した参加者が，鍵となるインフォーマントとなるのである．その他の参加者は，さらに付け加えるべき情報を持っている可能性があるので，二次的なインフォーマントと見なされる．

有為標本抽出法のタイプにはいくつかあるが，ある特定の研究を行うために研究者が必要と考えていることに応じて選択される．次にあげるのは，最もポピュラーな有為標本抽出法のタイプである．

- ■典型的なケースのサンプリング： あるケースが，多数派に属する（すなわち典型的である）と見なされることから，選択される．例えば，セラピストに

は，片麻痺を患うある典型的な人が，特定のリハビリテーションプログラムを通してどのように変化していくのかを知りたい，と考える者もいるだろう．

- 極端なケースや逸脱したケースのサンプリング：典型的なケースを選ぶ基準が明確になった後で，研究者は，典型的ケースと比較をするために極端なケースを探求したいと考えることもある．このようなケースには，例えば，そのリハビリテーションプログラムを完了できない片麻痺の人や，非常に短時間でそのプログラムを完了した人などが含まれる．
- 包括的なサンプリング：これは，あるサンプル内のすべてのケースを取り上げて，検討することを指している．例えば，特定の治療法を受けながら，あるリハビリテーションプログラムを完了した片麻痺の人全員について調べるのである．
- ユニークなケースの選択：ケースのユニークさや稀な特性に基づいて選択する方法である．スポーツ選手を目指している両足切断者などはその例である．
- 評価の高いケースの選択：経験を積んだ専門家が，評価の高さに基づいて推薦したケースを選択する方法である．例えば，アルツハイマー病となった配偶者のケアをしている人々を対象に，大成功をおさめている介護者支援プログラムがあげられる．そのプログラムは，介護者支援プログラムに詳しい専門家から，高い評価を得ていることを理由に，研究対象とすべきケースとして推薦されるのである．
- 比較可能なケースの選択：結果の再現性を検討するため，ある一定の期間にわたって，研究課題に即した同様の特徴を備えているケースを選択する方法である．例えば，リハビリテーションプログラムを成功裡に完了した片麻痺の人を，6カ月間にわたって毎月1人ずつ選択することがあげられる．
- 決定的に重要なケースの選択：劇的な成功をおさめたケースを選択する．このような例としては，著しく困難な地域の中で成功しているプログラム，非常に低い経費で成功をおさめているプログラムや，重い障害を持ったクライエントに対し，非常に高い成功率を上げているリハビリテーションプログラムなどがある．
- コンビニエンスサンプル：最も容易に，最も低いコストで，あるいは最も素早く研究できるケースを選択する．例えば，研究者が運営するリハビリテーションプログラムに参加している片麻痺の人々のようなサンプルである．

## データ収集

質的研究で用いられるデータ収集のための唯一の"測定用具"は，たいていの場合，研究者自身である．量的研究の場合は，自記式の質問紙や角度計のような物的な測定用具に大きく依存しているが，質的研究者は一般的に，フィールドで観察やインタビューをしたり，録音することによってデータを収集している．彼らは，出来事を観察し，質問をする人々そのものであるため，データ収集のための"測定用具"であると見なされるのである．データを収集するための実際のプロセスには，観察，インタビュー，撮影，写真，記録文書とアーチファクトのレビューが含まれる．

## データ分析

質的なデータの分析は，フィールドノーツ，インタビューのトランスクリプト，およびその他の収集した材料を系統的に組み立てていくプロセスであり，それらの材料を研究疑問が明らかにできるような方向で理解を深め，さらにその理解が他の人々に対して公表できるレベルに達するまで続けられる．そして，いくつかのテクニックが，質的なデータを分析するために用いられる．どのテクニックを選択するかは，研究が目指す最終目標によって異なる．例えば，集団で生活を営んでいる，価値を奪われた人々について新しい理論を生み出したいのであれば，グラウンデッドセオリー・アプローチと，それに付随するテクニックが適している．また，サポートグループにおける治療的因子に対して，参加者がどのように認識しているのか理解したいのであれば（Schultz, 1994），事前コーディング（a priori coding）や事後コーディング（a posteriori coding）を使ってうまく分析することができる．さらに，自然主義的研究者は，プロジェクトの最終目標にとって最も役に立つ方法を自分の経験を生かして判断し，同じ研究であっても異なったアプローチをするときは，それにぴったりした特定のテクニックを選択するのである．

## 報告書を書くこと

自然主義的な報告書は，一般的に，長いナラティブの形式がとられるが，時には絵入りの説明が挿入されるこ

とがあり，選択するべきフォーマットが数多く存在している．ここでもまた，データを使って何を生み出そうとしているのかということが，適切な選択へと導いてくれるだろう．もし卒業論文や修士や博士の学位論文を書いているのであれば，特定の書式と執筆スタイルについて申し合わせが規定されている．また，研究論文や研究報告を生み出そうとしているのであれば，書式や執筆スタイルはもっと柔軟である．しかしながら，BogdanとBiklen（1982）が指摘するように，やはり，報告書の始めの部分，中間部分，そして終わりの部分が必要であろう．

報告書の始めの部分は，読者に自分の報告書の焦点を理解してもらえるように，一般的な背景を含めておくべきである．また，序文は，報告書の残りの部分の構成を記述して締めくくられることが多い．その記述には，どのような研究方法やテクニックを用いたかについての議論，研究の時期と期間，研究の場所や対象者の数，データの特性，そのドキュメントはいつ，どのように発見されたのか，研究者と研究対象者の関係，データの点検，さらに研究の正当性を読者が評価する手助けとなるその他の情報を含むべきである．

報告書の中間部は，著作の大半を占めており，自分の論点を議論し，その主題を明確に表し，トピックをはっきりさせる場所である．そして，それらは序文で明確にされた研究の焦点と関連づけられる必要がある．また，報告書の核となる材料は，データ分析から生み出され，データをコーディングしたり，カテゴリー化することによって見つけだされたパターン，テーマ，そして関係性をめぐって組織化される．このようにして生み出された報告書の主な論点を説明するには，データから注意深く見つけだした最も顕著な引用を使うのがよい．

最後の部分は，結論として書かれるべきである．ここではその焦点が決定的な形で言い直され，議論が再吟味され，その示唆が練り上げられる．もっとこれらの点について詳しく知りたい人は，Harry F. Wolcottの優れた小冊子，*Writing Up Qualitative Research*（1990）を読むとよい．

## ■質的研究の記述

いろいろな質的な研究デザインのタイプを，量的なデザインを明確に特定して説明するのと同じように，はっきりと境界線を引いて説明するのは難しい．つまり，質的なデザインには厳密な境界がない．研究の目的によって，同じ研究者が，ある研究ではある一連の手続きを用いるが，また別の研究では別の一連の手続きを用いるということが起こりうる．しかしながら，いくつかの質的な研究デザインは異なった特徴を持っているので，それらを別個のものとして検討することは可能である．例えば，エスノグラフィー（民族誌）と歴史研究では，研究者はそれぞれ異なった考え方に立って研究にとりかかるだろうが，データ収集とデータ分析のテクニックとしては同じものを使う可能性がある．

ここで検討してみようと思うのは，次のデザインである．

1. まず初めは，エスノグラフィックな研究デザインを取り上げる．このデザインは，あるプログラム，施設，または，その他の集団場面における文化について研究するのに適している．
2. 次に，ケーススタディ・デザインを説明する．これは，個々の人間，プログラム，あるいは施設について研究するのに適した研究デザインである．
3. そして，歴史研究デザインについて説明する．これは，過去の出来事，人物や人間集団，専門職や組織の発展現象について研究するのに適した研究デザインである．
4. 最後に，自由回答形式の質問を用いる研究デザインとしての非構成的インタビュー法について説明する．この研究デザインは，ある問題に対する個人の見方を深く知るために用いられる．

## エスノグラフィックな研究デザイン

厳密なエスノグラフィーは，単にエスノグラフィックなテクニックやアプローチを適用することとは全く異なっており，1つの集団とその文化について記述するアートとサイエンスである．例えば，他国のヘルスケアシステムについて記述したり，アメリカの大都市の過密地区にある診療所について記述することである．エスノグラフィーを特徴づける文化の概念は，データを解釈する際に，現象を秩序だてて組織化したり，概念化するための原理原則として機能する．

エスノグラフィックな研究デザインは，人類学の領域で生み出され，健康科学者によって病院や特殊教育施設，障害者のための作業所，グループホームなどの場を記述するために，借用されてきた．Schmid（1981）は次

のように述べている．

> ……保健医療専門職者の間では，ホリスティックな性質の研究疑問，例えば，クライエントが，彼自身や生活様式を選択し適応しようとしている場としての環境をどのように認識しているのか，ということについて複雑な知識を生み出すことができる研究疑問，に答えられる研究パラダイムに関心が高まってきている．(p.105)

彼女は，人類学や社会学，社会心理学の分野で見いだされたパラダイムは，社会や文化的な場における人間の行動の意味を理解することを強調しており，そのような研究パラダイムへの関心を満足させることができると言っている．

エスノグラファーは，もちろん，他の研究者たちとちょうど同じように，研究中の集団についてバイアスや先入観を持っている．そのようなバイアスをコントロールすることで，研究の焦点は絞られるが，研究が限定されることにもなる．しかし，バイアスをコントロールしないと，研究の質が低下することになる．したがって，エスノグラファーの初めの仕事は，自分が持っている特定のバイアスを自分自身に対して明らかにすることである．それは結果的に，読者に対してもそのようなバイアスを明確に示すことになる．そこでエスノグラファーであれば，フィールドに出向く前に，できるだけ偏見のない開かれた心を持てるように努力する．というのは，彼らは研究の参加者の視点，すなわちエミックな見方に立ち，出来事やものの見方を理解すること，そしてそれらを記述することに真に関心を寄せているからである．これは，エスノグラフィーにとって決定的に重要なことである．

## 研究デザイン

エスノグラフィーのための研究デザインは，研究のそれぞれの段階を，起きると思われる順序に従ってリストアップすることである．そうすれば，調査は確認された問題を効果的に解決する方向へと導かれて行くだろう．そして，各段階で，研究対象となっている人々や組織の特性に関する知識と理解が形作られるのである．そのために，フィールドワークは，いかなるエスノグラフィックな研究デザインにおいても主要な要素となっている．研究者は，インフォーマントに会うために，彼ら自身が置かれている現場に出向き，その文脈に沿って出来事を観察し，その環境そのものを眺めるのである．また，すべてのフィールドワークは探索的であり，その場や参加者，彼らの生活について可能な限り多くのことを発見するのをねらいとしている．

## フィールドワーク

フィールドワークの初期段階では，その文化に関する基礎を学ぶことに関心が寄せられる．ここで，革新的で複雑な健康改善のための生活療法が導入されている特定のリハビリテーション部門の文化を研究中であると想定してみよう．この研究でエスノグラファーは，新たな生活療法の導入が，スタッフ，患者やその部門の全体的機能に及ぼす長期的な効果を見定めようとしている．しかもその効果には，その施設の他の部門との関係性や，他の似たような施設との関係性も含まれているのである．そこで，初期のフィールドワークでは，研究者は，文化（すなわち研究中の部門や施設，そして同様の施設）の基礎的な構造や機能について学ぶことに焦点を当てる．例えば，どのくらいの数の人々が関わっているのか，彼らの人口学的特性，そのプログラムに従事するすべての人々の関係性，患者やスタッフ，管理者たちが使っている言葉，そしてその部門や以前の治療に関する歴史的データについても学ぼうとするだろう．

フィールドワークの現場での最初の数回のセッションは，研究者にとって居心地が悪く，辛いものとなることがある．BogdanとBiklen（1982）は，この最初のセッションをより苦痛の少ないものにするため，いくつかの提案をしている．

1. フィールドで起こる出来事を個人的なものとして受け止めないこと．そして，今自分が切り抜けようとしていることは，フィールドワークのプロセスの典型的な一部分なのだと考える．
2. 誰かそこにいる人が自分を紹介してくれるように，初めての訪問の準備をすること．あなたに訪問の許可を与えてくれた人々のなかの一人が，［紹介者としてふさわしい人かもしれず］その役割を担ってくれるだろう……
3. 初めの数日間は，あまり多くのことをやり遂げようとしないこと．気を楽にしてフィールドに臨もう．初回の訪問は短時間（1時間かそれ以下）とし，その時間は一般的な導入とざっと概観を得るために使うこと……
4. 比較的受け身の姿勢でいること．あなたが学ぼうとしていることに対して関心と熱心さを示すことは必要だ

が，しかし，特定された質問を数多く投げかけてはいけない．特に議論の的になるかもしれないような領域では……
5. 親しみやすい態度でいること．フィールドでの初めの数日間は，対象者はあなたがここにいる理由について質問を投げかけてくるだろう．そのとき，訪問を許可してくれた人々に言ったことと同じ内容を繰り返して述べよう．しかし，簡潔に説明するよう努力すること．フィールドでどのように振る舞ったらよいのか，それに対するほとんどのアドバイスは，失礼にあたらない言動に関する社会的規範と一致している……（p.127）

エスノグラファーが，その文化に関する基礎データに対して満足したら，本格的にデータの収集と分析が始まる．ただし，基礎データの収集と"実際の"データの収集を区別する線が引かれることはめったにない．すなわち，通常は，あらゆる情報がデータ分析に用いられる．基礎データの収集期間は，調査者がその文化に対してあらかじめ持っている知識の量，その文化の複雑さや大きさ，そして研究しようとしている問題の複雑さに応じて実に多様である．

同様な要因から，フィールドワークの全体に要する時間の長さも非常に様々である．ごく単純な研究のためのデータならば，1週間に1日の割合で6週間かければ収集できるだろう．一方で，例えば，複雑な文化に関する包括的な研究では，フィールドで丸2，3年を費やすことになるかもしれない．後者は，遠く離れた異国の地の文化に関する人類学的研究の典型であり，前者は，近年のエスノグラフィックな研究に典型的なやり方である．これはしばしばマイクロエスノグラフィー（microethnographies）と呼ばれ，治療的な環境において作業療法士たちが取り組んでいる．ほとんどのエスノグラフィックな研究は，おそらく，これらの時間的スケジュールを両端としたどこかの位置に収まる．

フィールドにいるエスノグラファーは，でしゃばらず控えめであるように最善の注意を払う．彼らは，"その土地の人たち（ネイティブ）"の日課や外見に混ざり合い，異国の文化の一員や，リハビリテーション施設のセラピストになりきろうとする．エスノグラファーは，フィールドの現場に対する彼らの影響を最小限にとどめようとするが，質問を投げかけたり活動を見つめたりする見知らぬ人間は，常に何らかのインパクトを与えているものである．そこで調査者は，自分自身の行動を注意深く記録し続け，インフォーマントやその後のデータ収集に対して及ぼす可能性がある影響力を評価することが必要となる．

フィールドワークでの最初の問題は，研究対象としたい母集団へ接近する手だてを手に入れることである．フィールドに入る許可が得られない場合，研究者のなかには，こっそり人目につかないように隠れたり，秘密にして研究を行い，対象者に関する知識を持たずにデータを収集する者がいる．このアプローチは，精神病院に関する古典的な研究において，研究者自身が患者として入院するやり方で，非常に首尾よく用いられた．しかしながら，このアプローチは，新参のエスノグラファーには勧められない．正規の参加者であるという制約から自由になることで，結果的にはたくさんの利点が得られる．例えば，様々なインフォーマントに接近できるようになるだろう．そしておそらく最も重要なことは，他者を欺き，それを指摘されて困惑する危険にさらされないことである．

現場の活動にどの程度参加すればよいのかにより，完全な観察者から能動的な参加観察者を結んだ範囲のどこかに，自分の役割を位置づけることができる．完全な観察者とは，いかなる活動にも参加せず，あたかもマジックミラーを通してその場面を見ているような人である．それと正反対に位置するのは，その場の活動に自ら深く関与する能動的なフィールドワーカーであり，観察者とインフォーマントとの違いをほとんど識別できなくなる．フィールドワーカーは，たいていの場合，これらの両極のどこかに自分自身の役割を位置づけている．もし授業や治療行為の場面を観察するのであれば，教育実践や治療行為に関与するのは多くの場合不適切である．一方で，インフォーマントは観察者にアシスタントとして振る舞うように依頼することもある．これは極めて好都合であり，観察という仕事の邪魔にはならない．とはいうものの，後者のケースでは，学生や患者はあなたをある見方で見るだろう．つまり，単なる観察者ではない人間と見なすだろう．そして，このことをデータ分析の際によく考慮に入れるべきである．

### データ収集のテクニック

エスノグラフィーのフィールドワークを通して情報を集める方法がいくつかある．そのなかでも最も重要な2つのテクニックは，観察とインタビューである．観察には，その結果を記録したフィールドノーツがつきものである．そのほかに，写真，ドキュメントやアーチファクトの調査が含まれる．

ここで考慮すべき重要な点は，何をいつ観察するのか，誰にインタビューするのか，どのようなドキュメントやアーチファクトをどのくらい調べるのか，そして何を写真に撮るのかなどを，どのようにして決定するのかである．エスノグラフィーでは，これは**参加者や対象の選択**または**内的サンプリング**に関わる問いである．研究の焦点が狭く限定されている場合は，その現場にいるすべての対象者と話をしたり，すべてのドキュメントを検討したり，あるいはすべての重要な出来事を観察したりできるだろう．もしそれが不可能ならば，現場に関する実に様々な見方を知るためには，ある範囲内の人々やデータから，それらをサンプリングすることが重要となる．

　インフォーマントのなかには，進んで話をしたがり，現場に関する多くの経験を有する人や，進行中の事柄について特に深い洞察力のある人がいる．このような人々は**鍵となるインフォーマント**として，おそらく他の参加者よりも頻繁に，長い期間にわたってインタビューを受けることになる．また，文化に対する洞察を得るために重要と思われる出来事や活動が，観察の対象として選ばれ，**鍵となる出来事**と呼ばれる．その例として，精神遅滞者のためのグループホームにおける夕食の時間や，理学療法部門での週ごとのスタッフミーティングなどがあげられよう．同様に，治療計画書やスタッフミーティングの議事録などのドキュメントは，他のドキュメントよりも非常に実り多く，もっと十分な時間をかけて調べる値打ちがあるかもしれない．また写真は，現場にあるすべての対象物のリストとして利用することができ，それらについてフィールドノーツに逐一記録する必要性を減少させてくれるので，有用である．ちなみに，現場にある物の例としては，掲示板，黒板に書かれていること，あるいは家具の配置といったものも含まれる．

　エスノグラファーがフィールドを訪問するタイミングが，収集されたデータの性質に影響を及ぼすことがよくある．したがって，フィールドワークの初期の段階で，日課やある特定の出来事が起きる時間，それに誰が参加しているのかといったことを，できる限り多く明らかにしておくことが重要である．観察やインタビューする時間を選ぶこと，すなわちタイムサンプリング（time sampling）は，研究目的によって決まる．もしその目的が，リハビリテーション部門やグループホームの全体的な機能について知識を得ることであるなら，調査者は異なった日，週，そして年から，広くサンプリングするべきである．他方，研究目的が精神病棟での朝のミーティングに関して洞察を得ることならば，サンプリングは当然，朝のミーティングの時間に対して行われるはずであり，おそらく数週間にわたる週5日のミーティングが，サンプリングの対象となるだろう．

　何をサンプリングするのかという選択は，特定の研究目的を達成することに目を向けながら，常にその研究の文脈に沿って行われる．すなわち，研究者は研究の途中に時々一歩退き距離をおいては，次のように問うものである．「もし今入っていったら，もしこの人に話しかけたら，私は何を失うだろう？　何を得るだろう？」したがって，エスノグラファーは，研究の初めから終わりまでサンプルの選択を続けているので，収集したデータはその影響を受けており，当然分析の結果にも影響が及ぶことをよく理解している．このような選択をするにあたって，エスノグラファーはただ最善を尽くして判断するしかない．

## フィールドを去る

　フィールドに入った初めの数日間は，きっと気詰まりな気持ちを経験するだろう．しかし時が経つにつれ，しだいに居心地が良くなり，仕事がもっと容易にできるようになる．そしてとうとう自分の研究目標を達成し，フィールドを離れる時がやってくる．そのときに，とても立ち去り難いと感じることがある．おそらく，そのフィールドに興味を抱き，参加者のことが気に入ってしまったからだろう．よく知り合えた人々をまるで見捨てるような気持ちになってしまうのは，その人々が価値を低められた集団と共に困難な条件下で働いている場合，とりわけ珍しいことではない．あるいは，現場を訪れることを止めるや否や，その研究にとって重要な何かを失ってしまうように感じるかもしれない．

　とにかく，結局のところ自分自身をそこから引き離さなければならない．患者から優雅に離れていくためには，セラピストが身につけているような治療を終結させるプロセスに関する知識を使い，インフォーマントにしかるべき予告を与え，徐々にフィールドから去っていくことができる．ところで，ほとんどの場合，エスノグラファーは，後日フィールドに戻って結果を報告するよう求められる．また，抜けていたデータを収集するために現場に戻ることが時には必要となる．もしそうでなければ，研究者は，データが飽和に達した時点（すなわち，新たに収集されたデータが，いずれもすでに収集したデータを単に反復するようになったとき）を認識し，フィールドと参加者に別れを告げなければならない．

## ケーススタディ・デザイン

　作業療法と理学療法では，ケーススタディは，個々のクライエントから学びたいとき，自分たちの臨床実践に関する特定の論点や問題点を理解したいとき，そして専門的で管理的な方針を作り出したいときに用いられている．この際のケースとは，研究の1単位のことである．この単位は1人の人であることが多いが，状況や家族，病棟，ナーシングホーム，あるいは1つの単位と見なすことができるなら，いかなる集団場面でもよい．最近のケーススタディには次のようなものがある．

「脊髄損傷の体験：個人的な見方――リハビリテーションの実践のための示唆」(Carpenter, 1994)
「慢性的な腰神経根過敏症患者に対する徒手療法的アプローチの評価と治療」(Koury & Scarpelli, 1994)
「末梢性前庭機能障害の理学療法的マネージメント：2つの臨床的ケースの報告」(Gill-Body, Krebs, Parker, & Riley, 1994)
「片麻痺患者の治療における課題指向型アプローチ」(Flinn, 1995)
「学生のフィールドワーク能力を向上させるためのアプローチ」(Kramer & Stern, 1995)
「職場分析は仕事の再統合を促進する」(Canelon, 1995)

　研究の初心者には，初めての研究プロジェクトとしてケーススタディを選ぶようにアドバイスされることがよくある．というのは，ケーススタディは他のタイプの質的研究よりも，"実行可能"だと考えられているからである．ケーススタディといっても複雑さの点で様々であるが，場所や人を限定したケーススタディ，時間やデータソースが限られたケーススタディ（例えば，参加者，参加者に関連する記録，あるいは参加者としてのセラピストなど）をデザインすることは可能である．このようなケーススタディでは，収集するデータを自分の手に負える量の範囲に保てるので，分析を比較的短時間で完了させることができる．さらに，結果として得られるデータ量を少なく抑えることができ，大量のデータを生み出す研究よりも，もっと簡単に論文をまとめあげることができる．

　おそらく1事例のクライエントを対象としたシングルケーススタディ・デザインでは，エスノグラフィックなアプローチが使われるのが最も一般的である．その最終目的は，ある特定のクライエントの問題や状況を理解することであり，たいていクライエントの障害やそれがどのように克服されたのかに関わっている．それによって，同僚のセラピストたちは似たような境遇に置かれている他のクライエントをより良く治療することができるのである．これまで質的研究について述べたように，ケーススタディにおけるデータ収集テクニックには，観察，インタビュー，治療セッションやクライエントの治療成果をビデオ録画したもの，そして支援的なテクノロジーなどのアーチファクトに関連するものの検討がある．なかでもケーススタディでは，文書や記録による証拠が最も重要な役割を担うようである．例えばそれらには，患者のチャート，ミーティングの議事録，ケース発表の報告書，患者の評価と治療の進展についての報告書，さらには施設のニューズレターや経営管理上の覚え書きのようなものも含まれるだろう．

　BogdanとBiklen（1982）は，ケーススタディのデザインを最も象徴的に示すものとして"漏斗"を例にあげて説明している．すなわち，研究の初期は漏斗の広い口の方にあたり，この時期は，調べたいと思っている調査可能な場所や人々を求めて探し回り，やがてわずかな可能性を発見する研究者の姿で象徴される．つまり，彼らは広く調査を行うことで，ちょうどぴったりのケースを見つけだす機会を増やそうとしているのである．そして，いくつか可能性がありそうな場所を見いだすや否や，すぐに研究者は第1段階のデータ収集を行うが，おそらくそれはドキュメントや初期のインタビューと観察によるデータになるであろう．それから，それらのデータを検討して，その場所でより研究目的にかなっていそうなところに焦点を合わせていく．すなわち，研究者は，研究の方向性，つまり，結局誰にインタビューするのか，どのドキュメントに接近するのか，そしてどの出来事を観察するのか，について決定を下すのである．そして，仕事を進めるにつれて，いくつかの初期のアイデアは放棄され，新しいアイデアが形成される．同時に，研究のデザインを修正したり，研究のトピックについてもっと学ぶことができる方法を選択する．こうやって最終的に，研究すべき個人や出来事が決定される．すなわち，やっと1つの研究の焦点が明らかになったのである．この時点で，データ収集は研究上の特定のトピックに狭められている．つまり，研究者は漏斗の終わりの狭い口の部分にいるのである．

　エスノグラフィックなケーススタディを行う場合も同

様に，調査者は，第4章の質的研究デザインに関するセクションで説明したすべてのストラテジーに従わなければならない．これらのストラテジーには次のようなことが含まれる．すなわち，自然なありのままの環境でケースを研究すること，参加者の視点から捉えた意味に関心を寄せること，そのケースを縦断的な観点から観察すること，多様なデータ収集テクニックを用いること，データを一人きりでも，また参加者と共にも吟味し，これらの特定の人々が理解し，説明し，行動し，そして日々の生活を営んでいる仕方をはっきりと説明すること，である．そして，研究の目的に従っていったんデータを脱文脈化すること，最終的には，データを分析して文脈を再構成し，同僚への発表に向けて準備すること，である．

データの分析には，通常の質的研究の分析テクニックが用いられる．しかしながら，厳密なエスノグラフィックなアプローチの場合，分析は，ある人物をめぐる様々な状況に対する集約的で全体的な記述を超えたものである．むしろ関心は，クライエントが生きている文化の文脈に対して向けられる．Wolcott（1980）は，ケースを研究するために単にエスノグラフィックなテクニックを用いる場合と，エスノグラフィーを生み出すこととの違いを次のように明確に区別している．

エスノグラフィーに固有のテクニックそのものは，問題あるいは状況に対し記述的なアプローチを試みたい研究者なら誰でも自由に使うことができる．しかし，文化的な文脈に対する真に人類学的な関心こそが……本物のエスノグラフィーを他の"現場観察者"アプローチから区別するものである．(p.59)

エスノグラフィックなケーススタディの例として，Box9-Cを参考にするとよい．

ケーススタディにおける主なデータ収集テクニックとして，参加観察が行われることがある．もし，その研究の焦点が一つの組織であるならば，研究者はその組織のどの側面について研究するのか決定しなければならない．例えば，研究している組織がリハビリテーション病院である場合，研究者は，その病院内の特定の場所（例えば，四肢麻痺の人々の病棟など）や，その組織内での特定の人間集団（例えば，その病棟にいる四肢麻痺の人々など），あるいはその組織内での特定の活動や出来事（例えば，その病棟にいる四肢麻痺の人々の毎日の日課など）について研究しようと決めることができる．

## 歴史研究デザイン

歴史研究デザイン，すなわち歴史学的記述研究（historiography）の最終目標は，他の多くの質的研究デザインと同じである（すなわち，出来事であろうが，人または組織であろうが，特定の現象に対する全体的な分析と記述を表すことである）．今日の行動や態度は，現在の出来事と照らし合わせて過去を見直し，検討することでよりよく理解できることがある．要するに，歴史研究は，現在の行動や実践を解明してくれそうな過去の出来事について，仮説を検討したり疑問を明らかにするために遂行される（Box9-D）．

---

**Box9-C**

リハビリテーション病院の文化への社会化：エスノグラフィックな研究では，作業療法士のグループが，内部者の観点から，ある一人の脊髄損傷患者のリハビリテーションのプロセスについて検討した．その研究報告には，Russellとの毎日のインタビューによって，彼らが，リハビリテーション病院という限定された世界がどのように機能しているかを学んだことに加えて，長期間に及ぶ障害を持つ一人の人間が獲得した新しいアイデンティティについても学習したことが明らかにされている．そして，「中心的なテーマは，彼の将来が障害を受ける前の彼の生活とどのように関係しているのか，また障害に適応するうえで以前の能力をどのように使うことができるのか理解しようとして，患者が現在進行させている試みについてであった．」

(Spencer, Young, Rintala, & Bates, 1995, p.53)

---

**Box9-D**

1994年，CincinnatiにおけるAPTA会長講演のなかで，Moffatは「我々の過去の遺産は，我々に将来のための資産を提供してくれるだろうか？」と問いかけた．彼女は，理学療法の発展に関する短い歴史を示し，その情報を用いて，その歴史からの学びが「結局は我々の専門化の夢と野心を挫いてしまう」のか，また，理学療法士たちが「（彼らの）職業が到達すべき高さまで上昇するための進路を描く」ことができるのか結論を下そうとした．

(Moffat, 1994, p.1063)

SchwartzとColman（1988）は，歴史学の専門家でない人々がそれぞれの専門職について歴史研究を行うことができるのか，議論を展開している．彼ら自身は，セラピストは歴史学的な方法論を学ぶことができる，したがって，セラピストという専門的職業の発展を検証するにはよい位置にいると確信していた．このようにして，多くの優れた歴史研究が，作業療法と理学療法の文献に記載されてきたのである．例えば，Loomis（1983）とLitterst（1988）は，作業療法における2つの学派の歴史的発展について記述している．また，女性指導者の仕事と余暇の歴史を探求した口述史が，女性が指導者として社会進出することに貢献した様々な特質を明確にするために用いられていた（AOTA, 1977-1980）．Colman（1986）は，作業療法における教育的価値の形成の歴史を記述しており，Gutman（1995）は，第一次世界大戦下でのアメリカ軍と作業療法の復興支援が，その後の作業療法の発展に及ぼした影響を記述した．さらに，一人のセラピストは，作業療法における段階的活動の起源は，1800年代後期の結核療養所にあるという考えを提示している（Creighton, 1993）．他には，19世紀における道徳療法や骨相学の実践が精神疾患の治療においてケアリングの態度と行動を喪失させた原因であると断定した研究者もいる（Peloquin, 1993）．また，Moffat（1994）は，理学療法のセラピストは自分たちの職業的な理想を達成するために前進することができるか，それとも彼らの過去がそれを妨げるのか，その判断を下すために彼らは自分たちの職業の発展に注意の目を向けているという考えを明らかにした．

歴史研究では，すでに述べたテクニックを使い，歴史的なデータを収集して組織化し，分析する．これらのテクニックには，過去の出来事を批判的に調査すること，データソースの妥当性に関する証拠を注意深く評価すること，そして調査を解釈し，ドキュメントによりそれを証拠づけることが含まれる（Kerlinger, 1979）．歴史研究を行う者は，過去の出来事について人々に自由回答形式の質問をし（あるいはドキュメントやアーチファクトを調べ），その回答を解釈するために出来事に対して事前に持っていた知識を用いる．それから出来事を再文脈化し，ナラティブの形で文書に記録していく．このようにして提供される新しい説明によって，読者は，現在の出来事を理解できるようになるのである．

したがって，歴史研究は，単なる出来事の年代記の作成と比べ，ずっと多くのことを含んでいる．つまり，ある出来事を理解し，そこから得た知識を現在の実践に適

---

**Box9-E**

Levineは，作業療法の初期の発展をその社会的状況のなかで展望することの重要性を示す，生き生きとしたケースを作成している．芸術・工芸運動と医療専門職は共に，作業療法という職業で用いられる治療様式に非常に大きなインパクトを与えた．

> このようにして作業療法は1930年代を生き残りはしたが，すでに忘れられた社会運動の価値観にしっかりと固定されてしまっていた．一方その頃，医療専門職の焦点は，ホリスティックなものから還元主義的なものへと移り変わっていった．第二次世界大戦中，作業療法という職種は，工芸の擁護者なのか，それともセラピストなのかという同じ未解決な緊張関係と戦っていた．しかし，その文脈はすでに変質してしまっていた．すなわち，若い世代の医師たちはもはや芸術・工芸運動の哲学を理解したり，価値をおくことはできなくなっていたのである．彼らは作業療法を科学的なもの，あるいは理論に基づいたものだとは見なさなかったので，それを深刻に取り上げようとはしない傾向があった……このようにヘルスサービスに対する文脈が変化してしまったことに気づく者は，ほとんどいなかったのである．

（Levine, 1987, p.252）

---

用するということは，その出来事の文脈やその背景にある前提を理解することを意味しており，おそらく施設や参加者に対するインパクトを，当時と現在の両方において，知ることを意味している（Box9-E）．良くできた歴史学的記述研究は，良く練られたあらゆる研究デザインと同じく，十分に定式化された質問をすること，信頼できる情報源を識別すること，証拠が真実であることを証明すること，そして正確にデータを解釈することによっている．

つまり，歴史研究の基盤は，明確に定式化され，正確な言葉で表現された**研究疑問**によって，研究者が探求している情報を明らかにすることである．また，歴史研究の研究疑問は，いくつかの要素から構成される傾向があり，研究したいトピックが様々な部分に分かれている．したがって，他の研究デザインと同様に，一つの研究のなかで無理なく答えることができる疑問以上に多くの問いを立てないように，そして特定の研究の範囲からはみ出す研究疑問を提起しないように注意する必要がある（Box9-F）．

> **Box9–F**
>
> Levineの論文,「作業療法の職業的地位に対する芸術・工芸運動の影響」では,次のような研究疑問が立てられていた.すなわち,「なぜ作業療法士は芸術と工芸を治療形態として用いているのだろうか?」.Levineは,20世紀の初めの50年間における様々な年代的なチェックポイントでこの問いに答えている.初めの疑問に対する答えに到達するために,彼女はこれに関連した疑問を提起している.すなわちその疑問とは,芸術や工芸はどこで生まれたのか? 芸術・工芸運動とは何か? その運動におけるどんな構想が,作業療法士によって表現されている構想と一致したのか? というものである.
>
> (Levine, 1987)

歴史学的記述研究のためのデータは,一次資料と二次資料から生まれる.一次資料は出来事について最初に示された記述,例えば,目撃者の証言,ミーティングの議事録,写真,あるいはクライエントのセラピストによって書かれた治療計画書や進展状況の記録などである(Box9–G).一方,二次資料は,最初の資料から少なくとも一段階を経た情報源,例えば,新聞記事(その報告者が実際にその出来事を目撃していなかった場合),別の歴史研究者が著した書物,そのクライエントとまだ面識がないコンサルタントが書いた臨床的な意見書などである(Box9–Gを参照).歴史学的記述研究の基本的なルールは,データソースとして主に一次資料を使うべきである,というものである.もっとも,予備的な二次資料でも,それを強化するために用いることができる.それというのも,事実は人から人へと語り継がれるうちにバイアスがかかり,変わってきてしまうからである.つまり,最初の資料から距離が隔たれば隔たるほど,それだけ話の筋道はますます誤って伝えられてしまう.よって,そのような資料に基づく歴史研究者は正確さと目撃者の視点を欠いてしまうのである.また一次資料の真実性さえも,可能な限り点検するべきである.

歴史研究の中核には**解釈学**(hermeneutics)がある.これは,歴史的なテクストを研究する学問であり,隠されているものを明確化するという意味のギリシャ語,hermeneutikosに由来している.しばしば歴史研究では,記述されたドキュメントが研究のために活用できる唯一のデータソースであることがある.このようなケースでは,調査者が初期の探索を行い,それが研究するに値するものであることを裏づける十分な一次資料が存在するのを確認することが,極めて重要である.

歴史的なドキュメントを入手するには,様々な方法がある.町の新聞や施設のニューズレターを閲覧するのが,手始めとしては簡単な方法である.しかし,そうした歴史的なドキュメントは,所属している団体が発行するニューズレターのなかでも見つかることがあるだろうし,古い手紙,スクラップブック,ミーティングの議事録などに関心を持っていれば,入手することもできるだろう.こういったことを頭に入れておければ,おそらくさらにもっとたくさんの材料に接近できるだろう.また,いったん一番初めのデータソースさえ見つかれば,その人物が次の人を紹介してくれるなどして,いつの間にかインフォーマントのネットワークが自分の周りにできあがるだろう.さらに図書館,公文書館,博物館,政府のオフィス,そして個人的な書類は,いずれも有効な一次的データソースである(Schwartz & Colman, 1988).作業療法の歴史に興味のある人ならば,GalvestonのテキサスA大学医学部Moody Libraryにある,アメリカ作業療法協会の記録保管所に相談するとよい(Truman G. Blocker, Jr., History of Medicine Collection).

歴史研究者が最初に行う仕事の一つは,一次資料のどのデータが本当に事実であるのか,また,どれが個人的な見解や歪曲されたものなのかを確定することである.事実というものは,めったにその純粋な状態で語られることはない.つまり,それらは通常,その情報源に対する個人的な見解と混ぜ合わされている.歴史研究者は,

> **Box9–G**
>
> 作業療法士による段階的活動を活用することに対する歴史的基盤に関わる論文で,Creighton (1993) は,段階的活動は1800年代後期のドイツの結核療養所に端を発するという考えを提示した.その情報源として,著者は,初めてそのような療養所を創設した医師によって1887年に著された文献を用いた.この一次資料のなかでBrehmerは,その病院がその場所に設置されるべきだと感じた理由を直截に説明しており,心肺機能を強化するために用いられていた実際の治療(様々な勾配の坂がある丘を歩くこと)について記述している.同じ研究のなかでCreightonは,1985年に看護婦によって書かれた論文も使っていた.その看護婦は結核の歴史を記述しているもう1人の歴史研究者である.この論文は二次資料として記されていた.

その研究疑問と関係のあるデータのみを選択すると同時に，そのデータの真実性をも評価しなければならない．

データを解釈するのは，非常に困難なプロセスであるが，それを首尾よく行うことは，その研究の成功にとって決定的に重要である．そして研究者がよい分析法を編み出すためには，十分に定式化された推測と論理に基づき，データについて理にかなった理解をすることが必要である．しかし，歴史研究を行う者は，他の質的研究者のように自分たちの分析を確かめるために元のインフォーマントに会いに行くことができないので，彼らには，自分たちの仕事に対して，分析内容の全体性と論理性を確かめるという重荷が課せられている．

ドキュメントが唯一のデータソースであるとき，研究者は，過去のある出来事が別の出来事を引き起こす原因であったと確証することはできない．このようなケースでは，調査者は因果関係を特定する仮説または推測を立てなければならない．ある出来事について明らかにされる情報が多くなればなるほど，その出来事の原因はより確かに分かってくる．調査者は，原因についての解釈を集められた証拠に限定するように注意しなければならない．もちろん，調査者が非常に幸運にも，研究しようとしている出来事に関与した人々と接近できる場合には，トライアンギュレーション――すなわち，正確さを高めるために1つのデータソースを別のデータソースと照合させること――を使うことができる．因果関係は，歴史研究者たちの間に論争を引き起こしている主題である．つまり，歴史研究は明らかに，実験研究のようにコントロールされた条件下で行うことはできないし，あらゆる変数は事後的なもの（ex post facto）である．したがって，たいていの歴史研究者は，出来事を取り巻いている状況を記述し，おぼろげに浮かび上がってきたパターンやテーマを示唆している関連性を探ることに意識を集中させている（Schwartz & Colman, 1988）（Box9-H）．

歴史研究者のさらなる2つの課題は，一般化と論証である．歴史研究者を歴史的事実の収集家と区別するものは，一般化（generalization）――すなわち，データの中から共通性またはパターンを見つけだし，そこから一般的な原理原則を推論する能力――である．これは，グラウンデッドセオリーを定式化する説明のなかでGlaserとStrauss（1967）によって用いられたものと似たプロセスを経て達成されるものである．グラウンデッドセオリーの理論家のアプローチのように，歴史研究者は十分なデータに基づき，しかもそのデータの範囲と性質を超えないで，論理的な一般化を果たさなければならない．

歴史研究者は，議論の基礎となるデータに基づいて推論を行う．そして論証とは，初めの前提から最終的な議論までを（あるやり方に沿って導いた推論を用いて）秩序だった論理的なやり方で進行させていく歴史研究の方法である．さらに議論とは，データについて研究者が理解している内容を言葉で表したものである．歴史研究者には，偏見を持たずにデータに接近し，事実によってその議論を具体的なものにすることが期待されている．論証は，歴史学的記述研究法によって結果として得られるものであり，それが報告書の主要な部分を形成する．SchwartzとColman（1988）は，最終的な報告書には，序文，研究課題の明確な記述，研究の前提と限界の明示，文献レビュー，そして結果についての考察（論証）が含まれるべきだと考えている．報告書はナラティブの形式で書かれるべきであり，また，研究疑問に対する答えを記述し，分析しなければならない．

最近では，保健医療専門職，特に理学療法と作業療法の分野において，歴史研究の量が増えてきた．これらの職業の豊かな伝統は，歴史的な探求の機会を数多く提供している．そのような専門職の背景，ルーツを綿密に調べれば調べるほど，より良く理解できるだろうし，今日の職業的実践を文脈の中により適切に位置づけることもできるだろう．

## 研究デザインとしての非構成的インタビュー

非構成的インタビューだけでは，一つの完全な質的研究デザインであると見なさない研究者もいるだろうが，非構成的インタビューは縦断的なフィールド調査に比べてより"実行可能"であるので，ここではそれについて示す．構造化されない，自由回答形式のインタビューは，研究に費やす時間と情報源に限りがある学生やセラピストにとっては，唯一のデータ収集テクニックとして，選択されることが多い．これらの調査者は，この方法によ

---

**Box9-H**

作業療法の教育改革主義者と創始者がそれぞれの職業に向けて表した将来構想を説明している論文の中で，「作業療法の発展に対して進歩主義的教育運動が及ぼしうる影響が指摘されている」とSchwartzは述べている．

(Schwartz, 1992, p.12)

> **Box9–I**
>
> Courtney（1993）は自分の修士論文のために，セラピストたちに対し，彼らがクライエントと共に経験した最近の"末期"（または人生の終末期）から彼らが味わった個人的な感情や考えを基に，彼らが成功したと考えるものと不成功に終わったと考えるものの両方についてインタビューで尋ねた．Courtneyの目的は，数名のセラピストから得たデータを分析し，それを他のセラピストにとって役立つような仕方で再文脈化することであった．彼女は，セラピストが終末期に対する見方を治療的な関係性から得ることができ，クライエントと共に"終末期"を過ごすときに，そのような見方がセラピストの助けとなることを期待していたのである．

> **Box9–J**
>
> Heeremans（1993）は，自分の患者のうち誰かの死を最近経験したセラピストたちにインタビューを行った．彼女は，この経験を現象学的な観点から理解したいと考えていた．彼女が得た知見は，「死と死にゆくことへの直面：作業療法士と死にゆく患者の治療的関係性の分析」と題された修士論文に報告されている．

って大量の有効な情報を手に入れ，徹底的なデータ分析を行い，そして，生活上の重要な問題に対する個人や人間集団の見方に関して最も有益な説明を生み出すことが可能となるのである（Box9–I）．

この方法で使われる研究デザインは，自由に流れるような，非構成的な（時に半構成的なこともある）インタビューである．ただし，インタビューを行う面接者は，はっきりと定義された一連のトピックスを（そしておそらく，いつも同じ言葉で聞くいくつかの質問を）心に留めておく．そのようなトピックスによって，彼らは，研究の全般的な目標を達成することができるのである．インタビューを受ける被面接者は，このインタビューで扱われるトピックや目標について説明を受けた後に，自由に会話の流れを作っていくことが許される．質問は，構成的インタビューのようにどのインタビューでも同じ順序で実施する必要はないが，被面接者の思考の道筋に最もよく適合するように，質問を差し挟んでも構わない．被面接者は，手近にあるトピックについて広範囲にわたり論じることに意識を集中させ，たくさんの例をあげながら，そのトピックに関する個人的な感情や意見を述べるように促される．このタイプのインタビューは，高度なスキルと実践経験を要する．すなわち，横道にそれたり，インタビューの目標に注意を向け損ないやすいのである．そこで，インタビューの内容をテープに録音し，データ分析が始まる前にそれを文字に書き起こすべきである．

いったんその素材が文書の形式になれば，あとは通常の質的なデータ分析テクニックの一つを使って，それをコード化し，分析することができる．そこから得られた結果は，セラピストたちに，患者や同僚に対する現象学的な見方を提供する点で非常に有用なものとなる．このデザインは，微妙な問題について，例えば話しにくいことや，ふつうは客観的で，個人的な特性を無視したやり方でのみ記述されてきたことを綿密に調べようとするときには，特に効果的である（Box9–J）．

このタイプの質的研究デザインを，質問紙調査上で自由回答形式の質問をすることで活用しようとする研究者もいる．自記式による回答方法は，対面式のインタビューと同じようにはうまくいかない傾向がある．なぜならば，個々のニーズに合わせてインタビューのペースやスタイルを決めるうえで必要な，人間関係におけるラポールが成り立たないし，そのため質問紙に答える人々はたいてい，個人的な出来事や感情についてナラティブな記述を何ページにもわたって書きたがらないからである．したがって，有効な方法で反応してくれるように回答者を説得し，そのトピックに大いに力を注いでもらうように仕向けなければならない．

## ■質的研究の妥当性と信頼性

批判的な研究者のなかには，質的研究は，まさにその本質ゆえに，信頼性がない，すなわち，研究を繰り返しても類似の結果を再現できない，と考える者がいる．また，妥当性，すなわち結論が対象者のリアリティをどの程度まで有効に表現しているのか判断すること，その評価が質的研究では難しいと考える者もいる．それに対して，エスノグラファーのなかには，そのような批判を無視する者がいるが，他方で，自分たちの発見の確実性には疑問を差し挟む余地があると認識し，その批判に取り組む方法を発展させている者もいる．

## 妥当性

多くのエスノグラファーは，提起されている批判に反して，妥当性はエスノグラフィックな研究の強みだと考えている．このことはとりわけエスノグラフィーと実験研究，調査研究，その他の量的なデザインとを比較する場合にあてはまる．典型的な例をあげると，量的研究者は対象者に対して比較的短い時間のなかで計画されたとおりの方法で任務を遂行するよう依頼し，"非現実的な"環境でデータを集めている．その一方で，エスノグラファーは対象者のもとへ出向き，ありのままの環境で彼らを長期間にわたって観察し，彼らの考えや意見について尋ねるのである．そして，多くの質問と観察は，インフォーマントが重要であり関係があると感じていることから導かれる．さらに，データ分析はインフォーマントと共に行われ，それが"正しいと感じられる"かどうかを確認しながら進められる．このように，質的研究は量的研究に比べて，妥当性をより獲得しやすいと考えられるのである．

研究を正当なものにする可能性を高めるために，いくつかの方策を講じることができる．質的研究者は，まず自分たちが行った分析にどのくらい信頼がおけるのかを決めなければならない．次に，読者が分析結果を自分自身で検証し，それが真実であることを確かめられるように，分析結果の表現方法を決める必要がある．また，データ分析を通して，研究者はそのデータに対する一つの見方を表現しているだけであって，"真実"そのものを表しているのではない，ということを忘れないことが重要である．その見方の真実性を検証し，妥当性を確かめるために，実行すべきいくつかの方法がある．ここで述べる7つのアイデアは，Patton（1990）とGuba（1978）の著作に基づいたものである．

**競合する説明．** いったん分析者がデータからパターンやテーマ，それらの関連性を確定し記述したら，次は，対抗あるいは競合するテーマや関連性について探索することが重要となる．このような競合するテーマや関連性の探索を，帰納的に行うことができる．すなわち，別のやり方でデータを系統だててみることで，異なった結果を導き出せる可能性を探るのである．あるいは，この作業を論理的に行ってみる．つまり他の論理が適用できる可能性を考え，これらの論理的な可能性がそのデータによって支持されるかどうかを調べてみるのである．置き換えることが可能なテーマや関連性を強力に支持する証拠を発見し損なうことで，初めの知見に対する分析者の確信を増大させることになる．もちろん代替可能なテーマが明快に支持されるということはありそうにない．しかしむしろ，その証拠の重みを十分に検討し，データと分析を最もよく適合させるような結果を見つけださなければならない．検討された代替可能なテーマについては，論文の中で示すべきである．そうすれば，最終的に出される結果に確実性が加わるだろう．

**反証事例．** いったんパターンを記述したら，そのパターンにあてはまらない場合やケース——すなわち，反証事例を検討することで，それらのパターンをより深く理解することができる．例えば，ある大規模なリハビリテーションプログラムにおいて，大多数の参加者がそのプログラムを完了し，仕事を再開している場合，最も重要な分析は，そのプログラムの脱落者について調べることだろう．そうすれば，読者は，なぜ脱落者が通常のパターンに適合しないのか，それを説明できる可能性が最も高い理由を自ら決定することも可能である．

**トライアンギュレーション．** トライアンギュレーションは，同じプログラムの研究において異なったデータ収集テクニックを用いるプロセスである．次にあげる2種類のトライアンギュレーションは，質的データの分析内容の妥当性と真実性を検証することに役立つ．その方法とは，(a) 異なったデータ収集テクニックによって，例えば調査とインタビューなどから生み出された結果の一貫性を調べること，(b) 同じデータ収集テクニックを使って異なったデータソースの一貫性を調べること（例えば，2人の人から同じ出来事について言語的な説明を得ること），である．トライアンギュレーションは，集められた情報の質を検証するので，この方法は，結果を全体とのバランスがとれた見方で位置づけるのに有効だと考えられる．Box9-Kは，確実性を高めるためにトライアンギュレーション，ここではフィールドノーツとピア・デブリーフィング（peer debriefing）<sup>訳注</sup>を用いた研究の例である．

**デザインのチェック．** 質的研究における結果の妥当性は，そのデータ収集テクニックに欠陥がある場合，低くなる可能性がある．例えば，典型的な活動を観察する

---

訳注：同僚間で系統だてて質問する方法

> **Box9-K**
>
> Quigleyは,「外傷性の脊髄損傷により生活が脅かされていたが,集中的なリハビリテーションプログラムを完了した後にそれぞれのコミュニティに戻った5人の女性の役割体験を探求し,記述するために」(p.780) 質的研究を行った.「信憑性」と命名されたセクションで,彼女は「3つの方法,すなわちデータのトライアンギュレーション,フィールドノーツ,そしてピア・デブリーフィングが,データの収集と分析に対する信頼性を高めるために用いられた」(p.782) と述べていた.
>
> (Quigley, 1994, pp.780, 782)

ことが目的であるときに典型的でない出来事や場面が観察されたのかもしれない.また,観察やインタビューのために選ばれた対象者によって問題が引き起こされる可能性もある.あるいは問題は,観察の時間や時期によってもたらされることもある.論文の中で,そのようなあらゆる欠陥を認め,研究対象として選ばれた場所,人々,そして時間や時期に対して結論を限定することが重要である.

**研究者の影響.** 研究者は,次にあげた4つの仕方で質的研究の結果に影響を及ぼすことがある.

1. 研究者がその場にいることにより,プログラムへの参加者が普段とは違った行動をすること.つまり,"ハロー効果 (halo effect)" が存在するために,スタッフが模範的な仕方で行動したり,あるいは緊張と不安が強すぎて,スタッフは標準以下にしか実践できないかもしれない.
2. 研究しているうちに,研究者が参加者に個人的に巻き込まれてしまうこと.このようなことが起きると,研究者はその場で生じるあらゆる範囲の出来事を理解する感受性を失ってしまうかもしれない.
3. 研究者の潜在傾向,特にバイアス.質的研究の結果は,とりわけ物事に対する見方の提示であるため,研究者自身のバイアスはデータの分析と解釈にはっきりと影響を及ぼす.質的研究は,その定義からして,主観的である.主観性は,しかしながら,多くの研究者が批判しているほどには否定的なものではない.主観性は,調査者が行う観察の質に貢献し,それゆえに調査者は,多くの質的研究において推奨されている現象学的アプローチを使うことが可能になるのである.Guba (1978)は,その問題は語彙の問題であり,"中立的" な言葉を用いることで,"主観的" あるいは "客観的" な言葉を使うことによって染み込まされたバイアスを取り除くことができると指摘している.その解決策は,調査者自身にある潜在的傾向やバイアスに気づき,それらをフィールドノーツに書き留めて,このことを読者に伝えることである.
4. 研究者の力量.力量は,次のことによって証明されうる.すなわち,前にリストアップした真実性の検証と妥当性の立証の方法を用いてデータ分析の質をはっきりさせることである.また,論文の中に研究者として公正で信頼できる人間性を示すこと.そして,結果を解釈する際に極端に走らないこと,である.

**分析に対する参加者の反応.** 調査者は,記述されたものに対する研究対象者の反応を知ることによって,データ分析の正確さ,公正さ,そして妥当性について多くのことを学ぶことができる.分析は,参加者がそれを "正しいと感じる" ときにのみ,信憑性を持つ.研究結果の妥当性に対する一つの目安として,参加者の反応も最終的な論文の中に含めるとよい.

**知的な厳密さ.** 質的なデータ分析の真実性と妥当性の立証に向けてすでに指摘したことを貫く糸は,調査者の知的な厳密さである.有能な調査研究者は,カテゴリー,パターン,テーマ,そして関連性を確かめるために何度も繰り返しデータへと戻る.それらが実際に,研究されているプログラムや活動の本質を反映しているかどうかを見るため,すべての解釈を再検討するのである.Patton (1990) を引用すると,

> 創造性,知的厳密さ,ねばり強さ,洞察力——これらは無形のものではあるが,科学的手続きの月並みな適用にまさるものである.(p.339)

## 信頼性

信頼性の検討は,妥当性を調べることよりも達成するのが困難である.一般的にいって,信頼性は再現可能性に関係する.つまり,研究者が前の研究と同じデータ収集・分析テクニックを使う場合,以前と同じ結果が得ら

れることが要求されるのである．外的信頼性は，2人の異なる研究者が同じ研究の状況におかれた場合，最終的に同じテーマと理論に達するか否かということを問題にしている．これに対し，内的信頼性は，他の研究者がすでに生み出された一連のコードと構造を与えられたときに，元の研究者が行ったのと同じ仕方で，それらとインタビューによるデータやフィールドノーツをどの程度正確に対応させられるかということに関係している．

エスノグラフィックな研究は，ユニークな場や状況（その独自性のために決して繰り返されない）における自然な状態でのありのままの行動（同じ方法で繰り返されることはめったにない）に関心を持つので，信頼性を検証するために再現可能性を検討するのは無理な注文である．したがって独自性と特異性に関する問題から，エスノグラフィックな研究は決して再現されないものであるという主張が導かれる．しかしながら，研究者が信頼性の問題を認め，それに取り組むことができるいくつかの方法がある．以下にあげる提案は，LeCompteとGoetz（1982）の著作に基づいている．

### 外的信頼性

質的研究者は，5つの主要な問題に取り組むことで外的信頼性を高めることができる．5つの問題とは，すなわち，研究者の身分・地位，インフォーマントの選択，社会的な状況と条件，分析的な構成概念と前提，そしてデータの収集と分析のテクニック，である．

#### 研究者の身分・地位

どんなエスノグラファーでも，別の研究者の研究結果を完全に再現することはできない．なぜなら，エスノグラファーが異なれば，研究対象としている集団内で担う社会的役割も異なり，研究対象集団に対する異なる知的基盤に立って研究に着手するからである．この問題は，調査対象の集団内における研究者の役割と身分，研究者がインフォーマントにどの程度関与していたか（つまり，研究者が，インフォーマントと個人的な関係性をいっさい持たない非参加観察者と，インフォーマントと特別な知識への窓口を提供してもらえるような親密な関係性を発展させる参加観察者の間のどこに位置しているのか）について，研究報告書に明確に書き記すことによって，困難は緩和されるだろう．

#### インフォーマントの選択

これは，データを提供してくれるインフォーマントの確定に関わる問題である．異なったインフォーマントは，研究対象集団内における異なった関心を持つ集団を代表している．そのため研究者がある特定の集団と関わっていると，それ以外の集団に属する人々が，先の集団と関わりを持っていることを快く思わない人たちであった場合，彼らからの情報を失う可能性がある．さらに，研究者に強く引き寄せられている人々や，研究者がインフォーマントにふさわしいと見なした人々が，対象集団内の他の人々を代表するインフォーマントではない可能性がある．例えば，彼らは自分たちの生活について内省的で洞察力があり，その集団の他のメンバーには見いだせない特徴を有しているために選択されたのかもしれない．インフォーマントのバイアスによって引き起こされる信頼性に対する脅威は，データを提供した人々について研究報告書の中で注意深く記述することによって処理できる．そのような記述には，インフォーマントがその集団の他の人々と類似している特性，あるいは異なっている特性だけではなく，その研究と関係した個人的特性についても含めるべきである．

#### 社会的状況と条件

データを集める社会的文脈が，外的信頼性に影響を与えることがある．インフォーマントは，ある種の社会的環境のなかでは正確な情報を気がねなく明らかにする気にはならないことが考えられる．例えば，インタビューを受ける患者は，病院で治療を受けている間にも，ある一連の情報を提供してくれるかもしれないが，退院後，自宅でインタビューを受ける際にはもっと他の情報を提供してくれることがある．またインフォーマントは，インタビューを一人きりで受けるか集団で受けるかによっても影響を受けるだろう．したがって，データを収集した社会的状況について述べることは重要なのである．

#### 分析的な構成概念と前提

もし，後に続く研究者が，関係性を復元して，その前の研究と同じインフォーマントと社会的文脈を再現しようとしても，その研究における構成概念，定義，あるいは分析単位が明確でなければ，研究を反復することは不可能である．したがって，自分の研究を書き上げる分析者は，後の研究者がその研究を首尾よく再現できるように，研究の根底にある前提，理論的基盤，専門用語の選択，そしてデータの収集と分析のテクニックを明確にしておかなければならない．

### データの収集と分析のテクニック

再現可能性は，データ収集のために用いられるストラテジーとテクニックについて，詳細に確定され完全に記述されていなければ不可能である．学術雑誌ではしばしば簡潔に表現された原稿が要求されるので，省略表記を使うことは魅力的である．あいにく，省略表記は，まだ質的研究者の間で広く受け入れられてはいない．したがって，それらを使うことにより，深刻な解釈の違いをもたらすことがある．しかし，より重要なのは，データを分析するために用いられたストラテジーがうまく定義されていなかったり，全く記述されないことがよくあることである．これはおそらく，エスノグラフィックなデータに対して用いられる分析のプロセスが，しばしば漠然としており，個人的，直観的であり，そして分析者に特有なものだからであろう．これまでデータ分析のためのテクニックを体系的にまとめようとする努力が行われてきたが（Glaser & Strauss, 1967; Goetz & LeCompte, 1984; Lofland, 1971），一般的にはまだ受け入れられていないし，使われていない．研究者がデータ収集のテクニックと分析のストラテジーを明確化しない限り，高い信頼性は達成不可能である．

### 内的信頼性

エスノグラフィックな研究における内的信頼性は，1つの研究の内部で，多数の観察者の考えが一致するか否かということに関係する．特にその問題は，数名の研究者が同じ問題について異なった場所で調査しようと計画するときに重要である．内的信頼性における重要な点は，評定者間または観察者間の信頼性の問題——すなわち，複数の観察者によって把握される意味が，現象を同じ方法で記述し，それらについて同じ結論に至るという点で十分に一致する程度——である．このような一致は，出来事の頻度よりもむしろ出来事の記述や組み立てについて求められる．次にあげる5つのストラテジーは，内的信頼性の脅威を軽減させるために一般的によく用いられている．そのストラテジーとはすなわち，推論の少ない記述，複数の研究者，参加観察者，同僚との検討，そして機器を使って記録されたデータ，である．

#### 推論の少ない記述

エスノグラフィックなフィールドノーツを作成するための手引き書の多くは，フィールドノーツを2つのタイプに区別している．まず，推論の少ない記述，すなわち，できるだけ具体的で正確な言葉によって表された記述は，あらゆるエスノグラフィックな研究で公式に要求されているものである．このような記述には，人々の行動や活動に関するナラティブな説明だけではなく，彼らが話すことをその言葉どおりに書き留めた説明を含める．フィールドノーツの2つ目のカテゴリーには，推論の多い解釈的な注釈が組み合わさったあらゆるノートが含まれ，研究のために選ばれた分析の枠組みによって多様である．

推論の少ないフィールドノーツは，研究者に基礎的な観察データを提供する．それから説明的な注釈がさらに加えられたり，削除されたり，修正されるのである．しかし，どんな状況で誰が何をしたかという基礎的な記録は変更されずに残される．この基礎的な情報は，分析され，推論の結果得られた分析カテゴリーを具体的に表現するために引用される．つまり，一次データが豊富で，フィールドノーツから多数の実例を読者に提供できる研究は，一般的に，最も信頼できると考えられるのである．

#### 複数の研究者

質的研究の内的信頼性に対する脅威を最も効果的に防衛する手だては，複数の研究者が参加することである．理想的には，チームを組んで調査を行い，そのメンバー間で合意が得られるまで，観察されたことの意味を議論するのである．この議論の期間は，観察者間の合意形成の訓練であると見なされている．しかしながら，たいていのエスノグラフィックな研究は，大規模なチーム，あるいは1人の研究者によって行われることよりも，むしろ2人1組のペアで行われている．その理由は，研究資金が制約されていること，また，エスノグラフィックな研究は，単独の研究者が行うにはあまりに多くの時間を費やし，労働集約的すぎると考えられているからである．内的信頼性を達成するには，観察者間信頼性が確保されている2人の研究者で研究するほうが，1人の研究者で行うよりも望ましいと考えられている．

#### 参加観察者

研究者のなかには，観察者が見たり，記録したことについて，対象者と研究者の双方が全く同じように，矛盾なく見ていることを確証するために，インフォーマントの援助を得ようとする者がいる．時には参加者が証拠を検証する力を備えた評価者として機能し，フィールドノーツをレビューして研究者の誤った認識や解釈を指摘することがある．また他には，参加者と協同して仕事をし，観察と注釈について2通りの説明を保有する研究者もい

る．エスノグラファーが，進行中の分析に対する反応やフィードバックをインフォーマントから求めることは，極めて一般的なことである．

### 同僚との検討

研究者は，次の3通りの方法により，自分たちの結果を他の研究者の結果を使って裏づけることができる．まず1つ目は，他の研究者の結果や結論を自分たちのものと統合して最終的な報告書に組み入れることである．2つ目は，多くの場所で同時に行われた研究の結果を別々に分析した後に，比較することである．場所の違いを超えて類似した結果がみられるとしたら，それは観察の信頼性を支持していると考えられる．最後に，研究結果の公表は，その資料を同僚によるレビューを受けるために提供し，結果をめぐる討論が促されたことを意味している．

### 機器を使って記録されたデータ

質的研究者は，データを記録するために様々な機器装置，例えばオーディオテープレコーダーやビデオテープレコーダー，カメラなどを使う．これは可能な限り多くのデータを記録し保存しようという発想からきており，これによって結論の信憑性を他の研究者が確かめることも可能である．

この章では，質的研究における主な原理について議論し，いくつかの質的なデザインを説明した．もし質的研究を行ってみようと計画しているのなら，今や自分の研究に最も適しているデザイン，データの収集や分析のテクニックを決定する時である．次のワークシートを完成させることが，その決定を下すのに役に立つだろう．

## ●ワークシート●

自分のプロジェクトについて考えてみよう．

あなたは，インフォーマントにとって意味のある問題について，彼ら自身のものの見方を探索しようと思っているのだろうか？　言い換えれば，トピックに対する現象学的アプローチに興味があるのだろうか？

もし，これらの質問への答えがイエスであれば，おそらくエスノグラフィックな原理に基づいた質的な研究デザインがふさわしい．

次のことを定式化する必要がある．

　　研究課題

　　研究のための理論的基盤

　　研究疑問

今すぐ，自分の研究についてこれらの部分をレビューしよう．もし必要ならば，それらが明確に述べられるように，それらを書き直そう．

次の質的な研究デザインから1つを選ぼう．

1. **エスノグラフィー**──集団とその文化について研究したいと考えている．しかも，フィールドに行くことができる．さらに，観察，インタビュー，そしてドキュメントの検討によってデータを集める．鍵となるインフォーマント，鍵となる出来事を選択することができる．

2. **ケーススタディ・デザイン**──1つの単位（人，状況，集団場面）について研究したい．しかも，その単位に接近できる．そして，観察，インタビュー，ビデオテープ，そしてドキュメントの検討によってデータを集める．その単位をありのままの環境の場面で分析する．

3. **歴史研究デザイン**──現在をより良く理解するために過去の出来事や人物について研究したい．しかも，適切な一次資料に接近できる．さらに因果関係の原理，一般化，そして論証に忠実に従うことができる．

4. **非構成的インタビュー**──質的研究の経験に乏しく，研究を行う時間に限りがある．しかも，微妙な問題に取り組もうとしている．さらに鍵となるインフォーマントに接近することができる．

自分の研究のデザインを選択したら，次の問いに答えよう．
1. 研究に適切な場所に接近できるだろうか？

    場所の名前

    その場所に入るための許可をどのようにして得るのか？

2. 自分の研究に適切な参加者は存在するだろうか？

    研究に適切と思われる参加者の基準をリストアップしよう．

    そこから何人の人々を選ぶことができるのか？

    参加者から許可をどのようにして得るのか？

3. データ収集
   十分なデータが収集できるほど頻回にフィールドに入ることができるのか？

   そのために必要な回数は，どのくらいだと考えられるか？

   どのようなデータ収集テクニックを使おうとしているのか？
   a. 観察：どのような人々や相互作用，あるいは行動を観察したいのか？

   b. インタビュー：どのような参加者にインタビューしたいのか？

   その参加者について，情報や意見を集めたいと思っているトピックスの概要を示そう．

c. オーディオテープでの録音（機器を持っているか？）

ビデオテープでの録画（機器を持っているか？）

このような記録活動に対して，それぞれ別に許可を得る必要があるか？

もしそうであれば，どのようにしてその許可を得るのか？

どのような出来事や相互作用，あるいは行動を記録したいのか？

d. アーチファクトのレビュー：どのような種類のドキュメントまたは対象物を調べる必要があるだろうか？

そのようなアーチファクトはどこで見つけられるのか？

e. クライエントに関する記録のレビュー：この活動に対して個別に許可を得る必要があるか？

もしそうであれば，どのようにしてその許可を得るのか？

どのクライエントの記録をレビューする必要があるのか？　その選択基準は何か？
どのくらいの数の記録が必要となるのか？

## ■引用文献

AOTA, (1977-1980). *The visual history series*. Bethesda, MD: Archives of the American Occupational Therapy Association.

Bogdan, R.C. & Biklen, S.K. (1982). *Qualitative research for education: An introduction to theory and methods*. Boston: Allyn and Bacon.

Canelon, M.F. (1995). Job site analysis facilitates work reintegration. *American Journal of Occupational Therapy, 49*(5), 461-467.

Carpenter, C. (1994). The experience of spinal cord in injury: The individual's perspective — implications for rehabilitation practice. *Physical Therapy, 74*(7), 614-629.

Colman, W. (1986). History of the formation of educational values in occupational therapy. In *Occupational therapy education: Target 2000 Proceedings* (pp. 12-18). Rockville, MD: American Occupational Therapy Association.

Courtney, E. (1993). *Termination of the therapeutic relationship: Themes and techniques in occupational therapy*. Unpublished master's thesis, Tufts University, Medford, MA.

Creighton, C. (1993). Looking back. Graded activity: Legacy of the sanatorium. *American Journal of Occupational Therapy, 47*(8), 745-748.

Fetterman, D.M. (1989). *Ethnography step by step*. Newbury Park, CA: Sage Publications.

Flinn, N. (1995). A task-oriented approach to the treatment of a client with hemiplegia. *American Journal of Occupational Therapy, 49*(6), 560-569.

Gill-Body, K., Krebs, D., Parker, S., & Riley, P. (1994). Physical therapy management of peripheral vestibular dysfunction: Two clinical case reports. *Physical Therapy, 74*(2), 129-142.

Glaser, B.G. & Strauss, A.L. (1967). *The discovery of grounded theory: Strategies for qualitative research*. New York: Aldine De Gruyter.

Goetz, J.P. & LeCompte, M.D. (1984). *Ethnography and qualitative design in educational research*. San Diego, CA: Academic Press.

Guba, E.G. (1978). *Toward a methodology of naturalistic enquiry in educational evaluation*. CSE Monograph Series in Evaluation. No. 8. Los Angeles: Center for the Study of Evaluation, University of California, Los Angeles.

Gutman, S.A. (1995). Looking back. Influence of the U.S. military and occupational therapy reconstruction aides in World War I on the development of occupational therapy. *American Journal of Occuaptional Therapy, 49*(3), 256-262.

Heeremans, S. (1993). *Confronting death and dying: An analysis of the therapeutic relationship between occupational therapists and dying patients*. Unpublished master's thesis, Tufts University, Medford, MA.

Kerlinger, F.N. (1979). *Behavioral research*. New York: Holt, Rinehart & Winston.

Koury, M. & Scarpelli, E. (1994). A manual therapy approach to evaluation and treatment of a patient with a chronic lumbar nerve root irritation. *Physical Therapy, 74*(6), 548-560.

Kramer, P. & Stern, K. (1995). Approaches to improving student performance on fieldwork. *American Journal of Occupational Therapy, 49*(2), 156-159.

LeCompte, M.D. & Goetz, J.P. (1982). Problems of reliability and validity in ethnographic research. *Review of Educational Research, 52*(1), 31-60.

Levine, R.E. (1987). The influence of the Arts-and-Crafts Movement on the professional status of occupational therapy. *American Journal of Occupational Therapy, 41*(4), 248-254.

Litterst, T.A. (1988). *Boston School of Occupational Therapy*. Unpublished paper.

Lofland, J. (1971). *Analyzing social settings: A guide to qualitative objectivity and analysis*. Belmont, CA: Wadsworth.

Loomis, B. (1983, April). *Professional occupational therapy education in Chicago, 1908-1920*. Paper presented at the Written History Committee Symposium, American Occupational Therapy Association Annual Conference, Portland, OR.

Moffat, M. (1994). Will the legacy of our past provide us with a legacy for the future? *Physical Therapy, 74*(11), 1063-1066.

Patton, M.Q. (1990). *Qualitative evaluation and research methods*. (2nd ed.). Newbury Park, CA: Sage.

Peloquin, S.M. (1993). Looking Back. Moral treatment: How a caring practice lost its rationale. *American Journal of Occupational Therapy, 48*(2), 167-173.

Quigley, M.C. (1994). Impact of spinal cord injury on the life roles of woman. *American Journal of Occupational Therapy, 49*(8), 780-786.

Schmid, H. (1981). The foundation. Qualitative research and occupational therapy. *American Journal of Occupational Therapy, 35*(2), 105-106.

Schultz, C. (1994). Helping factors in a peer-developed support group for persons with head injury. Part II: Survivor interview perspective. *American Journal of Occupational Therapy, 48*(4), 305-309.

Schwartz, K.B. (1992). Occupational therapy and education: A shared vision. *American Journal of Occupational Therapy, 46*(1), 12-18.

Schwartz, K.B., & Colman, W. (1988). Looking Back. Historical research methods in occupational therapy. *American Journal of Occupational Therapy, 42*(4), 239-244.

Spencer, J., Young, M., Rintala, D., & Bates, S. (1995). Socialization to the culture of rehabilitation hospital: An ethnographic study. *American Journal of Occupational Therapy, 49*(1), 53-62.

Taylor, S.J., & Bogdan, R. (1984). *Introduction to qualitative research methods: The search for meanings*. New York: John Wiley & Sons.

Wolcott, H. (1980). How to look like an anthropologist without really being one. *Practicing Anthropology, 3*(2), 6-7, 56-59.

Wolcott, H. (1990). *Writing up qualitative research*. Qualitative Research Methods Series, Vol. 20. Newbury Park, CA: Sage Publications.

## ■さらに理解を深めるための文献

Block, J. (1971). *Understanding historical research: A search for truth*. Glen Rock, NJ: Research Publications.

Coffey, A. & Atkinson, P. (1996). *Making sense of qualitative data: Complementary research strategies*. Thousand Oaks, CA: Sage Publications.

Depoy, E. & Gitlin, L.N. (1994). *Introduction to research: Multiple strategies for health and human services*. St. Louis: CV, Mosby.

Fetterman, D. (1989). *Ethnography: Step by step*. No. 17 in Applied Social Research Methods Series. Newbury Park, CA: Sage Publications.

Hammersley, M., & Atkinson, P. (1990). *Ethnography: Principles in practice*. New York: Routledge.

Kielhofner, G., & Burke, J.P. (1977). Occupational therapy after 60 years: An account of changing identity and knowledge. *American Journal of Occupational Therapy, 31*(10), 675-689.

Merriam, S.B. (1988). *Case study research in education: A qualitative approach*. San Francisco: Jossey-Bass.

Silverman, D. (1993). *Interpreting qualitative data: Methods for analyzing talk, text, and interactions*. Thousand Oaks, CA: Sage Publications.

Spradley, J.P. (1979). *The ethnographic interview*. New York: Holt, Rinehart and Winston.

West, W. (1979). Historical perspectives. In *Occupational Therapy: 2001 AD*. Rockville, MD: American Occupational Therapy Association, (pp. 9-17).

Yin, R.K. (1989). *Case study research: Design and methods*. No. 5 in Applied Social Science Research Methods Series. Newbury Park, CA: Sage Publications.

# 10 質的なデータを分析する

　質的データ分析には多彩なアプローチがあるが，MilesとHuberman（1994）は，一つの典型的な分析手順を提案している．若干の修正を施したが，彼らが示している主な内容は以下のようなものである．

- まず，観察，インタビュー，［あるいはドキュメントやアーチファクトの研究］から書き起こされたフィールドノーツにコードを［割り当てる］
- ノートの余白に感想や気づいたことを書き留める
- これらのデータを分類したり，区分けをして，類似のフレーズ，変数間の関係，パターン，テーマ，サブグループ間の明確な違い，そしてその生起の順序性について確定する
- これらのパターンや……共通性，相違性を分離して取り出し，それらをフィールドへと持ち帰り［あるいはいったんフィールドに戻し］，次の情報収集期間に備える
- データセットに潜んでいる一貫性をよりよく説明する一般命題群へと，徐々に精選させる
- このようにして得られた一般命題を，［既存の理論構造および理論的な蓄積と比較する］（p.9）

　データ分析をデータ収集と切り離して扱うと，誤解を招く可能性がある．なぜなら，質的研究では，データ収集とデータ分析は密接に関連し合っているからである．すなわち，観察やインタビュー，それ以外のデータ収集方法の全体を通して，研究者は絶えず彼らが作成したノートや，テープから起こしたトランスクリプトを隅から隅までくまなく読み込み，それらから湧き上がってくるあらゆるテーマやパターン，疑問を書き留めていくのである．それにより彼らは，浮かび上がってきた疑問や直感への答えを求めて再びフィールドに戻り，それらの導きに従って仮の概念や仮説を発展させていく．また，初期に定式化された考えによって，当初想定したデータ収集とは方向性が変わってしまうこともある．したがって，データ収集の終了とデータ分析の開始をはっきり分ける時期というものは存在しない．ただし，ここでは便宜上，データ収集の技法とデータ分析を分けて議論することにした．

　質的なデータは第9章で述べたタイプの記述的研究によって生み出される．すなわちケーススタディ，エスノグラフィー（民族誌），歴史研究などである．これらのタイプの研究はしばしば，記述的で定量化できない膨大なデータを生み出すので，それらを何らかの有効な方法を使って組織化し体系化する必要がある．そして，観察やインタビューといった採用するデータ収集方法により，生み出されるデータのタイプが決定される．例えば，インタビューと質問紙による方法では，閉鎖型の質問形式で行われる場合，データは単純で容易に図表に表したり分析したりできるだろう．しかし，それらが自由回答の質問形式で行われた場合は，特定の形式を持たない大量のデータが生み出されるため，分析や解釈に有効な方法を使ってその量を減らすのは容易なことではない．

　まさに質的という性質ゆえに，質的データ分析は帰納的分析なのであり，分析されたパターンやテーマ，そしてカテゴリーは，データから生み出されるのだということを意味している．すなわち，データ収集に先だって，テーマやカテゴリーが割り当てられるのではなく，むしろそれらはデータから浮かび上がってくるのである（Patton, 1980）．そして，テーマやカテゴリーのパターンを表現する方法としては，2通りがある．まず第1は，研究中のプログラムの対象者によって生み出され，はっきり区別して表現されているカテゴリー，すなわちイン・ビボコード（生コード）を使う方法である．第2に，研究

プログラムに参加している対象者がまだラベルや言語表現を付与していないカテゴリーやパターンに，研究者自身が気づき始め，それらのカテゴリーを記述するために新たな言語表現を開発しなければならない場合がある．すなわち，それは，分析を行う研究者が自分自身で作った**類型**を使うという方法である．そして，研究者が作った類型が正確かどうかを見極めるために推奨できる方法としては，参加者にその意味が通じるかどうかを確認するために，参加者にチェックを依頼することである．

データから意味を抽出する方法には幾通りかある．1番目の方法は，データを記述し，原因，結果，関連性を推論するための方法として，パターンやカテゴリー，そして記述単位を見つけだすことである（Lincoln & Guba, 1985; Patton, 1980）．2番目は，特定のデータに基づいた理論を生成するという最終目標をもって，多様なコード化（コーディング）や連結のさせ方に関する技法を用いる方法であり，それは既存の理論の確認をするためのものではない（Glaser & Strauss, 1967）．3番目の方法は，データをコード化やチャート，画などの表現方法を使って象徴的に表現する方法であり，それはデータを秩序づけて説明し，データから意味を生み出し，そして生じた結論を確証しようとする試みである（Miles & Huberman, 1994）．4番目の方法は，仮説を条件つきで検証するためにデータを記述し解釈する方法であり，事前に行う事前コーディング（a priori coding）や事後に行う事後コーディング（a posteriori coding）が用いられる（Bogdan & Biklen, 1982; Herzberg, Mausner, & Snyderman, 1959）．質的研究者のなかには，これらの方法を組み合わせて用いる者もいるが，全く異なった方法で自分のデータを分析している研究者もいる．

どのようなスタイルの質的研究法や分析方法を研究者が選択するかは，最終的な研究目標によって決まってくる．すなわち，それが行動計画に影響を与える情報を提供しようとしているのか，新たなやり方で状況を記述することなのか，あるいは理論を生み出すことなのかによるのである．以下では，ここで述べた4つの方法について概観する．しかし，質的研究の計画を成功裡に実施するためには，より詳細な資料で知識を補充したいと思うに違いない（この章の最後にある理解を深めるための文献を参照）．

## ■パターン，カテゴリーと記述単位

このセクションは質的データ分析に関するPatton（1980），LincolnとGuba（1985）の方法を要約したものである．Pattonは評価研究について書いているが，彼のデータ分析方法は質的研究のほとんどのタイプに応用できる．

すでに述べたように，データ収集の終了とデータ分析の開始との間に明確な区切りはない．そこで，データ収集を進めていくうちに，それらのデータをどう分析していけばよいのか，何か良いアイデアが浮かんでくるだろう．研究者はそのアイデアを，フィールドノーツの一部として確実に記録し，分析を継続している間はずっとそれらに注意を向けておかなければならない．Pattonは，研究者は最初の仮説を確証するための証拠と，それらに反論するための代替的な説明の両方を追求し，研究の妥当性を強化するべきであるという，はっきりとした考えを持っている．したがって，最終的なデータ分析の間，研究者は2種類の情報源について考えなければならない．それは，研究者が研究の概念化を図る間に定式化した研究疑問と，データ収集の最中に得られた分析的洞察と解釈である．

Pattonは，データ分析を次のように表現している．それは「骨の折れるプロセスであり，そのためには長時間の注意深い作業が要求され，何冊ものノートをくまなく探り，データを組織化し，パターンを見いだし，データに照らし合わせて重要なパターンをチェックし，複数のデータソースや調査結果を使ってそれらのパターンの交差妥当性を検証し，それからデータの様々な部分の間や浮かび上がってきた分析軸の間を結びつけていくのである」（p.297）．このプロセスを，これから説明しよう．

### データを組織化し，記述する

まず，フィールドノーツを読み通して，データがすべて揃っているか確かめ，データの組織化を始める．もし必要があれば，フィールドに戻り，どんなデータ間のギャップでも埋めるようにする．そして，インタビューを書き起こしたトランスクリプトや観察に基づくフィールドノーツ，覚え書きのメモ，公にされているドキュメント，ビデオやテープの記録など，なんとたくさんのデータが手元にあることか，その感覚を掴んでおく．それからすべてに対してコピーを4部とっておく．それは，1組

は安全な場所に保管しておくため，もう1組は書き加えてもいいように，残りの2組は切り貼りに使うためである．

すべてのフィールドノーツとトランスクリプトを読み，データをどのようなトピックスに分類するかに関する初期の考えを念頭におきながら，余白にコメントを書き加え，必要であればメモを貼り付ける．これらをPattonは，書籍の索引やファイルシステムのラベルを構築するようにテーマが考え出されていくと喩えている．そこに何があるかを見つけ，それに名前やラベルをつけるのである．テーマに至る道筋が多いほうが，様々なトピックスがもたらされる可能性を期待できる．データの切り貼りのために，なぜ何枚ものコピーが必要なのか，その理由がここにある．索引を完全につける前に，資料を何度も読む必要がある．この最初のステップで，データは"分類された"ものや"コード化された"ものとなる．そして，トピックスやラベル，あるいはコードが書かれたコピーは，索引がつけられたフィールドノーツやインタビューのコピーとなっていくのである．

余白に書き込みをし，類型（コードやカテゴリー，テーマ，パターン）を開発する主な目的は，データを記述することにある．（Box10-Aの余白への記入例を参照．）いずれ研究中のプログラムの性質を解釈するために，それらの類型を用いるときがくるだろう．しかし，今はそのプログラムを正確に記述することが重要なのである．複雑なデータを操作可能で系統的な分類体系に単純化することが，内容分析の最初のステップである．すなわちデータを，研究者が操作できる状態に変換するのである．

しかしLincolnとGuba（1985）は，内容分析の第1段階におけるもう一つ別の方法として，余白に書き込むやり方ではなく，索引カードに書くことを勧めている．彼らは，自分たちの質的方法を，データを基本単位にばらし，分類し，パターンを完成させることだと要約している．LincolnとGubaは，基本単位にばらすという言葉によって，カテゴリーの基盤となる情報を構成する基本単位について言及している．これらは分析者にとって何らかの意味を持つような語句であり，文章であり，段落であり，「それ自身で意味を持つ情報の最小の1単位でなければならない」（p.345）．その情報の構成単位は，トランスクリプトやフィールドノーツの中にある．初めのうちは，もし間違いをおかすのなら，構成単位に多くの情報を含みすぎているほうが，まだよい．あとで不適切な情報を捨てるほうが，誤って捨てた情報を取り戻すより，簡単だからである．

情報単位を探しだせたら，分析を行う研究者はそれを索引カードに記入するか，現在利用が可能な質的研究のためのデータベース管理プログラムの一つを使ってコンピュータに直接入力する．それぞれのコンピュータプログラムは，データの単位を特定し，それをコード化できる独自の方法を持っている（付録Fを参照）．ここでは，索引カードが用いられている場合を想定している．しかし，その原則はコンピュータによる分析方法にも容易に応用できると考えている．

それぞれの索引カードの裏には，多角的な方法でコードを書いておくべきである．例えば，ページと段落の番号による情報源（例：インタビューのトランスクリプト，治療計画，観察ノートなど），情報を収集していたときの特別なエピソード（例：リハビリテーション部門の部

---

### Box10-A

以下は，倫理的なジレンマに直面したときに作業療法士の管理者がとる意志決定のストラテジーに関する未公刊の研究（Bailey, 1996）から，初期の余白への書き込み例をあげたものである．コードは，まだ洗練されておらず，秩序づけられていない．

| | |
|---|---|
| 信用の確立 | スタッフとの協力 |
| すっきりした思考 | 良心的な |
| 結果から利益を得る人々を見つけだす | 責任を感じる |
| 創造的な反応 | 権限の源を探す |
| 管理者自身が決定を下す | 正直 |
| スタッフと共に権利擁護の役割をとる | 肯定的な側面を強調する |
| スタッフに信頼をおく | スタッフを教育する |
| 権限の欠如に対する失望 | 何をすべきか混乱している |
| "システム"にうち負かされた感覚 | 施設のサポートによる自信回復 |

長へのインタビュー，チームミーティングなど），回答者のタイプ（例：スタッフ，管理者など），情報が収集された場所（例：学級，リハビリテーションの診療所，スーパーバイザーのオフィスなど）などである．

この最初の段階で，おそらく膨大な量の索引カードが作り出されるだろう．そして，分析の後半の段階では，研究の焦点が絞れてくるため，必要なカードはだんだんと少なくなってくる．それ以降の分析の質や研究成果の質は，最初の段階でデータを注意深く基本単位にばらすことができるか否かにかかっている．

次の段階は分類することである．ここでは，暫定的に同じと見なしたカテゴリーに関連しているカード同士でグループを作り，それらのカテゴリーを記述するルールを考え，内的に一貫しているカテゴリー（それらは互いに重なり合うことはなく，しかも関連あるデータをそれらの内にすべて含んでいる）のひとまとまりとして完成させる．次のステップは，LincolnとGuba（1985, pp.347-349）が分類法の概略を説明したものである．

1. 情報を基本単位ごとにばらす過程で生まれてきたカードを，多少ゆきあたりばったりに整理してできた山から，まず最初のカードを選択し，それを読む．そしてその内容を書き留める．この最初のカードは，まだ名前がつけられていない最初のカテゴリーへの手がかりを表している．それを一方に置いておく．

2. 2番目のカードを読み，その内容を書き留めておく．このカードは1番目のカードと似ている，あるいはそう感じるかどうかを，言葉に表せない，すなわち直感的な根拠によって決める．要するに，その内容が本質的に類似しているかどうかである．もしそうであれば，2番目のカードを最初のカードと一緒に置き，3番目のカードに進むのである．もし似ていなければ，2番目のカードは，まだ名づけられていない2番目のカテゴリーへの最初の手がかりを表している．

3. 次から次へとカードを読み続ける．それぞれのカードは，ある暫定的なカテゴリーのところに置かれたカードと似ているのか，あるいは似ている気がするか，それとも新たなカテゴリーを象徴的に表しているのかを判断する．そして，状況に応じて進めていくのである．

4. このような作業を数枚のカードについて進めてくると，すでに作った仮のカテゴリーにはあてはまらないし，新たなカテゴリーを形成するようにも思えない新しいカードが現れることがある．そして，他のカードも，これまで開発してきたカテゴリー群とは関連性が認められないことがある．それらのカードは，多種多様なカードを集めた山に入れておく．この時点ではカードを捨てないで，後で検討するためにとっておくべきである．

このプロセスを続けていると，最初のうちは，急に新たなカテゴリーが浮かび上がってくるだろう．しかし，そのようなカテゴリーの出現比率は，50枚から60枚のカードを終了した頃から急激に減少する．この時点で「似ている，あるいはそう感じる」カテゴリーのいくつかには，相当な数のカード，だいたい6から8枚くらい，が集積されているはずである．この頃には，カテゴリーの内容について概要を記述し，それを説明するルールの考案に繋がるようにメモを書き始めなければ，とせき立てられる気持ちを感じ始めるだろう．さらに次に進もう．

5. 先に述べた臨界サイズに達したカテゴリーに集積されているカードを取り出す．それから，それらのカードを特徴づけると思われる特性に，仮の説明をつけてみよう．そして，これらの特性を組み合わせて，それらを包含するためのルールを作る．別の索引カードに，その仮のルールを書き，カテゴリーの横にそれを置くのである．そのルールの要点を可能な限りよく把握したタイトルか名前を，カテゴリーにつける．そうしておけば，あとで容易に種類ごとに分類することができる．

6. ステップ3，4，5を続けていくと，他のカテゴリーの大きさも臨界サイズに近づき，すべてのカードが種類別に分類される．そこで，すでに仮のルールが考案されているカテゴリーに，新しいカードが割り当てられるときはいつでも，そのカードが，他のカードと"似ている，あるいはそう感じる"という性質だけではなく，それがルールに適合するかということに基づいて，そのカテゴリーに含めたり，それから除外すべきである．

7. すべてのカードが分類されたら，すべてのカテゴリーを再検討する．最初に"種々雑多に混ざった"その他の山に分類されたカードを見てみる．すべてのカテゴリー群が明らかになってきたときに，これらのカードの何枚かは，やっとどこか適合するカテゴリーを見つけられるだろう．また，何枚

かのカードは明らかに関連がないと判断され，捨ててしまわれるだろうが，それでもまだどのカテゴリーにも合わないカードが残ることがある．経験的な原則から言うと，これらの不適合カード（しかし捨てることはできない）は，全体の5～7％を超えてはならない．これより高い比率は，全体のカテゴリー数が決定的に不足しているというシグナルである．

次に，カテゴリーの重複について再検討する．特定のカードがどのように分類されたかが曖昧な場合，このカテゴリー群は不適切である．いくつかの情報の構成単位を記入したカードには，2重の内容が含まれており，適切に準備されたものではなかったことが分かるだろう．

そして，カテゴリー間で関係のありそうなものを見つけるために，一連のカテゴリー群を検討する．そうすれば，あるカテゴリーは他のカテゴリーに組み込めるかもしれない．また，あるカテゴリーは扱いにくく，もっと分割したほうがよいかもしれない．さらに，消失してしまうカテゴリーもあるだろうが，それも全体としてのカテゴリーシステムの論理に基づいた根拠がなせる事実なのである．さらに，不完全なカテゴリーが他にもあるかもしれない．というのは，それらはカテゴリングに含められるべき十分な存在には思えるのだが，絶対的といえるほど確定できないからである．消失したり，不完全であったり，あるいは不十分であったカテゴリーは，持続的なデータ収集やそのプロセスの結果の一部として，フォローアップのために別にしてとっておくべきである．

最後に，LincolnとGubaはパターンを完成させることについて述べている．カテゴリーは肉づけすることが求められるので，次のデータ収集という骨が折れる仕事において，さらにカテゴリーを追求する必要があるかもしれない．その際には，拡張（すでに知られている情報の項目について増大する），橋渡し（異なった項目を繋ぐ），表面の舗装（空いているところに適合するはずの新しい情報を提案し，それが実在することを実証して，埋める）という方法を使うのである．

分析の記述的な段階は，データソースを使い尽くし，カテゴリーが飽和し（つまり，どのような新しいカテゴリーも余分に思える），明確なパターンが出現し，分析が研究の本来の範囲を"拡張しすぎる"と感じられたときに，終わりを迎える．

データ分析に対するこのアプローチを支持する著者たちは，これまで説明してきた方法が難しいものであることをおおむね認めている．Pattonは，その方法は"芸術的"であり，"直感的"であると考えている．コードやパターン，テーマを定式化して，カテゴリーシステムを最終的に作り上げていくには，データにおいて本当に重要で意味あるものは何か，ということについて注意深い判断が求められる．豊富な経験や判断力，そして知性を備えていたとしても，分析をする研究者は重要でないものを重要であると決めたり，データにおいて本当に重要な出来事を見つけ損なったりすることがある．

いったんデータが基本単位にばらされ，分類されてしまったら，Pattonはデータを組織化するために2つの方法を提唱している．すなわち，それは交差分類マトリックスやプロセスと結果のマトリックスを用いる方法である．

**交差分類マトリックス**

カテゴリーのなかには，事象を分析する軸を記述するのに役立つものがある．つまり，それらにより，ある事象の一端から他端に至る連続的な系列や軸[訳注1]が表現されるのである（Box10-B）．それぞれの連続的な系列の内容は，データから直接得られたものであり，コーディングの過程で明らかとなったものである．そして，いったんマトリックス中に連続的な2つの系列が置かれると，その結果，新たなカテゴリーがマトリックス中のセルとなって現れてくる（Box10-C）．この交差分類マトリックス法の目的は，このように，データを説明する方法として新たなカテゴリーを生み出すことである．そして，結果的に得られた類型[訳注2]のすべてが，データによって示されることもあれば，そうでないこともある．あるセルの内容は，実際のデータからではなく，分析者側にある論理構成から生まれてくることもある．

交差分類マトリックスのセルを構成している類型は，しばしばメタファー（隠喩）によって象徴的に表現される．Pattonは，メタファーは調査結果を伝えるには強力で，賢明な方法だと考えているが，それは一つのフレーズで大量の意味を伝達することができるからである．しかし，彼は，調査者はメタファーの主要な含意が，その

---

訳注1：量的データの分類でいえば，系列に順序尺度に相当するカテゴリーを設定する．
訳注2：各セル中に記されたもの．

## Box10–B

《交差分類マトリックス》

治療場面における患者の行動は，患者が大きなイニシアティブをとるという一端から，セラピストにイニシアティブがあるという他端まで連続的に範囲が広がっている可能性がある．このようなイニシアティブの範囲をマトリックスの一つの分析軸として設定し，もう一方の分析軸としては自立したいという患者の欲求の強さに関する連続した範囲を設定することができる．

|  | | | |
|---|---|---|---|
| 強い欲求 | （引用でセルを埋める） | | 「私はOTが家まで来てくれることを知っているけれど，バスに乗る練習をしたい」 |
| 平均的な欲求 | | | |
| いくらか欲求あり | | | |
| 欲求なし | 「OTが私に会いに家に来てくれるのを期待している」 | | |
| | 全くとらない | 少しとる | 大いにとっている |

（縦軸：自立の欲求／横軸：イニシアティブのとり方の範囲）

特定のデータに適していることをよく確かめるべきであり，メタファーを使いたいからといって，データを気の利いたメタファーに無理に適合させるようなことはしてはならない，と警告している（Box10–Dにあるメタファ

## Box10–C

《マトリックスのセルから生み出されたカテゴリー》

これは連続的な軸の片方の端のセル（フレッドは"頭でっかちのインテリ"で，いつも図書館で勉強しており，勉強しすぎで，クラスメートとうち解けられない）で認められたカテゴリーを図示する例である．図の別の構成要素として，交差分類マトリックスの連続的な軸のもう片方の端にあるセル（フレッドは勉強しない怠け者で，人なつっこく，クラスメートとうち解けている）から生み出されたカテゴリーを示すことになる．こうしてフレッドへの近づきやすさに関する何らかの構造があるかどうか，データの中から探しだすことができるのである．

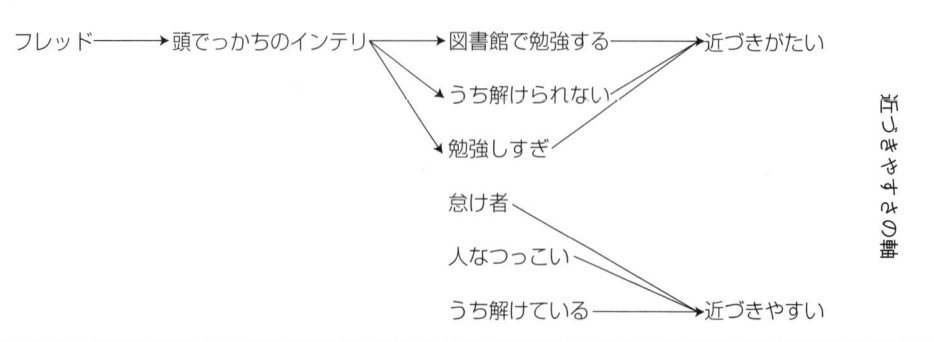

フレッド → 頭でっかちのインテリ → 図書館で勉強する → 近づきがたい
　　　　　　　　　　　　　　　　　↘ うち解けられない ↗
　　　　　　　　　　　　　　　　　↘ 勉強しすぎ ↗

怠け者 ↘
人なつっこい ↘
うち解けている → 近づきやすい

（縦軸：近づきやすさの軸）

> **Box10–D**
>
> 作業療法士のクリニカル・リーズニングに関する研究で，MattinglyとFlemingは，"秘密裡に行われる治療"という造語を創った．この用語は，記録には残されない作業療法士の治療中の行為を指しているのだが，このようになっているのはスーパーバイザーや保険会社から正当な治療として認められないと作業療法士が考えているからである．

ーを使った研究例を参照).

### プロセスと結果のマトリックス

プロセスと結果の間にある結びつきを明らかにすることは，研究中のプログラムを理解するうえで極めて貴重であり，プロセスと結果のマトリックスを使用することで，より効果的に達成できる．このタイプのマトリックスでは，プロセスの連続性（例えば，患者を元気づけながら，彼ら自身の治療目標を形成させるプロセス）は，一つの軸に沿って位置づけられる．そして，結果（例えば，自立生活への復帰の成功度）はもう一つの軸に沿って位置づけられる．そして，これらのプロセスの連続性と結果の連続性に関するカテゴリーは，データから生み出される．その結果できたセルに示される情報は，プロセスと結果の間の関係に対する理解を導き出すような，両者の結びつき方やパターン，テーマ，プログラム内容について記述したものである．これらの関係性は，データから直接生み出されることもあれば，分析する研究者が論理的に導き出すこともある．

先に示した例を用いて説明すると，プロセス（患者を元気づけながら，彼ら自身の治療目標を作らせる）と結果（自立生活への復帰に対する患者の成功度）を交差させて生み出された空白のセルが，データを分析するための疑問を作り出すのである．すなわち，患者が提案した治療目標のうちどのようなタイプが，自立生活への復帰を導くのだろうか？　そこで，分析者は注意深くデータのトランスクリプトを検討し，この疑問に回答を与えてくれるデータを探すことになる．そして，特定のプログラムで患者が立てる現実の治療目標を記述することによって，このプログラムのプロセスと希望した結果との結びつきの強さ，あるいは弱さを判断することができる．最終的には，研究者の目的は，この明白なプロセスと結果の結びつき方の特徴や質に対する解釈と判断を提案することである．

### 原因，結果と関連性

いったんデータが組織化され，記述されると，次のデータ分析のステップは，データに見られる原因，結果とその関連性を検討することである．しかし，Pattonは，質的研究では，因果関係に関するいかなる理論化も試験的なものである，と警告している．

> ある事柄が他の事柄を導いているらしいという記述や，プログラムのある部分がある効果をもたらしているという記述，そしてどのようにしてプロセスが結果をもたらすかという記述は，推測，憶測，仮説の領域のものである (p.324).

彼は，研究者は，構造的に関連し合っている変数を切り離して，文脈から抽出するという誤りをおかしてはいけない，それは，量的研究のものの見方に陥ることである，と記している．

Pattonは，因果関係を探索するための今後の方向性を提示してくれてはいない．そこで研究者は，この課題への助けを得るには，他の理論家に目を向けなければならない．データ分析においてパターン，カテゴリー，記述単位を使う方法の目標は，プログラムについて，有益で，有意味な，信頼できる答えを提供することである．この目標が達成されたかどうかを知るには，データ分析の結果について，第9章で提示されたいくつかのテクニックにより，その妥当性と真実性が確かめられなければならない．

## ■グラウンデッドセオリー

グラウンデッドセオリーという質的研究法は，GlaserとStrauss（1967）により開発されたものだが，最も広く説明されており，参照される研究法の一つである．しかし，それは遂行するのが最も難しい方法かもしれない．もし，この種の研究を実施するつもりなら，GlaserとStraussによる *The Discovery of Grounded Theory: Strategies for Qualitative Research*（1967）に準じて行うべきである．

以下のグラウンデッドセオリー・アプローチに関する記述は，GlaserとStraussのオリジナルな仕事と，彼らの方法に対するTurner（1981）の理解に基づいている．

GlaserとStraussは，データの扱いに関する詳細なガイドラインを示していないので，Turnerはグラウンデッドセオリーへの到達に向けて，質的データを分析するための9段階をまとめている．ここでは彼の9段階を使って，分析プロセスを記述する．

他の分析アプローチのように，グラウンデッドセオリーのためのデータは多様な資源，すなわちインタビュー，観察，政府のドキュメント，ビデオテープ，新聞，書簡，書籍などからもたらされる．そして，それらの資料はどれもが，インタビューや観察のデータと同じ方法によってコード化し，分析できる．トランスクリプトやフィールドノーツのコピーの1部は，そのままの状態で保存しておくべきである．そして記述したり，切り貼りするために，さらに何部かコピーしておく必要がある．

1. **カテゴリーを開発する．** 最初の段階は，フィールドノーツとインタビューのトランスクリプトを使って，研究に密接に関連があると思われる現象に対して，試験的にラベルをつけることである．まず，すべての分析を通して参照できるように，それぞれのパラグラフに連続した番号をつける．Turner（1981）は，「このパラグラフで議論されている現象を記述したり，説明したりするために，どのようなカテゴリーやコンセプト，ラベルが必要なのか」と彼自身に問うている（p.232）．それから，索引カードにパラグラフの番号とそれぞれのラベルを書き，カードをファイルするのである．普通なら1つのパラグラフに対して，数枚のカードが必要になる．そして，すべての重要な特徴が満足いくようにラベル化されるまで，この手順を続け，それから次のパラグラフへと移る．（GlaserとStraussは，トランスクリプトの余白に直接ラベルを書くことを提案している．そうすれば，トランスクリプトを切り離すことができ，同じラベルがつけられているパラグラフを一緒にまとめてグループにすることができるからである．）

この時点では，ラベルは長く，やぼったいフレーズであるかもしれないが，それが最終的な形である必要はない．心すべき重要なことは，ラベルは記述されている現象にまさしくぴったり適合していなければならない，ということである．もし，その適合感に満足できないなら，まさにぴったり適合するまで言葉を修正していかなければならない．

カードが山積みされてくると，カードを相互に参照するためのシステムを使い始めることになる．すなわち，それぞれのカードに番号をつけ，関連のあるラベルを網羅するカテゴリーを使ってタイトルをつけるのである．そして，パラグラフの番号を，そのラベル名の元になっている内容を思い出させる簡単なメモ書きと一緒に，カードに列記しておく．さらにカードの下には，相互参照のためのメモを書いておく．例えば，このカードはカード9と11に結びついているといった具合である．このメモは，カードに列記されているラベルが，他のカテゴリーのラベルと何らかの繋がりを持っていることを示している．

この最初の段階はおそらく最も困難であり，多大な時間を費やすだろう．また，この作業は，分析者が一人かペア，あるいはグループを作って行うのであるが，時間をたっぷり使うだけの価値がある．なぜなら，最終的に開発された理論の重要性は，最初のラベルづけの正確さにかかっているからである．

2. **カテゴリーを飽和させる．** 飽和という表現は，そのカテゴリーの意味するものが本当に分かったと確信できるまで，そのカテゴリーに例を追加していくプロセスのことを指している．このプロセスの時点では，新たなデータの一つ一つが特定のカテゴリーに分類されるたびに，きっと心地よく感じるに違いない．それから，飽和に達する時点は，カテゴリーによって異なるだろう．

この段階では，**絶えざる比較法**（constant comparative method）が用いられる．それは，データ分析に対するグラウンデッドセオリー・アプローチを特徴づける分析活動である．すなわち，ある出来事やデータにラベルをつけてカテゴリーに分類するときに，すでにそのカテゴリーに分類した前の出来事と比較して，それは類似のものかどうか確かめるのである．このように出来事とラベルに対する絶えざる比較を行うことにより，そのカテゴリーに対する理論的仮説に対して，すぐに新しい考えが生まれ始めるだろう．そのカテゴリーの連続的な範囲[訳注]について考え始める，すなわち「カテゴリーの要素，カテゴリーが明言され最小限に表現された状態，カテゴリーの主な意味，他のカテゴリーとの関連，さらにその他の特性」について考え始めるのである（Glaser & Strauss,

1967, p.106)（Box10-E）．これが次の段階，カテゴリーを定義することへと繋がっていく．

3. **抽象的な定義．** これは，新しいケースがそのカテゴリーに付け加えられるときに，研究者が頭で認識している特質をはっきりと説明するような，それぞれのカテゴリーに対する定義を記述することである．その定義は抽象的であり，数行の長さの文章になるかもしれない（Box10-F）．

 カテゴリーの定義を作り出しながら，分析を行う研究者は，それぞれのカテゴリーのまさしく本質に対するより深く，より正確な理解を発展させる．その結果，複数のカテゴリーが1つのタイトルのもとにまとめられたり，2つのカテゴリーが同じテーマを含んでいることが明らかになる可能性がある．

4. **定義を用いる．** いったん定義が作り出されると，それらは，研究者にとって追求可能な研究が，他の領域にも存在することを認識する助けとなる．また，調査のためのアイデアがいっそう刺激されることが，データを詳細に吟味するポイントとなる．Glaser（1978）は，これを"薬物を用いないトリップ"と表現した．すなわち，定義の記述が，データについての興味深い考え――例えば，パターンの性質やデータ間の結びつき，データに対する洞察――のなかに溢れ出していくときに，生産的で知的な世界への刺激的なトリップ（旅）が生じると述べている．また，Glaserは，その興味深いアイデアを誰かに話してしまうことによって"消散させてしまう"のではなく，それらのアイデアを書き留めておくように強く提唱している．いったんそれを書き留めて，それから同僚と話し合ったほうがよいのである．

5. **カテゴリーを十分に利用する．** この段階では，研究者のカテゴリーを，それがあてはまる特定の人々から，類似の体験をしていると思われる他の人々へと一般化することによって，さらに発展さ

---

訳注：Box10-Bでいえば，「自立の欲求」というカテゴリーがさらに分析を進めるうえでの有用な軸となり，その軸の範囲を研究者が調査データや思考実験的なシミュレーションから生み出す作業をするのだと思われる．その結果生み出された段階的な下位のカテゴリーが水準となり，コードを生んでいくのであろう．もちろん，その下位カテゴリーがデータとして得られていないものであれば，新たな仮説となるわけである．

### Box10-E

「作業療法士はどのようにして家族介護者と治療的関係を発展させていくのかに関する探索的研究」で，Clark, Corcoran, Gitlinは，録音とフィールドノーツを対象にテーマ分析を行った．彼らは，オープンコーディング（open coding）[訳注1]と軸足コーディング（axial coding）[訳注2]を使って，データの中に見られた関連し合っている現象を概念化し，比較したのである．

 第1著者のClarkは，最初にオープンコーディング法を使って治療セッションのトランスクリプトを検討し，浮かび上がってくるテーマをデータから探しだした．この分析では，現象にラベルをつけ，カテゴリーを発見し，そしてカテゴリーに名前をつけることが必要となる．いったん最初のカテゴリーが現れてきたら，次は軸足コーディングを使ってもっと分析を先に進め，そのサブカテゴリーを作り出すのである．この分析においては，特定の性質とそれが有効な範囲を明らかにするために多様なカテゴリーが吟味される．例えば，誰が関与していたのか，いつそれが起こったのか，どんな意味があるのか，さらになぜそれが起こったのかを検討するのである．

(Clark, Corcoran, & Gitlin, 1995, p.588)

---

訳注1：Strauss, A. & Corbin, J., *Basics of Qualitative Research Techniques and Procedures for Developing Grounded Theory* 2nd Ed., Thousand Oaks, CA: Sage, 1998の第8章"Open Coding"によると，分析的なプロセスであり，それを通して諸々の概念を確定し，その特性（すなわちカテゴリーの意味を定義したり，意味を付与するような諸特性）と範囲（カテゴリーに共通した特性が変化する範囲のことで，カテゴリーの詳細な内容を明確化し，理論に一定の多様な幅を与えるものである）をデータの中に見いだすことである．Box10-Bの交差マトリックスの例が参考になる．

訳注2：Strauss, A.とCorbin, J. (1998)の第9章"Axial Coding"に書かれた用語の定義によると，彼らはカテゴリーをその下位のカテゴリーに関連づけるプロセスを"軸足コーディング"と呼んだ．それは，コーディングとは1つのカテゴリー軸をめぐって行われるものであり，その軸における特性と範囲の各水準において諸々のカテゴリーが互いに結びつけられるからである．

 Strauss, A.とCorbin, J. (1998)の初版の翻訳は，南裕子・監訳：質的研究の基礎　グラウンデッドセオリーの技法と手順．医学書院，1999であるが，これをみると初版の用語説明は第2版と異なっている．

> **Box10–F**
>
> Turnerの1枚のカードは,「周辺領域を支配するための戦い」というタイトルを生み出した.
>
> このカテゴリーの定義は次のように書かれている.
>
> 多くの権限の形態は縄張り領域に関連している(訳注).すなわち,このことは2つの権力団体の縄張りの間にある境界領域に特別な関心が集中していることを示唆している.この概念は,その周辺領域が2つの団体のどちらに管理権が属しているか不明確であるために,2つの団体間で権力闘争が生じる基盤となっている状況を指しているのである.
>
> (Turner, 1981, p.236)
>
> ---
> 訳注:Turnerはコンクリート不足下で別々の会社に所属する何台ものミキサー車が,その配分を受けるために,早朝から順番を競う現象を取り上げている.そのため労働者の自律性や時間という領域も言及する必要があるのだろう.

せることができる.GlaserとStrauss(1967)は,死にゆく人々を相手に働いていた看護婦について研究している.彼らが分析した時点では,彼らの理論的カテゴリーは,すべてのスタッフ(看護婦だけでなく)により,すべての患者(死にゆく人々だけでなく)に対して行われるケアに一般化が可能であることを見いだしていた.

また,対象が変わった場合でも,その定義がまだあてはまるのか判断するために,彼らのカテゴリーの特性そのものが,検討されるだろう.例えば,Box10–Fの例で使われた"領域"は,身体的な領域には言及する必要はないが,"個人の自律性"や"時間"のような特徴については言及しなければならない.研究者は,カテゴリーの定義が真実を捉えているかどうかを知るために,周辺領域として個人の自律性や時間を取り上げて,状況との適合性を検討することができるのである.

ここで行っていることは,理論的に一つのカテゴリーをまとめあげることであり,関連する可能性のあるカテゴリーをたくさん生み出すことであり,思考の方向性を探索したり,さらにいくつかの暫定的な仮説を生み出すことである.これらは自由意志に任された知的訓練のようなものであるが,分析者をデータの中にある具体例から解放し,彼らが高度な概念レベルで特徴が類似したクラスターを探求できるようにしている.したがって,知的な訓練によって,たくさんの論理的に関連したカテゴリーが示唆されるだろう.しかし,もちろんそれらのカテゴリーには,まだ実際のデータは存在していない.そこで研究者は,関連したデータが実際に生じるのを見張っていることもできるし,その潜在的なカテゴリーを求めてフィールドに戻っていくこともある.

この段階は,質的研究の初心者にとっては,かなりの飛躍のように思えるであろうが,このデータ分析の方法を用いる目的は,理論を作り出すことなのである.Turner(1981)が言っているように,「最初は異なっており,比較できないと考えられていた現象の間に存在する類似性」を見つけだすことを学びながら,「抽象的で詳細な情報を構築する可能性を掴むことは,新米の研究者が理論的に考え始めるのを促してくれるステップである.また,与えられた具体的な発見事実の断片を基に,抽象的に多様な範囲のものを構築する能力は,理論家が伸ばすことを学ぶべきスキルの一つであると提言してもよいであろう」(p.238).

6. **カテゴリー間の結びつきを記述し,発展させ,追跡する.** いくつかのカテゴリーについて第1段階から第5段階までの作業を行ったとしたら,様々な結びつきが明確になったことだろう.そして,それらの結びつきのいくつかには,自信を持って因果関係を割り当てることができただろう.しかし,それ以外は試験的なものであり,さらに検討を要するものである.

7. **結びつきが保たれている条件を考える.** このような思考の道筋に沿って考えると,当然ながらある一つの結果が起こる条件では,それとは別の結果は起こらないのか,という疑問が湧いてくる.このように分析をする研究者の疑問は,カテゴリー間の結びつきに関する仮説を立てるところへと「溢れ出し」てしまう.もし,それらの結びつきに関する仮説が,研究目的にとって有益だと思えるなら,その結びつきを確定するようなデータを探すのがよい.例えば,作業療法士の管理者の研究(Bailey, 1996)によると,上司からの生産性を上げよという要求が,管理者に,より多くのクライエントを診るための妙案を求めて,スタッフと会合を持たせるよう誘導するのは,すぐに明らか

となる．これは明らかに因果関係的な結びつきを示している．抽象度をもう少しだけ高いレベルに上げると，この結びつきは"管理的な圧力"が"計画のためのミーティング"を導く，という結びつきとして表現できる．同様に，この概念化は，結びつき方について別の可能性を考えさせることになる．例えば，管理的な圧力から別の結果が生じることはないのだろうか？　グループで戦略を練ることが，管理的圧力に対処する唯一の方法なのだろうか？　管理者から個々のスタッフに命令するといった代替案はありえないのだろうか？　あるいは，職場を競争的な雰囲気にして，個々の作業療法士をやる気にさせ，彼らの生産性を増大させることは考えられないのだろうか？　という可能性に対する疑問である．

　そこで，分析する研究者はデータに基づいて，多様な管理的な圧力，その結果生じる様々なグループや個人の戦略について，類型を整理することができる．このようにして，新たな状況の一つ一つにより，ある種の管理的圧力があるタイプの戦略的計画を導くという仮説が強化されるのである．

8. **既存の理論と関連づけてグラウンデッドセオリーを構築する．**　この段階にきてやっと，この問題解決に貢献する何か有益なものを既存の理論が持っているのか，研究者はそれを決めるために十分な情報を得ることへと向かう．そして，分析から抽出された多様な状況を基に，既存の理論の適切さを評価するのである．というのも，多くの質的研究者は，ここまでの思考にバイアスがかからないようにするため，関連文献を読み始めるのを，分析のこの段階まで待つものだからである．

　ここで概観するアプローチを研究者にとって新しい研究領域に応用する場合，研究の初期段階で非常に多くのカテゴリーが開発される可能性がある．しかし，データと向き合って厳しい格闘をした後でやっと研究者は，研究疑問にとって重要かつ適切な事象を表現するための，基本的なカテゴリーとコンセプトを記述する語彙を作り出せるのである．分析が進むにつれて，新しい言葉を付け加える必要性は減少していく．この段階では，カテゴリー群の間で見られる，あるいは想像される結びつきがはっきりとしはじめ，それらをクラスターに分類することが可能になる．様々な身体を使って行う作業，例えば結びつきの関連図を描いたり，それらについてメモを書いたり，ファイルカードをグループに分類することが，カテゴリー間の結びつきを結晶化する段階では役立つ．関連性が明らかになってくると，結晶化したカテゴリー間の関係が生成されつつある理論の基礎を形作る．それはまさに，研究のデータに基づいた理論であり，グラウンデッドセオリーなのである．

　新たに生み出された理論には2つの重要な特徴があることが分かる．まず，理論的な構成と研究中の領域がぴったり適合していなければならない．それによって，研究の参加者は，分析を理解することができるのである．したがって，そのようにぴったり適合しているのか確認するために，研究者は研究の参加者に相談すべきである．また，理論の複雑さに気づき，理論構成をすぐには，単純な論理的仮説群にすることはできそうにないことが分かるだろう．たいていの参加者は，彼らの"人生の断片"でさえ複雑であることを理解している．もし必要であれば，再び理論に対する反応を参加者に尋ね，修正するべきである．

9. **新たに生み出された理論の強さを決定する．**　これはGlaserとStraussが絶えざる比較法と名づけた方法における，さらに次のレベルの分析である．さて，新たに生み出された理論で展開されている命題が持つ限界を検証するためには，積極的な探索を行い，実例を確かめたり，誤りを立証する必要がある．これは，理論の中心的命題を確定し，これらの命題に影響を及ぼすと思われる特性や変数を特定し，それらの変数がその極限まで押しやられている状況を探しだして，その状況下においても元々考えられていたある事象による影響や結果がまだ保たれているのかを知ることにより，実現できるのである．

　研究者が理論における命題の強さを検証する方法は，他にもいくつかある．研究者は，多くの類似したケースを見つけだし，少数のケースを基に開発された命題をより確かなものにすることができる．また，それとは別の方法では，研究の参加者にも理解しうる複合的な構造の理論を開発した研究者が，研究参加者や類似の領域で仕事をしている研究者，あるいは研究対象の領域に精通している一般の人々からのフィードバックを要請することも可能である．さらに，研究者が何度か小規

## グラウンデッドセオリー・アプローチを使って開発された理論の特徴

データ分析に絶えざる比較法を使って産出された理論，すなわちグラウンデッドセオリーはいくつかの特徴を持っている．それはデータに非常に良く対応している複合的な理論だということである．それは分析を行う研究者が，データの多様性を考慮しながら，データに見られる一つ一つの出来事をそれ以外の出来事と比べて，類似性や相違性について検討しているからである．この作業は単純なコード化とは対照的である．単純なコード化は，ある出来事がカテゴリーの特性を表しているか否かだけで確定されるのである．

また絶えざる比較法は，結果的に発展過程の理論を創造する傾向にある．すなわち，この理論は，プロセスと結果，そして変化を表現しており，社会構造や人々の社会的地位，社会的相互作用に関連している．絶えざる比較法は理論開発の帰納的方法であり，この方法によると，研究者は無理をしてでも，実際に分析されたデータよりも高い抽象概念のレベルで，アイデアを展開せざるを得ない．つまり，データに潜在する類似性や差異に光が当てられ，それが抽象レベルで表現されるのである．このプロセスによって，領域密着理論（substantive theory），あるいは公式理論（formal theory）のどちらかが生み出される．

もし，分析する研究者が自分の生データから始めるのであれば，最終的に領域密着理論に到達する．それは例えば，看護婦が提供する患者ケアの本質，あるいは治療管理者の意志決定といった理論になるであろう．もし，研究者が既存のいくつかの研究から得られた知見から出発するのであれば，公式理論になる．それは，例えば，専門職はどのようにしてクライエントにサービスを提供しているのか，あるいは権力者による意志決定といった理論である．領域密着理論から公式理論へと引き上げられることもある．しかし，このように上昇させるためには，領域密着理論をさらに分析し，他の関連した研究を包含することが必要となる．

## ■質的研究法としてのコード化とその表現法

MilesとHuberman（1994）が提唱したデータ分析のタイプは，コード化に関する特定の方法や分析結果を表示する方法によって類型化されている．彼らの方法は，質的データに対する準実験的アプローチとして説明されてきた．そして，MilesとHubermanの仕事の多くは，社会人類学的方法を用いていることでよく知られている．しかしながら，彼ら自身が認めるところによると，彼らは「もっと完全に体系化された研究疑問，もっと標準化されたデータ収集の手順，そしてもっと系統的な分析の手段へと，引き寄せられてきた」（p.8）．それこそ，我々が関心を持っている系統的な分析のための手段や道具である．

MilesとHubermanは，データ分析を，3つの同時的な活動から成り立っているものと見なしている．すなわち，データの縮小，データの表示，そして結論を引き出し，検証することである．

### データの縮小

データの縮小とは，フィールドノーツやトランスクリプトに含まれているデータを，まず選択して，次に焦点化して，単純化し，そして抽象化し，さらに変容させていくプロセスを指している．この活動には，要約を書くこと，コード化すること，テーマを細かく分けること，クラスターを作ること，分割すること，メモを書くことなどが含まれている．データの縮小は，一つの研究全体を通して行われ，最終的な報告文が完成するまで続けられる．最も重要なのは，データの縮小はデータ分析と分かつことができないということである．つまり，それは分析の一部なのである．

### データの表示

データ表示は，

情報を組織化して，圧縮させた集合体であり，そこから結論を引き出し，次の行動を導くことができる……表示を見れば，何が起きているかを理解することができる．そして，その理解に基づき，何をすべきなのか——もっと分析すべきか，あるいは次のステップの行動を起こすべきなのか——

が分かるのである（Miles & Huberman, 1994, p.11）．

質的研究における表現方法として最も一般的な形態は文章である．しかし，MilesとHubermanは，文章は非常に扱いにくいという感じを強く抱いている．なぜなら，それは，情報が分散しているし，次々と切れ目なく繋がっており，構造も貧弱で，しかもかさばっているからである．したがって，研究者が早合点をして，それらから貧困な結論を導くことも起こりうる．そのため，彼らは，文章以外の方法，例えばマトリックスやグラフ，表，そしてネットワークの関連図を使うように推奨している．そして，これらの方法によって，情報を即座に利用できるコンパクトな形式で整理すると，分析者は何が起きているのかを容易に理解できる，と彼らは考えている．データが縮小されるにつれて，データの表現は，データ分析から切り離すことができなくなり，その一部となる．

## 結論を引き出し，検証する

データ分析と同時に行われる3番目の活動の流れは，結論を引き出し，検証することである．データ収集の開始時点から，分析する研究者はデータの意味を決定したり，パターンや解釈，因果の流れ，命題を書き留め続けている．最初は，これらの結論は軽く受け止められているが，証拠となる事実が積み重なるにつれて，明白で根拠のあるものとなっていく．研究が終わるまで"最終的な"結論が明るみに現れてこないこともあるが，多くの場合，研究の初期段階から研究者の心の中にはずっと存在している．そして，検証は，データ分析という活動の流れのもう半分であり，結論は，分析手続きの一環として，検証される必要がある．すなわち，検証は，現在のアイデアを確定するために，データをできるだけ手短にすばやく再確認することである．あるいは，できるだけ時間をかけて，同僚間で徹底的にデータを検討することであり，他のデータセットを使ってその結論を再現する試みでもある．

## 初期のデータ分析

次に述べる方法は，データ分析の初期段階で用いられる典型的な方法なのだが，研究者が既存のデータについて考える助けとなり，新たなデータ，すなわちもっと良いデータを収集するストラテジーを生み出してくれる．すでにこのときにはフィールドノーツとインタビューは，トランスクリプトになっているはずである．

### コンタクト・サマリーシート

コンタクト・サマリーシート（contact summary sheet）は，特定のフィールドとの接触について，質問と答えを一枚ごとのシートに書いたものである．疑問はフィールドとの接触の前に定式化され，それには以下のような内容が含まれるだろう．

・どんな人々や事象，状況が含まれるのだろうか？
・接触する際の主なテーマや論点は何だろうか？
・最初の概念枠組みで，この接触と最も中心的な関連を持つと考えていたのは，どんな研究疑問やどんな変数だったのだろうか？
・フィールドの状況について，どんな新しい仮説や推測，直感が，接触によって示唆されるだろうか？
・フィールドワーカーは，次に接触するとき，どこに最もエネルギーを注ぐべきなのか？　そして，どんな種類の情報を探求すべきなのだろうか？

（Miles & Huberman, 1994, pp.51-52）

コンタクト・サマリーシートは，フィールドと接触した後できるだけすぐに，出来事がまだ頭の中で新鮮なうちに完成すべきである．コンタクト・シートは，次回の接触のための計画を立てるために，また新しいコードやコードの修正を示唆するために，あるいは論文を書く作業に戻ったときに新たに方向づけをし直すために，そしてさらにデータ分析を進めるのを助けるために，使うことができる．なぜならコンタクト・シート自体をコード化し，分析することが可能だからである．

### スタートコードとその定義

コードは記述的データに対して意味を割り当てたラベルである．それらは，様々なサイズのデータの"塊"（単語，フレーズ，文章，そしてパラグラフ）につけられる．そして，単刀直入につけられたラベルの形をとったり，より複雑なメタファーの形をとることもある．コードは，大量のデータの塊を組織化し，データを扱いやすい状態にするために使われる．さらに，分類し，クラスターに分け，データを表示するためにも使われている．コードは，通常は，記述的なものであり，テキストの一区切りを書き写したラベルを単に割り当てただけのものである．しかし，解釈的な記述である場合もある．というのは，研究者は，データの背後にあるダイナミックスにつ

いてもっと理解が進んだとき，より複雑な隠された意味をテキストに割り当てるからである．

MilesとHubermanは，事前にコードを作っておく方法を選んで使っている．彼らは，研究者がデータ収集を開始する前に，暫定的なコードの一覧を記した"スタートリスト"を作ることを勧めている．そのリストは，研究の準備段階の作業から生み出される．すなわち，文書資料に注意深く目を通しながら，研究者は，研究の概念枠組みのなかで確認した論点や研究疑問あるいは仮説，そして問題領域や鍵となる変数から，コードを抽出するのである．スタートリストには，12から50ないし60くらいまでのコードを持たせておく．

このリストは，1枚のシートに整理し，コード化の間は，いつでも手元に置いておくべきできある．推奨されるフォーマットは，カテゴリーの中にあるコード用語（code words）を使ってリストにしたものや，トランスクリプトに使われている実際の言葉に対応させて作ったコードリスト，さらに，可能性としては，研究疑問や仮説から取り出されたコードを書き留めたものがある（Box10-G）．

次のステップは，コードとカテゴリーに関する"スタートの定義"を書くことであり，これらの定義は研究が進展するにつれて修正されることが知られている．やっと今，トランスクリプトのコード化をすぐにでも開始できる準備が整った．そこで，データの塊の左はじの余白にコードを書き始めよう．

コード化が進むにしたがい，コードを変更する必要性がでてくる．それは，研究者はおそらく，コードのスタートリストを編集しているときは，データ収集の間に起こるすべての問題を予測できていないからである．コードは，いくつかの理由で変更せざるを得ないだろう．例えば，いくつかのコードは適合しない，すなわちそれらは完全にだめになっている（したがって，これらは破棄されるべきである）とか，あるコードは頻繁に使用され，

---

**Box10-G**

研究疑問と連結させたコード用語とコード文字の事前リスト

| カテゴリーとコード用語 | コード表記 | 研究疑問 |
|---|---|---|
| 管理者の行動（Manager's Behavior） | ＭＢ | 2.1 |
| 　ＭＢ：コントロールする | ＭＢ－コント | 2.1.1 |
| 　ＭＢ：促す | ＭＢ－促 | 2.1.2 |
| 　ＭＢ：励ます | ＭＢ－励 | 2.1.3 |
| 管理者の態度（Manager's Attitudes） | ＭＡ | 3.1 |
| 　ＭＡ：楽観的 | ＭＡ：楽 | 3.1.1 |
| 　ＭＡ：悲観的 | ＭＡ：悲 | 3.1.2 |
| 　ＭＡ：激励 | ＭＡ：励 | 3.1.3 |
| 　ＭＡ：威圧的 | ＭＡ：威 | 3.1.4 |
| 　　ＭＡ：威圧：対施設内の他の管理者 | ＭＡ：威：内管 | 3.1.4.1 |
| 　　ＭＡ：威圧：対施設外の管理者 | ＭＡ：威：外管 | 3.1.4.2 |
| 　　ＭＡ：威圧：対自部署スタッフ | ＭＡ：威：自ス | 3.1.4.3 |
| 　ＭＡ：卑屈 | ＭＡ：屈 | 3.1.5 |
| 　　ＭＡ：卑屈：対施設内他の管理者 | ＭＡ：屈：内管 | 3.1.5.1 |
| 　　ＭＡ：卑屈：対施設外の管理者 | ＭＡ：屈：外管 | 3.1.5.2 |
| 管理者の人間関係（Manager's Relationships） | ＭＲ | 4.1 |
| 　ＭＲ：対自部署スタッフ | ＭＲ：自・ス | 4.1.1 |
| 　ＭＲ：対リハビリ部門のスタッフ | ＭＲ：リハ・ス | 4.1.2 |
| 　ＭＲ：対リハビリ部門外のスタッフ | ＭＲ：リハ外・ス | 4.1.3 |
| 　　ＭＲ：自部署：上司 | ＭＲ：自：上 | 4.1.1.1 |
| 　　ＭＲ：自部署：同僚 | ＭＲ：自：同 | 4.1.1.2 |

定められた領域を越えて大きくなってしまったので，サブコードに分ける必要性がでてきたとか，いくつかの新しいコードが後のデータ収集で浮かび上がり，適切なカテゴリー内のコードリストに付け加える必要がある，などの理由である．このようなデータ分析の活動のすべては，トランスクリプトに書かれたコードにラベルをつけ直すことに繋がっていく．そしてコードに対するカテゴリーの構造が再検討され，可能な修正が施される．

　コードは，大量のデータに秩序を与えるため，カテゴリー群が構造化されているということが最も重要なことである．コードは，研究に適した首尾一貫性に従って，お互いに関連し合っているべきである．Miles と Huberman は，この構造を「概念による織り物であり，より大きな意味と構造としての特性を備えている」（p.63）と述べている．構造的に貧弱な設計のコード化は，コードを覚えるのが困難となり，データの復元や組織化を厄介なものにする．したがって，コード化をしている途中で，時折，研究者は，スタートコードの構造はこのデータセットではうまくいかないと分かることがある．つまり，ゼロから別の構造でスタートしたほうが，既存の構造にデータを力づくで押し込めようとするよりはよい．それは時間の浪費であるように思えるかもしれないが，結果的には研究の質を計り知れないほど改善するだろう．

　コードに対する明確な操作的定義が，絶対に必要である．そして再定義は，コードやカテゴリーが変えられるたびに行うべきである．定義は，いつでも一貫して，決まったデータに決まったコードを適用できるようにするために，極めて重要である．そしてコード化する人（コーダー：coder）が複数いる場合でも，同じデータに一致したコードを適用できるようにするためにも，定義は重要なのである．定義は，コード化が進むにしたがい改善され，より焦点化される．そしてデータの意味は，研究の文脈のなかでより明確になるのである．

### 思索的所見

　思索的所見というのは，研究者が日々の活動のなかでフィールドノーツを書き上げているときに，心に浮かんでくる考えと寸評から成る覚え書きのことである．フィールドノーツを書くときは，第7章でフィールドノーツの作り方を説明した箇所で取り上げた項目について，まず考えをめぐらしてみよう．すなわち，

- フィールドから離れてみると，インフォーマント（情報提供者）との関係をどのように感じるか
- 重要に思えたやりとりのときに，鍵となるインフォーマントが本当に言いたかったことの意味についての考え
- いくつかのデータの質に対する疑い；インタビューを行う場合の質問や観察のプロトコールのいくつかを考え直すこと
- いくつかのわけが分からない観察事象を説明すると思われる新たな仮説
- 次の接触の際，さらに論点を追求するために心に留めておくべきこと
- データの別の部分にある資料とのはっきりした繋がり
- あるインフォーマントの発言や行動に対する反応
- 今から思えば，当然重要な以前の事件や出来事を詳述したり説明すること（Miles & Huberman, 1994, p.66）

このような考えのうち1つでも心に浮かんできたら，二重カッコに入れて熟慮されたコメントとして識別できるようにして，直接原稿の中に書き込んでおくと役に立つ．

### 余白に書き込んだ所見

　コード化の過程で，余白部分に書き込む所見は，トランスクリプトの右端の余白に書いておくべきである（実際のコードは余白の左端に置かれる）．それらは，データに対応して生じる考えや反応である．これらの考えは新たな解釈やデータの他の部分との繋がりを提案するために重要である．そして，データ収集の次の段階で調査すべき質問と問題に注意を向けさせる．

### パターン・コーディング

　パターン・コーディングは，コード化の第2段階のレベルであり，データの中に現れているテーマやパターンを確定し，先のコードをより少数の構成概念に分類することである．この行為によって，研究者はデータ収集を行いながら，すでに分析に入ることになり，その結果，その後のフィールドワークをより焦点化することができる．また，パターン・コーディングは，研究者が，出来事や相互作用を理解するために認知地図を形成するのに役立つ．したがって，分析をどんどん進めるためには，この段階で概念形成を促進するような何枚かの"地図"を作りたいと思うだろう．

### メモすること

　コード化は，あまりに心を奪われる作業なので，コーダーは，現れてくる詳細やアイデアの洪水に，いつの間にかどうしてよいか分からなくなっている可能性がある．例えば，そのような洪水とは，辛辣な発言，インフォーマントの独特のパーソナリティ，重要なミーティングの後の日常的な談話，インフォーマントの印象的なボディランゲージなどである．自分のためにメモを書くことと，繋がりや関係性を理論化することが，これらの考えを見失わないための一つの方法である．

　メモの内容は概念的なものである．すなわち，メモは，単にデータを報告することではなく，異なったデータの断片を結びつけて，一つのクラスターにまとめることである．そして，そのクラスターが，しばしば今後の研究における構成概念の出発点となる．またメモすることは，アイデアが形作られていく最初の興奮のなかで，データを理解する方法でもある．メモを書くことを楽しむべきであり，それは「しばしば明晰さや洞察にくっきりと鮮やかで明るい瞬間を提供する．つまり，ちょっとした概念的な啓示を与えてくれる」(Miles & Huberman, 1994, p.74；Box10-C 参照).

　メモには常に日付を記し，議論されている鍵概念でタイトルがつけられるべきである．そして，メモは，トランスクリプトのなかの特定のデータと結びついており，関連したコードとも結びついていなければならない．常に，メモすることを最優先すべきである．すなわち，考えが浮かんだときは，たとえどんなことを行っていても，それをやめてメモをするのである．メモすることは，データ分析のあらゆるプロセスで起こりうる．通常，メモに書かれるアイデアは，データ収集の道のりの約3分の2くらいを過ぎると，固定したり繰り返しだす．メモをとることは，コード化の体系を開発し修正するうえで強力に貢献する．

### 中間的なケースの要約

　研究のデータ収集の段階において，データ分析は，同時進行で，空いている時間を使って実施されるのが常である．そして，収集された一部の資料についてだけ実施される．全体像を見失ったり，研究によって何が本当に生じているのか疑問に思ったり，出現したパターンとテーマに確信を持てなくなることは容易に起こりうる．これらすべての理由から，中間的なケースの要約を書くことは有効である．それは，研究者がこれまで研究によって分かったこと，そしてこれから新たに何を見いださなければならないのか，を総合したものを提供してくれる．要約は調査結果の概観であり，結果を支持するデータの質に対する注意深い探索であり，そして次のデータ収集のための予定表でもある．要約すると，ケースについて知りえたことをまとめるための最初の試みであり，研究について首尾一貫した全体的な説明を書くことである．

　典型的には，中間的なケースの要約には，次のような項目の情報が含まれている．すなわち，研究の現場（例えば，地理，地域の人口特性，組織図），研究中の事象の主な年代順配置（これまでどんなことが起こったか，これからどんな出来事が予想されるか），研究疑問の現在の状況（どれが説明されて，どれが変化したか，あるいはまだ調査されていないか），そして不明確なことや当惑していることのリスト，明らかになった因果関係のネットワーク，さらに今日まで用いられた方法論（どのようにして分析が行われたか，遭遇した問題，次の分析のために変更が示唆されたもの）といった項目の情報である．

## 後のより深い分析：系統だった表示

　質的研究のより深い記述的な分析のなかで，Miles と Huberman（1994）は結論を引き出し，検証するために，図表によるデータの表現を活用することを勧めている．これらの方法は，データ収集の間でも，それ以後の時期のどちらにも活用できる．図表によるデータ表示とは，MilesとHubermanによると，「情報を系統的に表現する視覚的なフォーマットであり，それを使うことにより，利用者は妥当な結論を引き出し，必要な次のステップの行動を起こすことを可能にするもの」(p.91)を意味する．図表は，主に2つのカテゴリーに区分される．すなわち，明確な列と行からなるマトリックス，そして，まとまりとまとまりの間を結んでできた，集合体のネットワークである．また図表によって表現するデータは，いろいろな形をとることができる．例えば，短い文章のまとまりや，引用語句，文章，等級づけ，略語，象徴的な図形，ラベルがつけられた線と矢印などである．

　マトリックスとは，コードやカテゴリーなどの2つのリストが交差して作られたものであり，行（columns）と列（rows）からなる．マトリックスは時系列の順に整理できるが，そうである必要はない．ネットワークは多様で自由な流れの形態をとる．これは，同時にかなりの数の変数に焦点を当てるのに有用であり，簡単に作り上

げられ，多くの分析可能な情報を保有することができる．そして，時間経過の順にすることができるし，そうしないこともできる．

マトリックスやネットワークのためのフォーマットを作り出し，修正することは，すぐにできる仕事である．時間がかかるのはデータ入力そのものである．適切にコード化されたデータはトランスクリプトのなかから見つけだすことができ，それを抽出し，要約しなければならない．また，さらなるデータの変形が必要となるかもしれない．例えば，序列をつけたり，判断を下したり，代表的な引用を選ぶといったことである．これに費やされる時間は，データの保管方法，表示する変数の数，データ変容の数とその種類によって異なる．

研究者は，図表で示したものを説明するために分析的な文章を書く必要がある．その文章によって，図表に表された特徴に注意を引きつけ，表示されたデータを意味づけ，それらのデータをしっかりと結びつけるのである．さらに，分析する研究者は，その文章から結論を引き出し，解釈を加えることができる．

> 図表の表示の意味をじっくりと考えながらテキストを書くという行為は，焦点を絞っていく手段であり，過酷な努力を強いられる方法であるが，それによってさらに分析は前進する……書くことは，端的に言うと，分析の後で行われるものではない．書くことこそが分析であり，それは研究者が，表示されているデータの意味について考えるときに起きてくることなのである．すなわち，書くことは考えることであり，考えたことの報告ではない（Miles & Huberman, 1994, p.101）．

### 表示方法

ここでは，MilesとHubermanの表示方法を簡潔に説明する．きっと読者は，その方法に関してもっと詳細に知るために，彼らの著書を参照したくなるだろう．

1. **部分的に整理された表示**：これは，研究の探索的な初期段階で，まだ変数がはっきりと特定されていないときに，有用である．
    a. **文脈チャート**：これはネットワークであり，ある文脈における人々の役割と行動の相互作用を，図の形式を使って位置づけたものである（Box10-H）．
    b. **チェックリスト・マトリックス**：これは，研究中の主な関心領域に関するデータを分析するためのマトリックスであり，それには1つの変数に関していくつかの構成要素が含まれている（Box 10-I）．

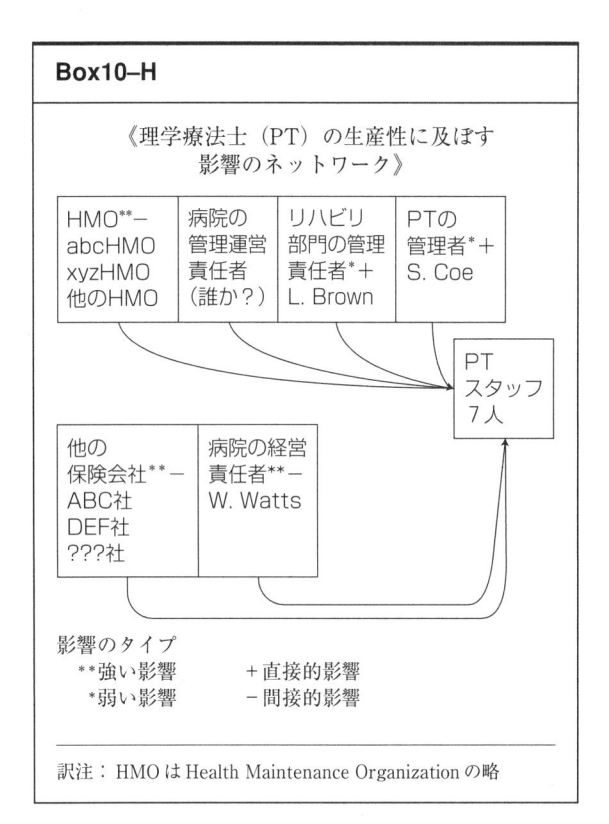

2. **時間軸による表示**：これは，時間が研究の決定的に重要な分析軸であり，出来事の流れとプロセスを注意深く記述する必要があるときに用いられる．
    a. **出来事の一覧表（イベント・リスティング）**：これは，いくつかのカテゴリーにデータを分類して，年代順に具体的な出来事を整理したマトリックスである．「はじめに」にある図2は，時間軸に従って表した非常に単純な出来事の一覧表の例である．複数の研究のカテゴリーを垂直軸にとり，すべてのグループが課題を完了したときの時間の区分を水平軸にとることで，より複雑な出来事の一覧表を作ることができる．
    b. **重要な出来事のチャート**：これは，研究中のケースの経過において，非常に重要で，影響力が大きく，決定的であると見なされた出来事に限定して作るマトリックスである（Box10-J）．

---

**Box10-H**

《理学療法士（PT）の生産性に及ぼす影響のネットワーク》

| HMO**－abcHMO xyzHMO 他のHMO | 病院の管理運営責任者（誰か？） | リハビリ部門の管理責任者*+ L. Brown | PTの管理者*+ S. Coe |

| 他の保険会社**－ABC社 DEF社 ???社 | 病院の経営責任者**－W. Watts |

→ PTスタッフ 7人

影響のタイプ
　**強い影響　　＋直接的影響
　*弱い影響　　－間接的影響

訳注：HMOはHealth Maintenance Organizationの略

> **Box10–I**
>
> 新しい Rx 技術の実施に対する現在のサポート条件を表したマトリックス
>
> | 条件 | 臨床家について | 部門の管理者について |
> |---|---|---|
> | コミットメント | 強い ― それが機能することを望んでいた | 弱い ― それを導入するか否かに誰も関心がない |
> | 理解 | 基本的 ― できるとは思うが，確信はない | なし ― それを行っていることを管理者は知らなかった |
> | 物的設備 | 不十分 ― 使うよう指示されるのが遅すぎた | 回答なし |
> | 教育訓練 | てんでバラバラ ― 訓練コースを終えたものもいれば，そうでないものもいる | 誰も受けていない |

　c. 出来事の状況を示すネットワーク：これは，出来事が互いに関連し合っている"状態"や"状況"を記述する語句を使って作られるマトリックスやネットワークである．迅速に把握できるように表現するために，出来事を正方形や長方形で囲み，状態は円で囲む（Box10–K）．

　d. 活動記録：これは，特定の繰り返されている活動を記述したものであり，時間と空間が限定されている（例：シャツを着るといったような日常生活行動など）．ネットワークの結び目は，方向を示す矢印で結ばれている（Box 10–L）．

3. 役割で整理されたマトリックス：これは，人々の相互作用を役割という視点から記述したものである（Box10–M）．

4. 概念軸による表示：これは，研究があまり探索的でない場合や，研究の最終段階に近づいたとき，あるいは研究の重要な変数群が明確に定義されている場合に使われる．すなわち，概念を中心に表示が行われるのである．

　a. 概念のクラスターからなるマトリックス：このマトリックスは，多くの研究疑問や変数，概念を持った研究に対して有用である．それは，いくつかの研究疑問をまとめることができるので，たやすく意味を生み出すことができるからである．これらの疑問や概念は，研究が始まる前にすでに決定されていることもあれば，データ収集が終わった後にデータから生み出される場合もある（Box 10–N）．

　b. 認知地図：これは，ある特定の論点について，参加者一人一人の考えを表示したものであり，

> **Box10–J**
>
> 新しい診療記録の保管システムを導入するためのクリティカルイベントを表したマトリックス
>
> - 2月：診療記録部門に対するワークショップ ＋ コンピュータにソフトウェアをインストール
> - 3月：診療記録部門の職員が中間管理職を教育訓練する ＋ 診療記録部門の職員が他のラインのスタッフを教育訓練する
> - 4月：B病棟で試験的に運用
> - 5月：コンサルタントがB病棟の試行で見つかったバグを取り除く
> - 6月：病院全体に導入

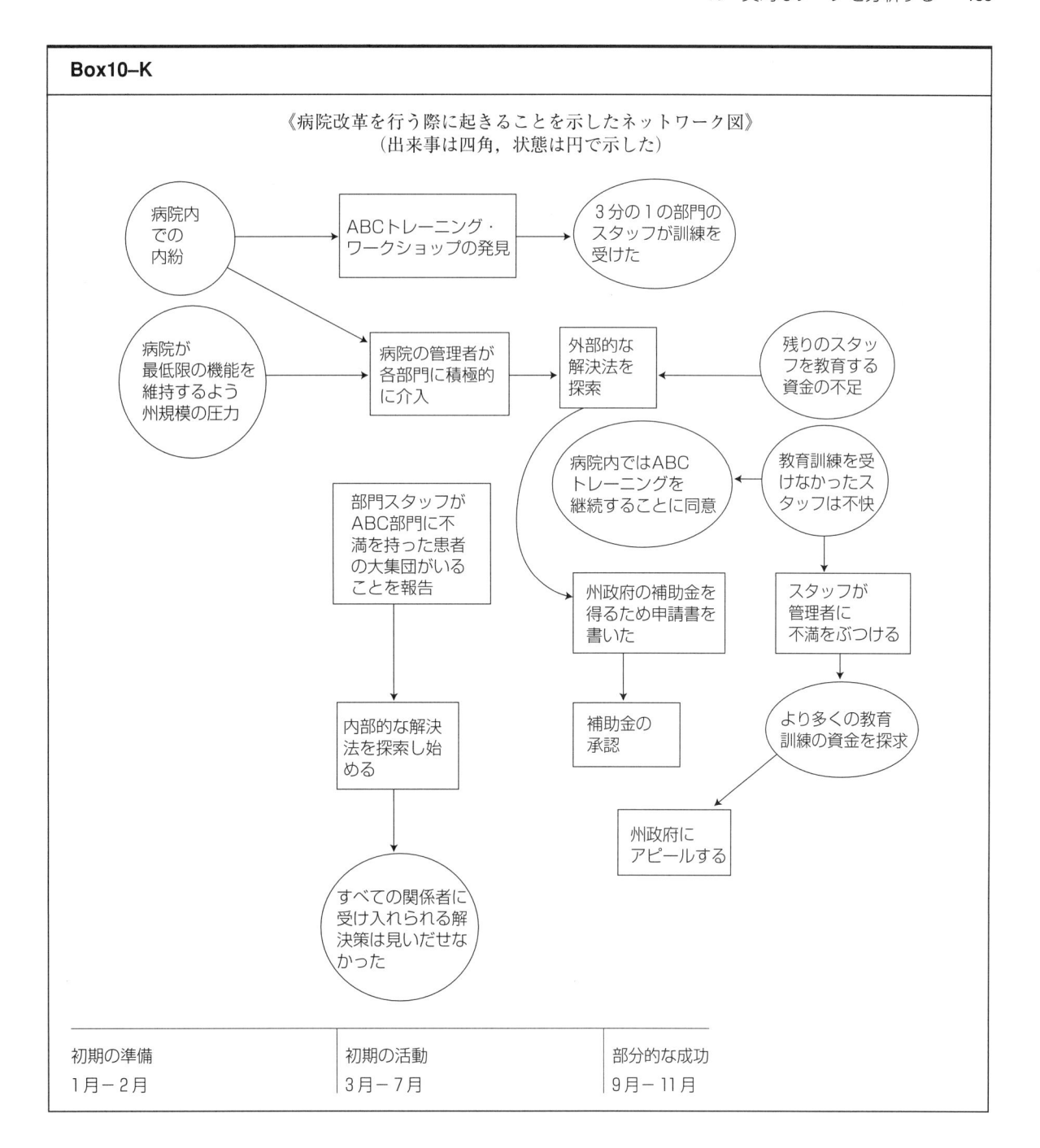

| Box10–K | | |
|---|---|---|
| 《病院改革を行う際に起きることを示したネットワーク図》<br>（出来事は四角，状態は円で示した） | | |
| 初期の準備<br>1月－2月 | 初期の活動<br>3月－7月 | 部分的な成功<br>9月－11月 |

それらの考えの間にある関係性を示したものである（Box10-O）．

c. **影響のマトリックス**：このマトリックスは，ある介入による結果や影響を示したものである．それは研究の従属変数に焦点を当てている（Box10-P）．

## 質的な因果関係の分析

研究者のなかには，読者に対し研究データの効果的な描写を提示できるようになった段階で，分析を終了させようと判断する者がいる．その一方で，他の研究者は，さらに研究を進めて，因果関係を分析しようと考えるだろう．MilesとHuberman（1994）は，質的分析は因果関係を得るための強力な方法であると考えている．そし

### Box10–L

シャツを着るステップを示したネットワーク

```
┌─────────────┐   ┌─────────────┐   ┌─────────────┐
│左腕をシャツの│ → │右手でシャツの│ → │首の後ろにシャツを│
│袖に通す     │   │襟を摑む     │   │引き寄せる   │
└─────────────┘   └─────────────┘   └─────────────┘

┌─────────────┐   ┌─────────────┐   ┌─────────────┐
│右腕をシャツの│ → │シャツを背中に│ → │シャツの前を │
│袖に通す     │   │引き下ろす   │   │合わせる     │
└─────────────┘   └─────────────┘   └─────────────┘

┌─────────────┐   ┌─────────────┐
│上のボタンから│ → │シャツをズボンの│
│止める       │   │中に入れる   │
└─────────────┘   └─────────────┘
```

---

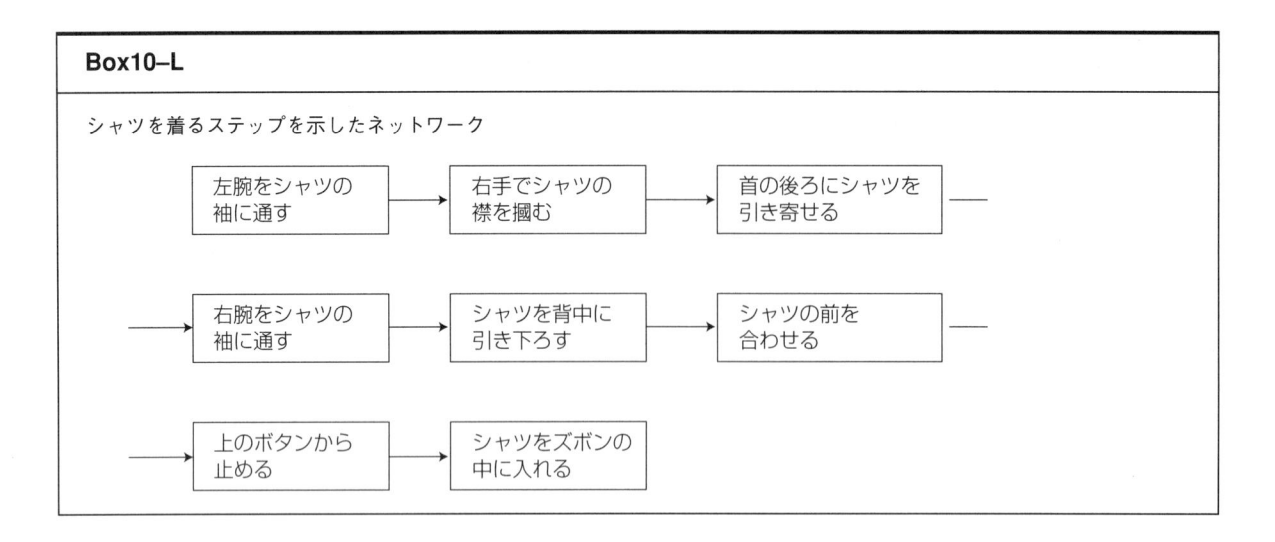

て，いったん仮説が一つのケースによって支持されたなら，次々と新しいケースに対して，この分析手順を繰り返すことを推奨している．それによって，より大きな信頼性を生成中の仮説に与えることができるからである．

MilesとHubermanによると，図表による表示やマトリックス，ネットワークは，説明を構築するプロセスを支援し，研究者がデータ間を因果関係的に結びつける手助けができると述べている．このような表示の方法には，以下のものが含まれる．

### 要因説明のためのマトリックス

このマトリックスは，「なぜ，これらの結果がもたらされたのか？　何が，それらを引き起こしたのか？　それは，一般的に起こることなのか，それとも特異的に起こることなのか？」と問いかけている（Miles & Huberman, 1994, p.148）．このマトリックスは，概念的な言葉によって論点を明確化し，時系列的に事象を理解する助けとなる．しかし，それぞれ横の一列は因果関係的な順序としては，同時に起きている事象だと見なされているので，列同士の複雑性や相互作用を理解するのは難しい．もっと徹底的に因果関係を分析するには，他の表現方法が必要となる．

### Box10–M

改革に対する最初の反応を表したマトリックス

| 役割 | | 個人特性 | 過去の経験 | 予想している変化 |
|---|---|---|---|---|
| ラインスタッフ | Smith<br>PT | 柔軟性あり<br>患者中心指向 | 「一度もやったことがない」 | 「きっと自分の仕事には大きな変化をもたらさないに違いない」 |
| ラインスタッフ | Brown<br>OT | 創造性あり<br>患者中心指向 | 「別の部署で一度やってみた．その時はOKだった」 | 「ここでの様々なことが改善するかは確信が持てない」 |
| 部門の管理者 | Murphy<br>診療記録部 | (Etc.) | | |
| 管理運営責任者 | (Etc.) | | | |

## Box10–N

新しい診療記録システムへの改革を表すマトリックス

| 参加者 | 研究疑問 | | | |
|---|---|---|---|---|
| | 誰に最も大きな影響が及ぶか | 在職：離職するか残るか | 態度：肯定的か否定的か | 患者ケア：影響があるかないか |
| ラインスタッフ | （引用でセルを埋める） | | | |
| 部門の管理者 | | | | |
| 診療記録部門のスタッフ | | | | |
| 管理運営責任者 | | | | |

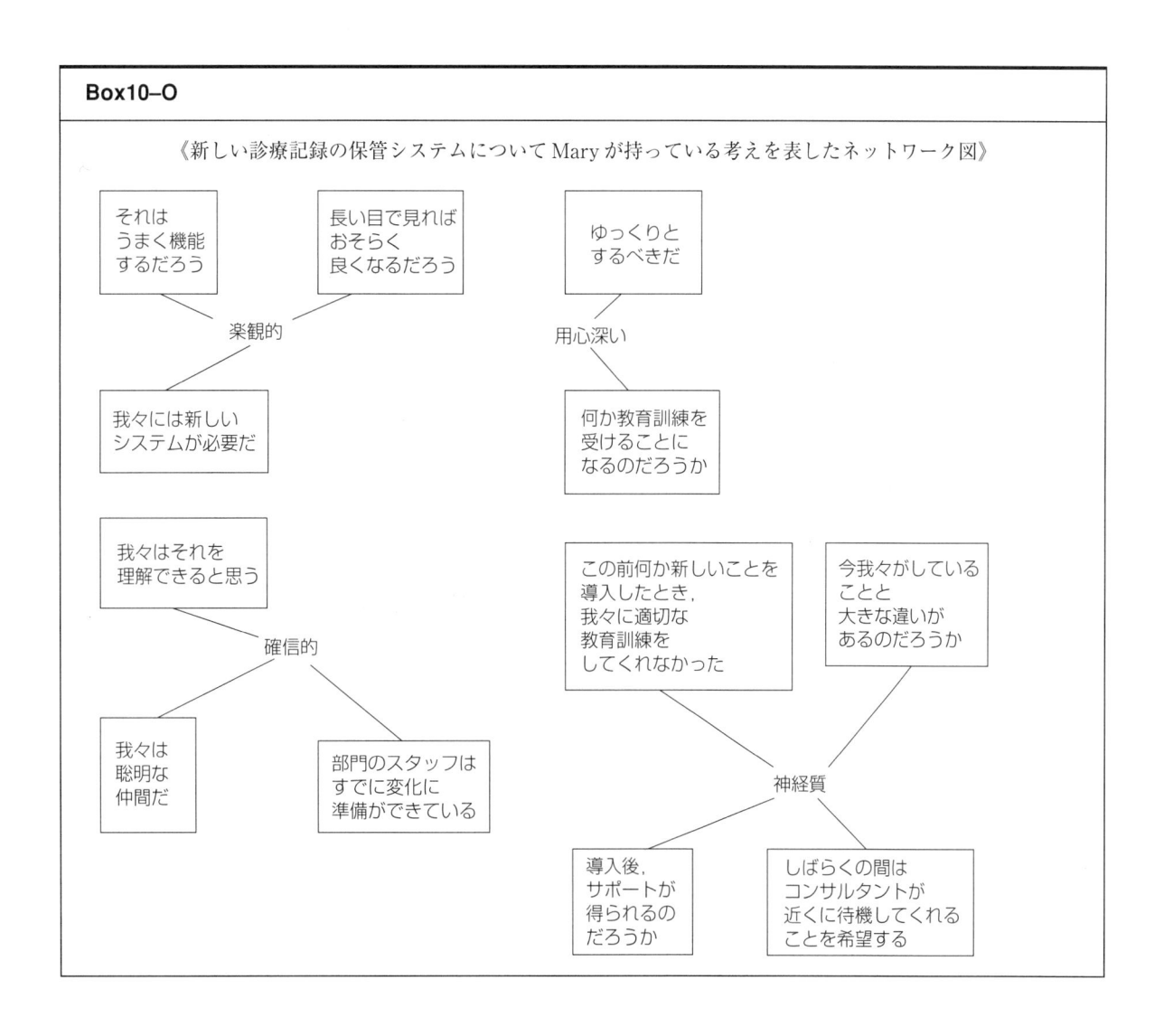

## Box10–O

《新しい診療記録の保管システムについて Mary が持っている考えを表したネットワーク図》

楽観的
- それはうまく機能するだろう
- 長い目で見ればおそらく良くなるだろう
- 我々には新しいシステムが必要だ

用心深い
- ゆっくりとするべきだ
- 何か教育訓練を受けることになるのだろうか

確信的
- 我々はそれを理解できると思う
- 我々は聡明な仲間だ
- 部門のスタッフはすでに変化に準備ができている

神経質
- この前何か新しいことを導入したとき，我々に適切な教育訓練をしてくれなかった
- 今我々がしていることと大きな違いがあるのだろうか
- 導入後，サポートが得られるのだろうか
- しばらくの間はコンサルタントが近くに待機してくれることを希望する

| Box10-P | | | | |
|---|---|---|---|---|
| 新しい診療記録の保管システムの導入後に生じる変化を表したマトリックス | | | | |
| 影響を受ける対象 | 初期の変化* | | 後期の変化† | |
| | 1次的 | 2次的 | 1次的 | 2次的 |
| 職員 | | | | |
| 患者 | | | | |
| 患者の記録 | | | | |
| 他の文書業務 | | | | |
| 他の施設とのコミュニケーション | | | | |

＊1996年1月-6月
†1996年8月-12月

### ケース・ダイナミック・マトリックス

このマトリックスは，様々な変化の原動力を表示し，起こっているプロセスとその結果を追跡して明らかにするためのものである．また，このマトリックスは，なぜある特定の事柄が，そのように起こったのか，その研究対象の人々は，物事がそのように起こった原因を，どのように説明しているのかについて理解しよう，と問題意識を喚起している．

### 因果関係のネットワーク

これは，研究における最も重要な独立変数と従属変数の表示であり，さらにそれらの相互関係について方向性を示しながら，表示したものである．因果関係のネットワークを作るためには，変数間の関係の意味を説明するような関連性に関する分析的なテキストが必要となる．

### 予測を行い，テストする

受け持ちのケースが6カ月，あるいは1年経過したときに何が起こるか，これを予測してみるのは，分析の妥当性を検証する良い方法である．予期される密接な関係性や結果は，完全な形で書き留め，操作化されるべきである．それから，新しいフィールドでの接触によって確認される必要がある．その結果は，質的研究者にとっては，量的研究者が使う予測の妥当性係数に匹敵する．

要約すると，「要因説明マトリックスやケース・ダイナミックス・マトリックスのような表現法は，長期間にわたり何が何を導くのか，それを区別して整理を始める助けとなる．また，因果関係ネットワークは，因果関係の複雑なプロセスを扱うのに優れている．そして，それらは，インフォーマントからのフィードバックによって，検証することができる．しかし，それらの表現方法による表示の正確性を検証する最も強力なテストは，それらに基づいた予測が確認されるかどうかなのである」(Miles & Huberman, 1994, p.171)．

## ■事前コーディング

比較的単純な研究，例えば50人以下の回答者の調査結果を記述するような研究では，第1段階のコード化は，必要なデータ加工のタイプに限られるかもしれない．もし調査にいくつかの自由回答形式の質問が含まれており，回答者のものの見方について全体像を描きたいと考えているならば，研究者は事前コーディングを選ぶのもよいだろう．この方法では，名前をつけられたカテゴリーが，コード化を始める前には決まっている．したがって，収集されたデータは，これらのカテゴリーによって

べられている（Box10-Q）．

## 言葉のコード化

　方法として事前コーディングを使うときは，研究者は，トランスクリプトの中から研究疑問の内容と同等か，それを代表する材料を探しだす方法を備えていなければならない．研究者のなかには，研究疑問を構成成分である単語や短いフレーズに分解する方法を選択する者がいる．彼らは，それらを研究中の興味ある変数を代表するものだと考えている．だから，このような研究者は言葉をコード化することに没頭するのである．そのコード化において，分析とは，特定された単語やフレーズの発生と頻度を探りながら，トランスクリプトをじっくりと眺めることなのである．しかしながら，分析を行う研究者が，インフォーマントにその問題の重要さを示すために，単に単語やフレーズの発生頻度を用いるとしたら，その研究は擬似的な量的研究に格下げされ，一般的にいって高い評価は得られない．したがって，このテクニックは，最近ではめったに使われない．むしろ，分析する研究者は，研究を行っているグループメンバーの判断と経験を活用して，研究中の変数に関連したインフォーマントの反応の適切さや意味を決定しなければならない．また，分析する研究者は，インタビュー中の実際の言葉を補うために，インフォーマントの声のトーンやボディランゲージ，情緒的反応などを活用するべきである．

## 概念のコード化

　別のデータ分析の方法は，事前コーディングによるアプローチを行う場合に，概念をコード化する方法を使うことである．この場合，研究者は，それぞれの研究疑問で表現されている概念，あるいは観念を，すでに心の中に持っており，その概念や観念が回答者から発せられるとき，それを記録するのである．このプロセスは，言葉のコード化より難しい．それは，概念や観念は分かりにくいからであり，データに見られる特定の言葉のまとまりが概念や観念を構成しているのか，それを決めるためにはかなりの集中力を必要とするからである．事前に概念をコード化する方法は，訓練と熟練，忍耐，粘り強さを必要とする．

---

**Box10-Q**

Schwartzberg は精神科的問題を抱えた患者にインタビューを行い，治療に対する彼ら自身の見方を引き出そうとした．彼女の何より重要な仮説は，仕事やレジャー，セルフケア行動において彼らの行動を阻害したり促進したりするものが何か，患者は自分たちなりの見方を持っているというものである．また彼女は，彼ら特有の行動の欠点や長所が何によって構成されているか明らかにするつもりであった．そこで彼女は，次のような事前に構成された質問に対する患者の回答パターンを見つけだそうとして，諸々の反応を分析した．

(a) 何が作業活動（仕事や遊び，教育，レジャー，自己や環境に対する世話などの人間的な諸活動）に携わる患者の動機づけとなっているのか．(b) 何が作業活動における患者の参加を低下させているのか．(c) 患者にとってウェルビーイングの感覚と作業的活動には，どのような関係があるのか．(d) 患者にとって日常生活活動への取り組み方とその価値づけとの間には，どのような潜在的な関連性があるのか．(e) 患者の時間の過ごし方と価値づけとの間には，何か意識された関係があるか？　その関係の特性はどのようなものか．(f) 患者は本来的に日常生活活動に価値を認めているのか？　もしそうであるなら，なぜ，どんな活動に価値をおいているのか？　そうでないのなら，なぜ，どのような活動に価値を認めていないのか？　(g) 患者はどのような日常生活活動のスタイルに価値を認めているのか．それはなぜか？

(Schwartzberg, 1982, p.12)

---

分類されるのである．おおざっぱに言えば，**事前**（a priori）とは，データ収集の前に命名されたカテゴリーを持っていることを指しており，**事後コーディング**とは，データが収集された後で，命名されたカテゴリーが生み出されることを意味している．

　研究プロジェクトをデザインする段階で選択されたカテゴリーは，たいてい研究疑問という形態をとっている．この段階では，研究者は，研究するトピックについて徹底的に文献レビューを行い（ちょうど，量的研究で行われるのと同様に），関心のある特定領域を検討するための研究疑問を形成するのである．この研究疑問のリストは，しばしば広範囲にわたっており，おそらく 10 から 15 くらいの研究疑問が含まれているだろう．そして，それらでは最も大切な研究仮説やその詳細な特性が明確に述

## データを管理する

　いったんトランスクリプトに対して，言葉のコード化あるいは概念のコード化が行われた後は，分析する研究者に，重要性あるいは頻度の点からみて，それぞれの研究疑問のテーマには十分な事象が存在しているのかを決定し，このトピックがインフォーマントにとって重要あるいは適切なものであるのかを考慮し，その研究疑問を解明する仕事が残される．事前コーディングでは，データ管理のために機械的に行えるテクニックを適用するが，それはこの章で先に述べたテクニックとよく似たものである．例えば，事前に立てた研究疑問に，番号が割り振られ，その番号は，研究疑問に関連した記述があるたびに，トランスクリプトの余白に書き込まれる．そして，ラベルがつけられたトランスクリプトは，切り貼りされたり，より細かに調べるために同じ番号を持つもの同士が別のフォルダーに入れられ，区分されるのである．

　単独の番号やテーマで代表されている材料をさらに分析すると，今度は，新しいシステムに従って再分類しコード化することが可能な別のテーマやパターンが産出されることがある．もし，このようなやり方で研究を進める方針を選択したのなら，事前コーディングによるアプローチに従って研究プロジェクトを開始していたとしても，今は事後コーディングを行っていることになるのである．

## 実現可能性

　質的研究法に初めて取り組もうとしている研究者の多くにとっては，事前コーディングによる方法は，先に述べたいくつかの方法よりも，"実施可能"であり，さほど困難ではなさそうに思えるだろう．彼らは，研究の開始時点から，研究変数が存在しており，明確に表現されていると安心なのである．このコード化のテクニックは扱いやすく，しかも比較的，分析が完了する地点を決めやすい．このことは，卒業のための提出期日がいつも頭の中にある学生や，長期間の研究に従事するだけの時間を割くことができない臨床家にとっては，最も重要なことである．おそらくこれらの理由によって，事前コーディングを用いたアプローチ方法については，研究法のテキストではほとんど説明されていないにもかかわらず，多くの研究がここで述べたような事前コーディングによるアプローチにゆるやかに従っているのであろう．Bogdan と Biklen（1982）は，このアプローチにおおよそ近い内容のことを "Modified Analytic Induction" というタイトルの著書の1節で説明しているが，同時に彼らは，帰納的分析は「長い，そして論争の歴史を持っている」ことも指摘している（p.65）．

## ■要約

　この章では，質的データの分析について，いくつかの重要なストラテジーを示した．分析するときに起こると予想される困難のいくつかは，分析に関する総合的なストラテジーを持てば，減少させることができる．また，これらのストラテジーを心に留めておけば，最も適切な特定のストラテジー（例えばパターンを照合させたり，コード化する）を決定するために，勇気を奮い立たせて"データと遊ぶ"ことができる．これらの方法のほとんどは，上手に実行するためには，スキルと忍耐が必要である．質的なデータ分析は，何といっても実践と共に向上するスキルなのである．

## ■引用文献

Bailey, D.M. (1996). *Occupational therapy managers' responses to ethical dilemmas*. Unpublished paper.

Bogdan, R.C. & Biklen, S.K. (1982). *Qualitative research for education: An introduction to theory and methods*. Boston: Allyn and Bacon.

Clark, C., Corcoran, M., & Gitlin, L. (1995). An exploratory study of how occupational therapists develop therapeutic relationships with family caregivers. *American Journal of Occupational Therapy, 49*(7), 587-594.

Glaser, B.G. (1978). *Theoretical sensitivity: Advances in the methodology of grounded theory*. Mill Valley, CA: Sociology Press.

Glaser, B.G. & Strauss, A.L. (1967). *The discovery of grounded theory: Strategies for qualitative research*. New York: Aldine De Gruyter.

Herzberg, F., Mausner, B., & Snyderman, B. (1959). *The motivation to work*. New York: John Wiley & Sons.

Lincoln, Y.S. & Guba, E.G. (1985). *Naturalistic enquiry*. Beverly Hills, CA: Sage Publications.

Miles, M.B., & Huberman, A.M. (1994). *Qualitative data analysis: An expanded sourcebook* (2d ed.). Thousand Oaks, CA: Sage.

Patton, M.Q. (1980). *Qualitative evaluation and research methods*. Newbury Park, CA: Sage.

Schwartzberg, S. (1982). Motivation for activities of daily living: A study of selected psychiatric patients' self-reports. *Occupational Therapy in Mental Health, 2*(3), 1-26.

Turner, B.A. (1981). Some practical aspects of qualitative data analysis: One way of organising the cognitive processes associated with the generation of grounded theory. *Quality and Quantity, 15*, 225-247.

## ■さらに理解を深めるための文献

Gladwin, C.H. (1989). *Ethnographic decision tree modeling*. No. 19 in Qualitative Research Methods Series. Newbury Park, CA: Sage Publications.

# 研究計画を実施する直前の最終準備

プロジェクトを開始する準備がほぼ整ったところであるが，その前にやっておくべき事柄がまだあと2つほど残っている．1つは，研究を実施するために当該の人権委員会（human subjects committee）から許可を得ること．2つ目は，パイロットスタディの実施について検討することである．

## ■人権委員会の手続き

介入研究を実施する前に，研究対象者の権利保護に対して責任のある人権委員会に，研究内容を詳しく記載した研究計画書を提出しなければならない．（これらの委員会は，試験審査委員会や研究プロトコール検討委員会などの名前で知られていることもある．）研究を実施する者が学生である場合は，それぞれの大学内に設置されている委員会に申し出る必要がある．また，研究者がセラピストの場合には，勤務している施設内に置かれた委員会か施設に関連した委員会に連絡をする．特に，患者を頻繁に研究する計画を立てている学生は，大学と医療施設の両方の人権委員会から同意を得る必要がある．

人権委員会の目的は，研究対象者として参加してくれる人を保護し，研究の倫理的基準が保たれるのを保証することである．このような医学研究における人権保護への懸念は，1964年フィンランドのヘルシンキで開催された第18回世界医師会議において，世界的な規模の制度として体系化された．この会議において，"ヘルシンキ宣言"として知られている宣言が採択され，それがこれ以後，人を対象とした研究を行う場合のガイドラインとなったのである．そのヘルシンキ宣言は付録Gに載せている．

さて，研究に着手する前に，適切な人権委員会に，研究目的，仮説，背景，用語の定義，調査期間，研究方法の概略を記載し，同時に対象者の安全性を確保するための手だてを記載した研究計画書を提出しなければならない．そして，委員会メンバーがその計画案が規定の条件を満たしていると判断した場合に，研究を実施する許可を得ることができる．委員会は，研究計画書が次の基準に適合するかどうかを確認するために，審査を行っているのである．

1. 研究の組み立ての基礎となる科学的論理がしっかりしている．
2. 研究する価値のある研究である．
3. 計画した研究方法がしっかりしている．
4. 研究方法の手順が安全である．
5. 担当研究者が研究を実施するために必要な技術を持っている．
6. 対象者から同意文書を得るための手はずが整っている．
7. この研究に参加することによる有益性がリスクを上回っている．
8. 対象者はいつでも参加の同意を取り消すことができる．
9. 対象者の秘密が保持される．
10. 必要な治療が継続される．

さらに，これらの項目について詳細な検討を加えてみよう．

1. 根拠の確かな科学的論理： この問題については，研究背景，文献レビュー，研究範囲に基づいて作成された，委員会に提出するための資料によって議論することになる．研究計画案のこれらの項目については，第2章，第

3章，第6章のワークシートで，すでに作成したが，それらの章の概要により，委員会に研究の科学的論理について説明することができる．

2. **研究する価値のある研究である：** この問題は，第3章において研究目的と意義について作成したワークシートの要点を使って説明できる．

3および4. **研究方法の妥当性と手順の安全性：** これらの点については，第5章から第10章に含まれている研究デザイン，データの収集と分析の方法に関する資料を使って説明できる．それに対して，委員会は，方法が研究に適切かどうか，そして，研究目的が達成できるかどうかを判断するのである．

5. **研究者の技術：** 研究者の履歴書を提出するか，研究者自身が資格認定書を提示するために委員会に直接出向いて，有資格者であることを証明する．

6. **インフォームドコンセント：** 対象者や参加者は，プロジェクトの性質，どんな方法が使用されるのか，出された結果がどのように使用されるのかなどを理解しておく必要がある（Box11-A）．そのためには，あらゆる研究の説明は，専門用語を使用せず，分かりやすい言葉で作成されていなければならない．調査研究の場合は，対象者が調査票を返却することで，調査への参加同意が得られたと見なされる．実験研究，準実験研究，質的研究においては，対象者や参加者からインフォームドコンセントによる同意書を提出してもらい，彼らが署名した用紙のコピーを対象者に必ず渡さなければならない．参加同意書の見本を付録HとIに示した．また，認知障害や身体的障害があったり，年齢的な問題のため対象者が同意することが困難である場合には，法律上の後見人の同意を得なければならない．そして，対象者が小児の場合は，保護者または法律上の後見人の同意が必要である（付録Kを参照）．研究の性質からいって，研究目的を対象者に伝えることができない場合は（対象者が研究内容を知ることで，偏った結果や反応が得られる可能性がある場合），その旨をきちんと説明しなければならない．

7. **研究による有益性がリスクを上回るか：** 同意書の中で，研究に参加したために起こりうるあらゆるリスクおよび有益性を対象者に説明しなければならない（付録H，I，KとBox11-A参照）．なぜなら，委員会は，有益性がリスクを上回ることを期待しているからである．そして，必ず研究者は，研究中に起こりうる有害事象をあげ，それらの有害事象を防止して対象者を守るための予防策について検討しなければならない．さらに，研究場所や研究期間についても説明する必要がある．

8. **同意の取り消しについて：** インフォームドコンセントによる同意書には，対象者の参加の意志にかかわらず，何ら損害を被らないことをはっきりと文面に記さなければならない（Box11-A参照）．クライエントは，研究への参加を拒むと何らかの形で自分の治療の質が落ちるのではないかと危惧することがある．あるいは，研究に参加した患者と同等の治療が受けられないのではないかと感じることもあろう．このことは，研究を実施してい

---

**Box11-A**

研究者の行動に関連する1994年度作業療法倫理規定からの抜粋を以下に記載した．

第2条　作業療法士は，医療サービスを受ける人の権利を尊重すること……

B. 作業療法士は，あらゆる介入について，その性質，リスク，考え得る治療結果について，医療サービスを受ける人に十分知らせること．

C. 作業療法士は，対象者が潜在的なリスクや結果について十分説明を受けたことを示した上で，研究活動に参加する対象者からインフォームドコンセントを得ること．

D. 作業療法士は，個人の権利を尊重し，専門的医療サービスを受けること，研究や教育的活動等への参加を辞退する権利を認めること．

E. 作業療法士は，教育活動，研究活動，医療活動，調査活動から得られた情報の秘匿性を保持すること．

(Commission on Standards and Ethics, 1994, p.1037)

るセラピストがクライエントの担当セラピストでもある場合に，とりわけ問題となる．したがって，対象者がこのような問題を心配せずに，いつでも参加を取り止めることができるように，同意書の文章中にきちんと記載しておくべきである（付録H参照）．

9. **秘密保持**： 対象者の行動や言動を記録したテープやビデオ，対象者の書いたものや描いたものなどがある場合，これらの資料がどのように使われ，研究終了時にはどうなるのか，研究計画の説明文書に明記しておくべきである（Box11-A参照）．そして，対象者や参加者，その保護者には，希望があればそれらを閲覧する機会を設けるのが一般的である．また，対象者には，研究期間中に，それらがきちんとした安全な場所に保管されることを保証し，誰がその資料を見るのかを伝えなければならない（付録HとJ参照）．

　研究者が研究成果の発表を考えている場合は，対象者に匿名性が保証されることを知らせておく必要がある．また，写真を発表資料に使用する場合は，別の文書で許可を得ておかなければならない（付録J参照）．

　調査の回答者に対しても，匿名性を保証する必要がある．これについては，調査を匿名で提出してもらうことで解決できる．すなわち，調査に回答したことで参加同意が得られたと見なせるため，調査回答者に対しては，同意書への署名を求める必要はない．

　対象者が有償で調査に参加した場合，その支払いは，費やした時間や作業内容を基準にするべきであり，付随するリスクに対する代償であったり，貧しい対象者の参加を誘導するものであってはならない．

10. **必要な治療が継続される**： 実験群とコントロール群が設けられる研究の場合，対象者はどちらの群に割り付けられたのか知らされないことがある．そして，新しい治療のテストを実験群に対して行う場合，コントロール群は標準的な治療を行うか，治療を全く行わないことになる．しかし，施設によっては，対象者が治療を受けないコントロール群になることを認めていない．それぞれの患者は治療を受ける目的でわざわざ施設に入所している人たちなのだから，このことは十分うなずける．したがって，このような施設側の要望は，コントロール群に影響を及ぼすであろうが，調査者は施設側の規則に従わなければならない．

## ■倫理

　研究者は，臨床実践のあらゆる場面で倫理的に行動するべきである．また，どのように振る舞うべきかを定めてある規定を知ることは，研究担当者自身の責任である．そのため，それぞれの専門職の協会は倫理規定を定めている．すなわち，それぞれの専門職の実践家に期待される価値規範や原理原則について，専門職ごとの公式声明がある．それらの倫理的原則のなかには，治療者の研究上の行動に関係するものがある（Box11-A参照）．それによると，研究者は，誠実さを示さなければならない．そして，対象者の権利を尊重すること，研究デザインに従うこと，研究結果をありのままに報告すること，などの倫理的原則に従わなければならない．

　特に，精神遅滞者施設，精神病院，刑務所のような環境に置かれている対象者の権利をしっかりと守ることが重要である．そのような状況下に置かれている対象者は，とりわけ弱い立場であり，通常自分自身の権利を擁護できる立場ではないため，研究者は彼らを利用することがないように，特に注意しなければならない．そのような施設にはオンブズマンや弁護士がいる場合があるので，研究者はそのような人たちをインフォームドコンセントの手続きに参加させるほうがよいだろう．

　さらにもう一つ倫理的に配慮すべきこととして，研究者は，人権委員会に提出し，承認された研究デザインに従わなければならないことがあげられる．研究者が予測しなかった問題が起こり，デザインを作り直すことを余儀なくされることもあるが，このような場合は，改訂した研究デザインを委員会に提出し，依然として必要事項を満たしていることを確認してもらわなければならない．そして，このような変更が対象者の署名した同意書に影響する場合，その情報を対象者にも提供し，再度同意を得なければならない．

　最後に，研究結果を報告する際にも明確な倫理的原則がある．研究結果のなかには立証できた仮説もあれば，立証できなかった仮説もあるだろうが，得られた結果はすべて報告しなければならない．結果が統計学的に有意

でなかった場合でも，得られたままの結果を報告するべきである．すなわち，得られた研究結果のとおり正確に，すべてを報告することに対し，倫理に沿って高潔な姿勢を貫くべきである（Box11-A参照）．

上記の行動に関わる倫理規定は，自然主義的な調査のなかで起こる問題よりも，むしろ実験研究中に起こる問題によくあてはまるだろう．質的研究における倫理的な問題は，いくらか意味内容が違ってくる．質的研究では，研究者自身が研究中の事象や出来事に深く関わるようになったときに起こる倫理的な問題に対し，十分な配慮をしなければならない．すなわち，極めて私的なデータについての秘密保持，特殊な症例のためにそれが誰なのかが分かってしまうようなデータを提供する参加者については，その身元が第三者に分からないようにすることや，データそのものと研究者によるデータ解釈を見分ける読み手の能力，個人的な問題について深く関わってインタビューをすることが長期にわたって影響を及ぼす可能性，さらに参加者を観察しているうちに本人の無意識な行動から得られた知識・情報等についても倫理的な配慮をするべきである．このような問題を考える一助となるよう，この章の終わりに理解を深めるための文献を示した．

## ■パイロットスタディ

パイロットスタディが，研究プロジェクトの様々な構成要素が実行可能かどうかを検討するための一つの方法であるということは，この本の中で幾度も述べてきた．ここでは，パイロットスタディのなかで何を行うべきか，そしてそれをどのように行い，それから何が得られるのかを含め考察する．

パイロットスタディは，本格的な研究の予備的な試み，すなわち小規模研究であり，最終的な研究の前に実施するべきものである．最終的な研究で行うほとんどの実験段階を，パイロットスタディのなかに組み入れるべきであるが，実施の規模は小さい．しかし，対象者の数が最終的なサンプルサイズよりかなり小さくなりはするが，対象者を最終的な研究でターゲットとする母集団の中から選択することにより，最終的な研究結果に相当する結果が得られると期待される．そのためにも，パイロットスタディの過程も最終的に行う研究と同じように行い，パイロットスタディから得られたデータの分析についても最終的に実施する研究と同様に行う(訳注)．その結果，パイロットスタディを実施することにより，計画案の研究過程を評価し，さらに欠点を取り除くことができるのである．

パイロットスタディによって，仮説を導く論理に根本的な問題があることが判明するかもしれない．その場合には，研究疑問の大幅な見直しが必要となる．欠点が少なければ，研究プロジェクトを満足のいくものにするために，測定用具や対象者の選択基準について簡単な変更をするだけで済むかもしれない．しかしほとんどの場合，当初の研究計画には何らかの修正を要する点が存在するものであり，パイロットスタディを行うことで，間違いなく最終的な研究のデザインやデータを改良することができる．したがって，パイロットスタディをきちんと行い，時間をかけることは重要なのである．

パイロットスタディでテストする項目は，研究方法と科学的論理に関連するものであり，科学的論理における問題点は以下のとおりである．

- 研究課題の定義づけが広すぎないか，または狭すぎないか？
- 変数が適切か？
- 結果として得られたデータは，研究目的に対応しているか？

また，方法論的問題点は以下の項目である．

- 調査の質問事項は明確で，曖昧ではないか？
- 調査方法は研究疑問に答えるための適切な情報を与えているか？
- 適切な対象者を得ることが可能か？
- 変数が離散変数であるか？　有意差検定が可能か？
- 測定用具が正確で，実用的か？

概して，それぞれの研究デザインにおけるある種の項目は，パイロットスタディで最も的確に評価できる．例えば，調査研究では質問項目の構成が大変重要である．調査者は，回答者が質問を理解しているかどうか，質問が必要な情報を引き出せるかどうか，調査時間が長すぎないかまたは短すぎないかなど，パイロットスタディの

---

訳注：ただし，正式な本調査で多変量解析を行う計画を立てている場合，解析方法によってはサンプルサイズの小さなパイロットスタディで同じ方法を適用することができないことも起こりうる．パイロットスタディのねらいも絞るべきだろう．

結果から把握できる．したがって，回答者には，自分が回答しているのはパイロットスタディであることを認識してもらい，質問項目や添付された調査主旨の説明文書の改善について提案を求められたり，調査を終えるのに要した時間などに対しても質問されることを理解しておいてもらわなければならない．

ところが，選択基準に合う対象者が少ないため，実験研究ではパイロットスタディを実施することが難しい場合もある．また，パイロットスタディで対象者を使用してしまうと，最終的な研究に使用する対象者を十分な数だけ確保できないこともある．さらに，パイロットスタディで施した治療が最終的な研究で実施する治療の結果に影響することがあるため，行動学的な研究では対象者をパイロットスタディと最終的な研究のどちらかでしか使用することができない場合がある．このような問題に，他の施設から適合する患者を借りてパイロットスタディのサンプルとしたり，わずかに異なる集団を用いることで，対処できる場合もある．パイロットスタディを全面的にやめるよりは，このような解決方法をとるほうが望ましい．

さて，実験研究や準実験研究では，パイロットスタディも実施せずに，非常に小規模なサンプルで研究が行われることが時々ある．パイロットスタディを行わないということは，研究者は方法が不確かで，研究の正当性もはっきりしないまま研究を行うことを意味している．このようなプロジェクトから得られた結果には，必ず研究デザインや方法論上の制約のリストを記し，さらにその

---

**Box11-B**

数年前に実施されたある歯科衛生学の研究では，最初に収集されたデータは無回答もある不完全なもので，しかも患者の評価が著しく類似していた．その原因と思われる問題は，データを収集した歯科衛生士が意志決定の過程に関わっておらず，データ収集に関する必要事項を理解していなかったことである．この場合，パイロットスタディでは最終的な研究で取り扱う予定の対象者と類似した患者サンプルを対象者にするだけでなく，データ収集を行う歯科衛生士についても最終的な研究と類似した歯科衛生士サンプルを採用しておくべきであった．結局，この不十分なデータはパイロットスタディとして扱わざるを得ず，［最終研究の］データとしては使えなかった．

(Grady & Strudler Wallston, 1988, p.148)

---

**Box11-C**

質的研究デザインについての議論のなかで，MarshallとRossmanは以下のことを表明している．

……パイロットスタディを実施しておくことは，研究者が質的研究を実施する能力を持っているという主張に対する信用を高める．すなわち，研究者は研究初期段階の観察やインタビューの様子を説明することで，自身の質的研究に対する能力を示すことができるのである……また，研究の初期段階で行った観察についてよく説明することで，質的研究を遂行する能力を証明するだけでなく，その研究方法が興味深い研究課題を明らかにするためにも良い方法であることを実証できる．つまり，パイロットスタディや初期における観察の記述を含めることで，計画書はより説得力のあるものになるのである．

(Marshall & Rossman, 1989, p.51)

---

ために仮説や研究課題が検討できなかった，つまり検討を差し控えたことについてもコメントをする必要がある．これらの研究者は，プロジェクト自体をパイロットスタディと見なして実施し，初回の研究が抱えていた制約から逃れるために考え方や手順を手直しして，それを2回目の研究に生かして実施することを考えたほうがよいだろう．そうすれば2回目の研究結果はより有効で，有意義なものとなり，発表可能なものとなる（Box11-Bと11-C）．

また，ケーススタディは，しばしばパイロットスタディとしても実施されている．すなわち，個々のケースは，それらと同様の患者の大規模なサンプルで実験的に検証するための仮説を生み出すために使われるのである．しかし，調査者がケーススタディを大規模研究のためのパイロットスタディにするつもりがない場合は，ケーススタディを構成している要素について，事前に予備テストをしておくべきだろう．予備テストをしておくべき研究の構成要素には，設備類の使用法，測定用具の妥当性，データ収集テクニックの有用性があげられる．

歴史研究では，研究する事象が1回限り，または一連の出来事を対象にしているので，パイロットスタディを行わないことが多い．たとえ採用したデータ収集の方法が満足のいくものでないと判明しても，それが歴史的事象そのものには何の害も及ぼさないので，他の方法を模索すればよい．したがって，一般的に，満足できる方法

を見つけるまでいろいろと異なったデータ収集やデータ分析の方法を試みることは，歴史研究の方法の一部と見なされている．

　この点では，エスノグラフィックな研究は歴史研究に類似している．一つの文化や一つのプログラムを研究し，研究の過程において納得がいくまで様々な方法でデータを収集・分析することができる．研究対象としている文化や治療プログラムにおける事象（例えば，めったに行われない儀式や珍しい治療を試している患者など）は，一度しか起こらないことがある．このような場合，調査者は，それがまさに起こったときに，その事象を捉える最良の方法が行えるように備えていなければならない．そのためには事前にある種の技術を試して準備しておく必要がある．言い換えれば，そのような状況をシミュレーションして，パイロットスタディを行っておかなければならない．このような一度きりの研究のために試験しておくことが必要とされるのは，ほとんどの場合，科学的推論や哲学的問題点についてではなく，むしろ方法論についてである．実際，エスノグラフィックな研究においては，データ分析のなかで哲学的問題点を提示したり，退けたりすることは，第10章で述べたように，データ解釈の主な方法の一つなのである．

　方法論研究においてパイロットスタディは，新しく開発した方法をサンプルを使ってテストする段階で研究過程に組み込まれており，それに従って研究方法に変更が加えられ，さらに改良した方法が再テストされるのである．研究者が結果に満足するまで，このような手順が何回か繰り返される．このテスト/再テストという手順は，パイロットスタディと同様の役割を果たしているので，パイロットスタディと見なすことができる．

　評価研究の統合的な要素について，研究中のプログラムに関するデータを収集するための調査用具は，パイロットスタディで試しておくのが適切だろう．そうすることで，質問項目が必要なデータを確実に引き出すようなものになり，しかも回答者が確実に理解できるような質問にすることができるのである．

　最後に，パイロットスタディを実施するもう一つの重要な目的は，研究について実践的な訓練を積む機会を得ることである．多くの物事と同様に，訓練によって研究の実施が容易になり，研究の質が改善される．つまり，パイロットスタディは，研究デザインを改良するという大変重要な目標を達成すると同時に，未熟な研究者にとっては技術を習得するための良い機会ともなるのである．

## ■プロジェクトの実施

　とうとう研究プロジェクトを実施する最終準備段階にやってきた．ご承知のとおり，研究のための治療や活動を構成する様々な要素の下準備には，莫大な作業量が必要となる．だが，人が"研究"という言葉で表現するのにふさわしいのもこの部分だけ，ということがよくある．

　研究を実施するうえで生じる問題は，この段階ではすでに解決されていなければならない．研究デザインの種類によって，その問題は様々であるが，参加者や対象者と会う日時や場所の設定，部屋や設備類の予約をしたり，データの評定者やデータ収集係の訓練，調査票を印刷し送付すること，再検討するために必要なクライエントの記録の保管場所を確認すること，グループワークの手続きをビデオに記録する準備をすることも必要となる．

## ■迷いやすい箇所

　調査者は，人権委員会に承認されるまでの期間を短めに見積もることがある．この手続きは，委員会の開催頻度や，すべての資料が正しく完全なもので提出されているかどうかにより，1カ月ないし4カ月かかる．研究のプロトコールの再検討が必要な場合は，さらに長い期間を要するかもしれない．したがって，研究プロトコールの作成とほぼ同時期に，人権委員会へ計画書を提出するべきである．そうすれば委員会からの許可通知などにかかる時間を，データ収集を開始するまでに，十分見込むことができる．

　また，自分が申請をすることになっている委員会の必要事項を事前に正確に知っておけば，許可を得るまでの時間を大いに短縮でき，訂正も少なくて済む．詳細な指示が文書の形になっている委員会もあれば，ただ口頭で概要を伝える程度の委員会もある．例えば，ハーバード人権委員会（1995）の指示書は30ページにも及んでいる一方で，著者自身もよく知っているが，活動が一日だけのプログラムの場合などについては，提出が求められる資料の文書規定が全くない委員会もある．本書では，小児専門病院の同意取得に関するガイドラインの見本を付録Kに記載した．

　人権委員会の委員と知り合いになる時間をかけることを強く勧める．そうすれば，必要事項の正確な情報を得

られる可能性があり，また，計画書のどんな変更（会議日程のような）についても知らせてもらえ，自分の資料を迅速に処理してもらえる可能性もある．

さらに，参加見込みのある対象者に同意を得る目的で研究について説明している際に，説明がすべて理解してもらえたかどうか把握することが困難な場合がある．知的障害者や精神疾患患者に対して説明するときには，特に困難だと思われる．そこで，クライエントの理解力に疑問を感じた場合は，クライエントを最もよく知っている人にそのクライエントがどの程度理解したかを判断してもらったり，クライエントによく理解できるように言い換えてもらったりするのも良い方法である．ちなみに，委員会のメンバーが，このような場面に出席することを義務づけている人権委員会や，人権保護係官やオンブズマン，あるいはこの目的を果たせる保護監督者がいる委員会などもある．

## ●ワークシート●

### ●人権委員会へ提出する計画書について

自分が計画している研究の対象者や参加者に対し,管理責任を負っているのはどの人権委員会かを調べて,その委員会に申請に必要な事項を記した文書一式を請求する.そして,ガイドラインに従って,委員会へ提出する計画書を作成する.委員会は,次のような情報を求めるだろう.

1. 当該研究に関するバックグラウンドを含む研究の全般的な概要.つまり,自分が目指している問題や目的について詳細に述べ,使用する用語の定義づけ,研究疑問や仮説について簡単に説明すること.そして,プロジェクトの重要性や意義を明記し,対象者,研究デザイン,データ収集の方法を含む研究方法について述べる必要がある.これらの資料のすべては,これまでの章のワークシートから得られる.

2. 対象者への同意書

インフォームドコンセントの書類を作成する(付録HとIの見本を参照).それには以下のことを忘れずに網羅しよう.

- 研究目的
- 研究場所および対象者に求める研究実施期間
- 実施される手順の概要
- 参加は自由意志であることを明記する
- 参加をいつでも取り消すことができること,その際,取り消しても何の問題もないことを明記する
- 研究のリスクと有益性を明記する
- 費用について記述する
- 秘密保持がどのように守られるかを説明する
- 研究について質問に回答する担当者の名前を明記する
- この説明書のコピーが対象者へ渡されるということを明記する
- 対象者の署名,連署人の署名,また必要であれば親あるいは法律上の後見人の署名欄を設ける
- 署名した日付の欄を設ける

3. 研究に関わる研究者すべての名前.研究チームの責任者の資格を列記し,なぜ,計画された研究プロジェクトを行う資格があるのかを明記する.

研究計画書について質疑応答のための会議に出席するかどうかを明らかにする.

研究計画書が承認された場合,いつ,どのような方法で通知するのかを明らかにする.

## ●パイロットスタディ

自分の研究でパイロットスタディを行うか否かを決定しよう．研究方法論上の問題点，科学的論理上の問題点，またはその両者についてパイロットスタディを行う必要があるだろうか？ パイロットスタディで改良することができると思う部分をあげ，その理由を記載しよう．

研究方法論上の問題点

科学的論理上の問題点

パイロットスタディのサンプルにターゲットとする母集団の何人かを使用することが可能だろうか？

もし可能であるなら，どのように選択するのか？

もし不可能なら，どこでパイロットスタディの対象者を見つけるのか？

パイロットスタディのプロトコールを書こう．これは先に書いたプロトコールに似ており，次のことを内容に取り入れるべきである．

- 対象者の選択基準
- 対象者の選択方法
- 研究疑問または仮説
- 変数
- 治療方法（量的研究の場合）
- データ収集の方法（量的研究の場合）
- データ解析の方法（量的研究の場合）
- データ収集の方法および分析の手順（質的研究の場合）

## ■引用文献

Commission on Standards and Ethics, AOTA. (1994). Occupational Therapy Code of Ethics. *American Journal of Occupational Therapy, 48*(11), 1037-1038.

Grady, K.E., & Strudler Wallston, B. (1988). *Research in health care settings*. No. 14 in Applied Social Research Methods Series. Newbury Park, CA: Sage Publications.

The Harvard Committee on Human Studies. (1995). *Policies and Procedures of the Harvard Committee on Human Studies*: Policies and procedures governing the conduct of research, development, or related activities involving human subjects carried out at the Harvard Medical School or Harvard School of Dental Medicine or under their aegis in the facilities of an affiliated institution. Cambridge, MA: Harvard Medical School and Harvard School of Dental Medicine.

Marshall, C., & Rossman, G.B. (1989). *Designing qualitative research*. Newbury Park, CA: Sage Publications.

## ■さらに理解を深めるための文献

American Occupational Therapy Foundation: Research Advisory Council. (1986). *Ethical considerations for research in occupational therapy*. Rockville, MD: Author.

Berger, R.M., & Patchner, M.A. (1988). Chapter 7: Research ethics. In *Implementing the research plan: A guide for the helping professions* (pp. 143-145). No. 51 in Human Services Guieds Series. Newbury Park, CA: Sage Publications.

Bogdan, R.C., & Biklen, S.K. (1982). *Qualitative research for education: An introduction to theory and methods*. Boston, MA: Allyn and Bacon.

Currier, D.P. (1984). Chapter 4: The proposal and ethics. In *Elements of research in physical therapy* (pp. 51-73). Baltimore: Williams & Wilkins.

Glesne, C. & Peshkin, A. (1992). Chapter 6: But is it ethical? Learning to do it right. In *Becoming qualitative researchers: An introduction* (pp. 109-125). White Plains, NY: Longman.

Merriam, S.B. (1988). Chapter10: Dealing with validity, reliability, and ethics in case study research. In *Case study research in education: A qualitative approach* (pp. 163-184). San Francisco: Jossey-Bass.

Noonan, M.J., & Bickel, W.K. (1981). The ethics of experimental designs. *Mental Retardation, 19*(6), 271-274.

Schwartzberg, S.L. (1980). The Foundation: Issues in human subject occupational therapy research. *American Journal of Occupational Therapy, 34*(8), 537-538.

# 結果を報告し，結論を導く

実験研究が終了した段階，あるいはフィールドでインフォーマント（情報提供者）についての質的データを収集し，それらを分析し終わった段階にきており，最終報告を書く準備が整ったところである．本章では，量的研究，質的研究，それぞれの場合における様々な研究結果の報告の形式について述べる．

## ■量的研究の場合

量的研究では，たいてい研究結果，考察と結論を一つの論文中に別々のセクションを設けて記述する．まず，結果は数量的に示す．それらは図表によって示す場合もある．次に，それを解釈して，結論を導くのである．

### データを報告する

論文の結果のセクションには研究結果だけを記述し，それについての解釈は記述しない．著者は結果のセクションに，著者自身の偏った見解や結論を記述しないように注意する必要があり，実際に起こったことや分かったことだけを記述するべきである．

仮説を立証している結果や，研究者が必要とする結果だけを述べるのではなく，結果のすべてをここのセクションに記述する．また，結果から得られた著者自身の解釈や結論を後述するにしても，まず読者が手元にあるデータをすべて把握したうえで，結論の有効性を自分で判断できるようにすべきである．そして，結果のセクションの末尾に，どの仮説が立証されたのか，あるいは立証されなかったのかを明記する．推測統計を用いた研究結果の場合は，プロジェクト開始時に定めた有意水準に達したかどうかが読者に分かるようにする必要がある．

まず，対象者について数量的に記述する必要がある（Box12-A）．この情報から，読者は研究のサンプル像を明確に理解でき，後に書かれた研究結果をそのサンプルの具体像に重ね合わせて考えることもできる．そのため，どのような研究デザインを採用したかに関係なく，対象者について説明するのである．通常は，頻度，パーセンテージ，レンジ（範囲），平均値を使ってデータの主な傾向についても記述する．このような情報は読者に，どのような調査対象者なのか，研究でその対象者がどのような調査結果を出したのかについて，きちんとした情報を与えるものである（Box12-B）．

実験研究，準実験研究，または相関研究を行った場合は，量的データが得られ，それらに群間で有意差が認められるか否かを確定するために，推測統計が用いられる．確率は，そのための情報を与えてくれ，仮説が立証されたかどうかを示している．この時点で，それぞれの仮説に戻り，統計学的な結果に照らし合わせて，チェックするのである（Box12-C）．それから，それぞれの仮説について，仮説が立証されたか否かを読者に伝えるため，確率水準を記載し，研究結果の詳細を報告する．結果を

---

**Box12-A**

「コミュニティ支援サービスのプログラムを利用している20名が，コンビニエンスサンプルとして，この研究に参加した……そのサンプルの内訳は，男性11名，女性9名で，9名は白人，11名が黒人（アフリカ系アメリカ人）であった．平均年齢は37歳で，対象者のうち6名はアパートで一人暮らし，5名はルームメートと同居，8名は家族と同居，そして1名はグループホームで生活していた．」

(Brown, Moore, Hemman, & Yunek, 1996, p.203)

> **Box12–B**
>
> 「21名の対象者が選択された（男性12名，女性9名）．その年齢のレンジは51歳から78歳で，平均年齢は64.5歳（SD = 8.9）であった．そのうち14名は初回のCVA（脳血管障害）発症者であり，7名は2度目の発症であった．そして，最近の発症から本データ収集までの期間は23日から176日のレンジで，平均期間は81.6日（SD = 46.5）である．また，サンプルは，7名の左片麻痺者と14名の右片麻痺者で構成されていた．データ収集期間は69日であった．」
>
> 「……21名についてブルンストローム上肢片麻痺回復ステージをみると，ステージ2からステージ6までの範囲にあり，その平均ステージは3.9（SD = 1.0）であった．また，下肢回復ステージはステージ3からステージ6までで，その平均ステージは4.4（SD = .8）であった．」
>
> （Hsieh, Nelson, Smith, & Peterson, 1996, p.12）

報告する場合，通常は全体的な事柄から具体的な事柄へと順に報告したほうがよい．

調査研究，ケーススタディ，評価研究の場合は，おそらく記述的な量的データが得られる．このようなデータは，頻度やパーセンテージ，レンジ，中心傾向など，サンプルの特性を説明する際と同様の方法を使って，特性の記述に続けて報告する．

ピアノを学ぶ学生の上肢不調の発生率を報告する記述的研究で，Revak（1989）は調査法を用いて研究を行っている．そして，Revakは回答者の不調に関する研究結果をBox12–Dのように説明している．読者が，回答者のピアニストと上肢不調のグラフを頭の中で描けるように，研究から得られたそれぞれの結果について頻度やパーセンテージを使い，Box12–Dのような方法で最後まで記述している．この方法は，記述的研究の結果を報告するための代表的かつ最も効果的な方法である．このように対象者に関するきちんとしたデータがあれば，読者が自分の見解を築き，サンプルに関する結論を導くことができる．

非実験研究では，あるデータを1つまたは複数にコーディングしなければならない場合がある．このようなときは，コーディングした研究結果をできるだけ明確かつシンプルに説明すべきである．そして，その結果を提示するときは，仮説が立証されたか否かを決定できるような証拠となる事実に重きをおくのである．しかも，その

> **Box12–C**
>
> 若年者群（20歳から60歳）と高齢者群（61歳から80歳）の2群について，ボディイメージを比較検討した．ボディイメージについては，いろいろな身体部位に対する受け止め方をSD法によって測定した．そして，セラピストは，高齢者と若年者では体幹，腕，手および足に対する認識に有意差があるという仮説を検討するために，2群から得たデータについてマン−ウィットニー U 検定を行った．その際に有意水準はp＜.05に設定した．その結果，この研究では，高齢者群は自分たちの手に関してだけ，若年者とはかなり異なると認識していることが明らかになった．
>
> この差がどの方向性にあるのかを明らかにするために，研究者はSD法の平均値に関心を向けた．その結果，手に関しては高齢者群の平均値のほうが若年者群の平均値より小さい傾向，すなわち肯定的でない，ということが示された．したがって，この地域に居住している高齢者は，若年層の大人と比べて，手に関しては肯定的でないボディイメージを持っていることが分かった．
>
> （Van Deusen, Harlowe, & Baker, 1989）

> **Box12–D**
>
> 「身体の不調を抱えている回答者の83％が，1つ以上の不調を訴えていた．すなわち，上肢の痛みや疼きが，最も多く経験されている身体的不調であった……」
>
> 「回答者を治療群と非治療群の2群に分類したところ，それぞれの群で訴えられていた不調に違いが認められた．治療を受けていた学生の半数以上が訴えていた唯一の身体的不調は，痛み・疼き（82％）であった．また，この群の学生では，虚弱体質（47％）の訴えも多くみられた．一方，治療を受けていない学生の半数以上で，痛み・疼き（71％），疲労（65％），疲れやすい（59％），筋肉の痙攣（53％）などの訴えが報告されていた……」
>
> 「手および腕の両方，またはどちらか一方に身体的不調を経験したことがある学生が，15人（50％）いた．そのうち8名は右側だけの不調を訴え，6名は左側だけの不調であった．表2に示したように，不調が最も頻繁に現れる部位は，手（49％），前腕（19％），手首（16％）である．手首と前腕の背面や手のひら側については，不調の訴えはほぼ等しかった．」
>
> （Revak, 1989, pp.150-151）

### 図表によるデータ表示

データを図表で表すと便利なことが多い．それは，読者がすぐに結果の全体的なコンセプトが理解でき，一目でデータの大きさが持つ意味を把握することができるからである．古いことわざに，「一枚の絵は一千語の言葉に値する」とあるが，ここでは，1,000個の数字に値するということになろう．表，グラフ，図等により複雑で退屈な文章の多くを省略することができるが，図表を多く使いすぎると混乱を招くので合理的に判断しながら使用すべきである．

図表を使う方法の多くは，データをうまく提示するためにある．最もよく使われる方法をいくつか以下に示す．表の形で提示する方法としては，頻度とパーセンテージの単純なリストがおそらく一番よく用いられる．データを整理して提示する場合，例えば，握力計で計測されたポンド数のようなデータを示す場合には，表を使用するのがよい．また，得点を高いものから低い順に並べれば（順位づけ），読者が簡単に回答者グループの全体像を理解することができる．あるいは，高得点，低得点，中間得点など，得点の範囲を見ることができ，ある一人の得点を他の人の得点と比較することもできる．表12-1は，385人の作業療法部門の管理者と臨床家が2種類の価値観について回答した結果をもとに，それぞれ順位づけした表である．

読者がすぐに情報を把握できるように大量のデータを凝縮する手段として，特に表は便利である．例えば，患者群の肘の屈曲度を50段階にした研究について考えてみると，この50段階をすべて等級順に表しても，読者がそれをきちんと理解して考えるのは難しい．この場合，

表12-1 作業療法部門の管理者と臨床家による最終目標と道具的価値の順位づけ（N = 385）

|  | 管理者の順位づけ<br>(n = 201) | 臨床家の順位づけ<br>(n = 184) | 全 体 |
|---|---|---|---|
| 最終的な目標（究極的な価値） | | | |
| 　自己尊重 | 1 | 2 | 2 |
| 　健康 | 2 | 1 | 1 |
| 　達成感 | 3 | 5 | 4 |
| 　心の落ち着き・調和 | 4 | 3 | 3 |
| 　自由 | 5 | 6 | 5 |
| 　知恵 | 6 | 4 | 6 |
| 　成熟した愛情 | 7 | 7 | 7 |
| 　刺激的な生活 | 8 | 8 | 8 |
| 　快適な生活 | 9 | 9 | 9 |
| 　平等 | 10 | 10 | 10 |
| 　社会的な賞賛 | 11 | 12 | 12 |
| 　快楽 | 12 | 11 | 11 |
| 何かを達成するために持っている道具としての能力に関する価値（道具的な価値） | | | |
| 　有能 | 1 | 3 | 3 |
| 　正直 | 2 | 1 | 1 |
| 　責任感 | 3 | 2 | 2 |
| 　自立 | 4 | 4 | 4 |
| 　愛すること | 5 | 5 | 5 |
| 　人の役に立とうという気持ち | 6 | 6 | 6 |
| 　勇気がある | 7 | 9 | 9 |
| 　広い心 | 8 | 7 | 7 |
| 　誠実さ | 9 | 8 | 8 |
| 　想像力がある | 10 | 10 | 10 |
| 　意欲的 | 11 | 11 | 11 |
| 　素直 | 12 | 12 | 12 |

表12-2　治療後の肘の屈曲度（N = 50）

| 肘の屈曲度 | 人　数 |
|---|---|
| 20-40 | 2 |
| 40-60 | 4 |
| 60-80 | 9 |
| 80-100 | 10 |
| 100-120 | 12 |
| 120-140 | 9 |
| 140-160 | 3 |
| 160-180 | 1 |

例えば20点ごとに点数をグループ分けして表現すれば，データを凝縮することができ，読者はデータが示唆することを効果的に理解できる（表12-2）．すなわち，この表から点数の広がりをすぐに理解でき，屈曲の程度が中間（60度から120度屈曲できる）である人が多く，大きく屈曲できる人や少ししか屈曲できないという人はほとんどいない，ということがよく分かるのである．このグループ分けの方法では，細かい点はある程度失われてしまうが，一般的にデータを示すのに便利で，効果的である．

表は，記述統計や推測統計から分かったことを説明するのに一般的に使用される．この場合は，詳細な資料を簡単に示すことができ，しかも記述に必要とするスペースは少なくてすむ．研究者は，表中のデータを原文の中で繰り返し示す必要はなく，重点のみを強調すべきである．表12-3と12-4は記述統計並びに推測統計によって得られた結果を示した例である．

表は大量の数値群が意味する事柄を簡潔に伝えるのに欠かせないが，多くの人は表からでは，とりわけ問題の"全体像"を的確に把握するのは難しいと感じることがある．そのため，項目や事象の分布，項目の経時的変化，複数の項目間の比較などを視覚的イメージとして伝えるためにグラフを使用するのである．

グラフの種類はたくさんあるが，最もよく使用されるグラフの一つに，図12-1に示した事象の出現数のポイントを一本の線でつなぐ折れ線グラフがある．伝統的に，x軸に研究対象とした項目をとり，y軸にそれらの項目や事象の度数をとる．図12-1は，学生がスーパービジョンを必要とした1週間あたりの時間数をグラフにしたもので，各ポイントを結ぶ連続的な一本の線が形成されている．棒グラフつまり度数分布図（ヒストグラム）は，図12-2に描かれているようなものであり，折れ線グラフに似ているのだが，横軸に各試験の点数をある間隔幅でとり，それぞれの点数における出現度数を垂直方向の棒で表す点が異なる．つまり，それぞれの試験点数をとった学生数が黒枠のあるはっきりとしたグラフで描かれ，棒グラフは強い視覚的インパクトを与えるのである．

ある得点群を他の群と比較する場合，例えば1989年の得点と1990年の得点を比較する場合は，棒グラフと線グラフのどちらのグラフでも使うことが可能である．しかし，度数分布図（ヒストグラム）のほうが，視覚的効果がより強い．図12-3，12-4に，実例を示した．また，円グラフは，ある量的割合を細分化して分析するためによく使われる．例えば，ある施設で実施されているあるプログラムの経費の内訳や，図12-5のように，職種別構成割合などを表すのに用いられる．

これらはデータを図表化して示す様々な方法のわずか3例にすぎない．さらに詳しい方法については，この章の後ろにあげた「さらに理解を深めるための文献」を参照してほしい．

データを図表で示すという方法を用いる場合は，どの図や表を指しているのかを本文中に明記する．そして，表は"表"，グラフ，図，写真などは"図"と正しく記述し，読者が表や図から何を読み取るべきか，主な特徴を本文中で説明する必要がある．図表に示したすべての資料について繰り返す必要はないが，最も重要な点はきちんと強調するべきである．

タイトル，縦軸と横軸の見出しやデータラベル，脚注などが正確で完璧であれば，本文がなくても表はそれだけで理解することができる．したがって，タイトルは簡潔でその内容を正確に説明するものでなくてはならない．本文を見ないで表から読み取ろうとした場合でも，読者に何が書いてあるのか予測でき，内容を読み取ることができるように，表のタイトルは完璧につけるべきである．

## 解釈と結論

ここで再び文献を検討する．自分が出した結果を，同じテーマを研究した他の研究者の結果と比較するのである．すなわち，自分の研究より以前に実施された研究結果と自分の結果を考え合わせて，一致する部分と相違する部分を書き留める[訳注]．そして，Box12-Eに示した研究のなかで著者が指摘しているように，なぜ違う結果が出たのか，自分なりの考察を記述する．自分の研究結果と類似した研究の結果を比較する目的は，先行研究の文

表12-3 作業療法部門の管理者と臨床家の属性（N = 385）

| 属　性 | 管理者（n = 201） | | 臨床医（n = 184） | | 全　体 | |
|---|---|---|---|---|---|---|
| | 人数 | % | 人数 | % | 人数 | % |
| 年齢 | | | | | | |
| 　20－25歳 | 0 | 0 | 2 | 1 | 2 | 0.5 |
| 　26－30歳 | 17 | 9 | 46 | 25 | 63 | 16 |
| 　31－35歳 | 56 | 28 | 52 | 28 | 108 | 28 |
| 　36－40歳 | 33 | 16 | 26 | 14 | 59 | 15 |
| 　41－50歳 | 53 | 26 | 40 | 22 | 93 | 24 |
| 　51+ 歳 | 42 | 21 | 18 | 10 | 60 | 16 |
| 学位 | | | | | | |
| 　作業療法の学士 | 95 | 47 | 113 | 61 | 208 | 57 |
| 　作業療法の資格認定修了 | 13 | 10 | 17 | 9 | 30 | 8 |
| 　作業療法修士 | 10 | 6 | 8 | 4 | 18 | 6 |
| 　作業療法の学術修士 | 21 | 11 | 4 | 2 | 25 | 7 |
| 　作業療法以外の学術修士 | 47 | 25 | 19 | 15 | 66 | 17 |
| 　博士 | 4 | 2 | 0 | 0 | 4 | 1 |
| OTになると決めた時期 | | | | | | |
| 　中学 | 20 | 10 | 11 | 6 | 31 | 8 |
| 　高校 | 60 | 30 | 61 | 33 | 121 | 31 |
| 　大学1, 2年の時 | 80 | 40 | 71 | 39 | 151 | 39 |
| 　大学3, 4年の時 | 18 | 9 | 16 | 9 | 34 | 9 |
| 　大学卒業後 | 12 | 6 | 14 | 8 | 26 | 7 |
| 　その他 | 11 | 5 | 11 | 6 | 22 | 6 |
| OTとして初めて職に従事した年齢 | | | | | | |
| 　20－25歳 | 178 | 89 | 156 | 85 | 334 | 87 |
| 　26－30歳 | 14 | 7 | 14 | 8 | 28 | 7 |
| 　31－35歳 | 4 | 2 | 5 | 3 | 9 | 2 |
| 　36－40歳 | 2 | 1 | 5 | 3 | 7 | 2 |
| 　41+ 歳 | 5 | 2 | 4 | 2 | 9 | 2 |
| OTでの専門領域 | | | | | | |
| 　精神障害 | 60 | 30 | 49 | 27 | 109 | 29 |
| 　発達障害 | 31 | 15 | 59 | 32 | 90 | 24 |
| 　身体障害 | 95 | 47 | 63 | 35 | 158 | 41 |
| 　老年期障害 | 15 | 8 | 11 | 6 | 26 | 7 |

脈のなかに自分の研究を位置づけることである．さらに理想を言えば，研究テーマに関連した知識という壁に，もう一つのレンガを積み上げるように，自分の研究をより大きな研究体系に貢献させなければならない．すなわち，特定の問題に関する理論について，考えをある方向に傾けさせるような証拠となる事実を加えていかなければならないのである．

ここまできたら，次は結果が何を意味するのか推測し，

---

訳注：実際には，論文発表までの期間により，自分の研究より後に行われた研究が，先に発表されていたら，その文献もレビューに含むことになる．

表12-4 作業療法部門の管理者と臨床家の特性における差異（N = 385）

| 特　性 | P値 | 有意水準 |
|---|---|---|
| 年齢 | 31.22 | 0.00* |
| 学位 | 31.22 | 0.00* |
| OTになろうと決めた時期 | 2.68 | 0.75 |
| 初めて職に従事した年齢 | 2.24 | 0.69 |
| OTでの専門領域 | 18.20 | 0.00* |
| 母親の教育 | 3.71 | 0.81 |
| 父親の教育 | 7.73 | 0.36 |
| 助言者 | 6.22 | 0.10 |

*$p < .001$

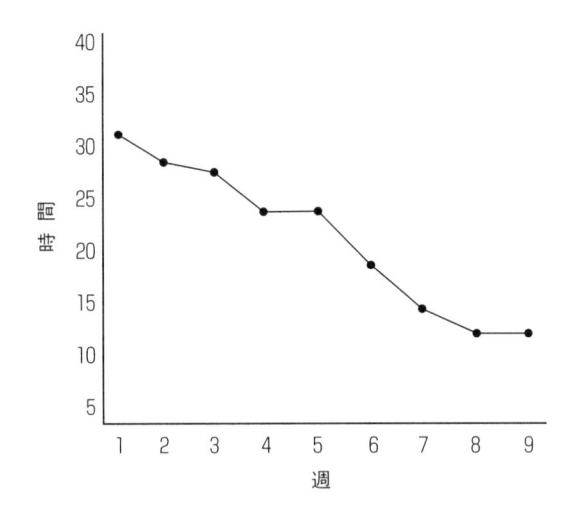

図12-1 学生がスーパービジョンを必要とする1週間あたりの時間数

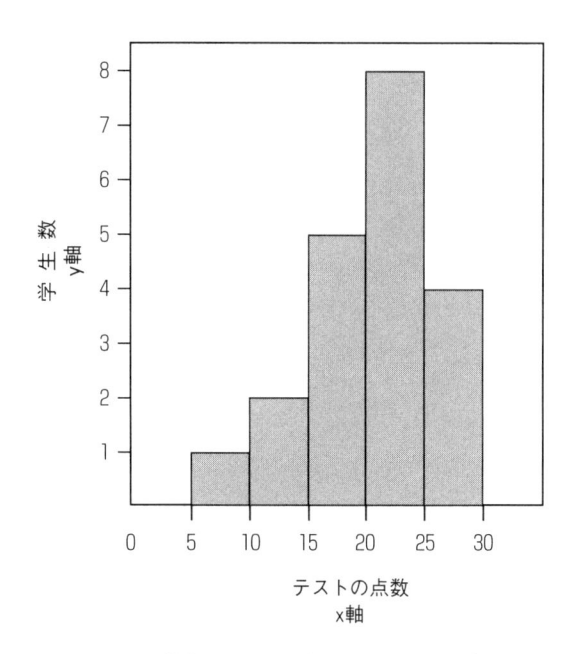

図12-2 学生のテストの点数を示すヒストグラム

結論を導くことになる．すなわち，結果を解釈する段階にいるのである．そのためには，まず自分の研究と他の研究結果の類似点や相違点を検討することから始める．すなわち，研究中の問題に関する自分の結果と他の研究者の研究結果を関連づけながら，一つ一つ新しい考えを述べることによって，その問題全体に対する読者の理解を深めていくのである．どのような結果であっても結果のセクションで報告してあれば，それについて考察する必要がある．しかし，報告していない結果については論じてはならない．それは理論研究者についてもいえるこ

とである．文献レビューのセクションで触れていない著者は，その名前を結論のセクションでは用いないほうがよい．

仮説を実証するに足りない研究結果や，その研究で得られた結果が他の結果とは一致しない場合は，その結果に関する見解を示すべきである．Box12-Fに示されているように，どうしてそのような結果になったのか，そのことが何を意味しているのかなどについて推測する必要

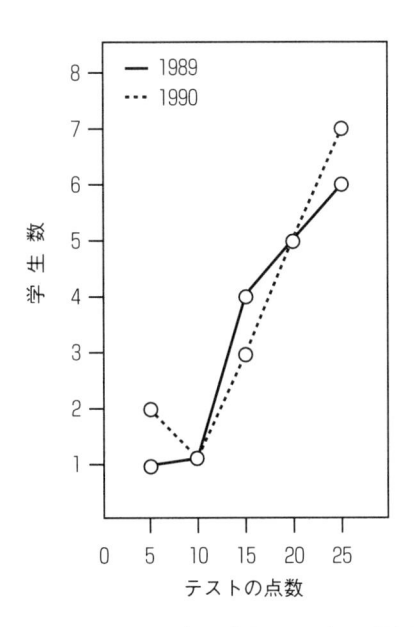

図12-3 1989年と1990年の学生のテストの成績を示す折れ線グラフ

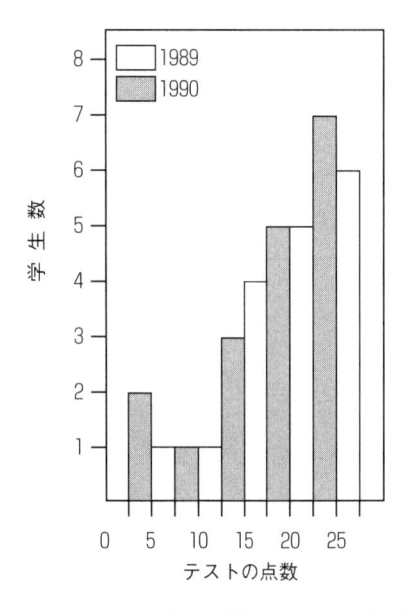

図12-4 1989年と1990年の学生のテストの成績を示すヒストグラム

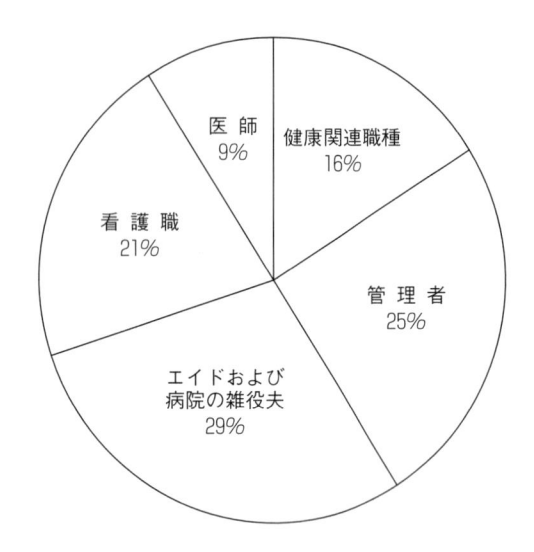

図12-5 ある施設における職種別構成割合

（円グラフ）
- 医師 9%
- 健康関連職種 16%
- 管理者 25%
- エイドおよび病院の雑役夫 29%
- 看護職 21%

がある．また，注意してほしいのは，著者が自分の研究結果が仮説を決定的に裏づけることができなかったとしても，弁解はしないということである．その著者は，このような結果がどうして得られたのかについて推測し，単に見解を述べているだけである．そして，上肢に対する重量負荷について，今後このテーマを研究する場合は違う方法を用いるべきだという提案をしているにすぎない．

これは，提起した仮説を裏づけられるデータがほとんど生み出されなかった研究について，どう対処したらよいかという話題をもたらしている．この研究を報告したり，論文発表するべきなのか？　このような場合，次にあげた理由で，保健医療専門職が，仮説を裏づけるためのデータがほとんど出なかった研究結果に，アクセスできることは重要である．

### Box12-E

Van Deusen, Harlowe, Baker（1989）は，(a) 彼らより幅広い年齢層を用いた研究と同様の結果と，(b) 若年者を2群に分けて行った彼らと類似の研究の結果と相反する結果について報告していた．それについて著者らは，後者にみられた研究結果の相違は，異なった測定方法を用いたのが原因であると指摘している．さらに，彼らの研究と別の三番目の研究では，研究者が異なった側面を評価するツールを用いていたため，両者を比較することは不可能であると述べていた．

### Box12-F

脳性麻痺の男子における上肢が耐えられる重量負荷と手の作業能力との関係に対するBarnesの研究では，考察の部分で次のような記述がされている．

　被験者4の左腕のデータは結果に含めることはできない．なぜなら，被験者4の行動結果は両肘の拘縮のためであって，被験者5や6のものとは異なっているからである．重量負荷療法のテクニックは，筋の拘縮を伴う被験者では，関節可動域の自由な被験者と比べて，それほど効果はないかもしれない．したがって，このような患者には，別の治療法を考えなければならない．

(Barnes, 1989, p.241)

- そのような研究結果は，一般に広まっている排除すべき神話を葬ることになる（Box12-G）．
- そのような研究結果は，ある特定の方法論や研究デザインが，ある特定の課題を研究するには，適切な方法でないことを示している可能性がある．したが

### Box12-G

著者のなかには，進行性全身性硬化症（PSS）が原因で起こる手の拘縮がある患者の機能を増強するのに，スプリントが役立つと指摘する者がいる．SeegerとFurstが行った研究によると，彼らのサンプルではそのような結果は得られなかった．彼らの抄録には次のように書かれている．

　進行性全身性硬化症（PSS）患者の機能低下の主な原因の一つは，患者の手に二次的な固定化および拘縮が起こっていることである．19名の患者を対象とした2カ月間の研究では，可動的なスプリントを当てて，近位指節間関節（PIP関節）の屈曲拘縮が減少するかどうかを調べた．この研究を最後まで行った8名の患者のうち，1名の患者でスプリントを使用した結果，PIP関節の可動域において統計学的に有意な改善が認められた．しかし，コントロール群の患者の手と比較した場合，スプリントの使用がPIP関節の可動域の拡大を維持するのに役立っているという証拠となる事実は得られなかった．

(Seeger & Furst, 1987, p.118)

> **Box12-H**
>
> Weiss-Lambrou, Tetreault, Dudley は，脳性麻痺の患者の口内感覚と垂涎（よだれ）との関係を調査しているが，論文の読者に対し，彼らの研究結果について次のような注意を促した．
>
> 　この論文は，次のような方法論上の制約があるので，研究結果を解釈する際は，注意しなければならない．すなわち，
> 　(a) サンプルサイズが小さい
> 　(b) 口内感覚と口の形の識別テストにおいては，再テスト法による信頼性が低い
> 　(c) 評定者間信頼性に関するデータがない
> 　この研究で使用された口内感覚テストは，脳性麻痺の患者を対象にデザインされたものではない．したがって，このパラメータを検討する際に遭遇した重大な問題点は，この集団に適用可能な口内感覚テストがなかったことである．
>
> (Weiss-Lambrou, Tetreault, & Dudley, 1989, p.160)

> **Box12-I**
>
> Davis と Bordieri は，彼らの研究をもとに今後の研究の方向性を示すだけでなく，どういう理由でそのような研究が専門家に役立つかを論じている．
>
> 　……次の研究段階は，自律しようという自覚を育てる方法を見つけだすことだろう．また，作業療法士が訴えていた意欲の低下についての対策を見つけることである．この研究の方向性は，今日の競争の激しい市場のまっただ中にいる作業療法部門の管理者にとって貴重である．なぜなら，彼らは，スタッフをこの仕事に引き込み，この職に引き留め，そして専門職としての動機づけを与えることを探求しているからである．また，そうすることによって，可能な限り高いレベルでの患者のケアを保証することができる．
>
> (Davis & Bordieri, 1988, p.595)

って，他の人が同じ失敗を繰り返すことを防止できる．
■ 他の研究者がその研究の欠点や問題点から何かを学び，当初の目的を達成するために研究方法のデザインを修正することができる．

　論文の最後のセクションでは，研究の不十分な点について述べるのが一般的である．しかし，それらを強調する必要はない．著者が認識していることを簡単に示すくらいで十分である．測定用具が信頼できないものであることが立証された場合もあるだろうし，調査対象者が研究から脱落したり，研究手順に予期せぬ障害が生じてしまったという場合もあるだろう．どんな問題にしろ，そのような事態を解消するために，研究者はできることはしたと読者は考え，研究者自身の能力を駆使して研究を実施したと考えるだろう．読者に情報をきちんと与えさえすれば，研究の完全性が損なわれてしまったのか，読者は自分で判断できる（Box12-H）．

## 量的研究の研究報告の要約

　いったん研究結果を解釈し，結論を導いたら，次に研究中に何が起こったのか，要約を作成する．要約では次のような質問に答える必要がある．

1. 貢献したことは何か？
2. もとからあった問題点を解決するため，自分の研究はどのような役に立ったのか？
3. 自分の研究からどのような結論および理論的な示唆が得られたのか？

　専門誌へ投稿する論文として研究報告を書いている場合は，スペースの制限上，要約に使えるスペースは1段落分であることが多い．わずか1段落の中で上記の3つの質問に答えることは難しいが，できないことではない．雑誌の多くは，論文の最初の部分で要約を記述するようになっているので注意する．編集者のなかには，このような方式で十分に論文を要約することができ，論文の終わりには要約を追加させないという考えを持っている編集者もいる．

　研究手順や研究デザインに関する改良点を簡単に示し，自分の研究結果をもとに適切だと思う新しい研究を提案するのは適切なことである．これらのことは，その研究を追試したり，その研究をもとに自分の研究を構築することに興味を持っているセラピストにとっては，とりわけ重要なことである（Box12-I）．

## ■質的研究の場合

質的研究の結果を書き上げるのは，量的研究の場合とは全く異なった仕事である．データ収集および分析作業は循環的であることが多い．つまり，研究者はデータを集め，分析し，さらにより焦点を絞った形の方法でデータを集めるということを繰り返すのである．この過程は数回繰り返され，そのうちに分析の焦点が次第に絞られてきて，研究者は研究成果についてのイメージをより明確に描くことができるようになってくる．また，質的研究では，データの収集と分析が組み合わさっており，分離できないという性質上，研究結果と考察は一つにまとめて書かれ，それが質的研究論文の大部分を占める．

### 引用文の使用

自然主義的研究では論文の考察全体を通して記述的な説明が多く，その結果，非常に長いナラティブ（語り）[訳注]となる．そして，説明的な引用文が，通常，状況や人々の様子を理解させるために使われる．しかし，読者の多くは，長い引用文を読むのに飽きてしまうので，例文はそれぞれ短く要点が分かるようにし，華やかなデータを多用したくなるのを抑えるべきである．また，どの引用文も一度以上使用するべきではない．「信頼できる研究レポートを発表しようとする場合，研究者が言い換えをしていない正確で言葉どおりの引用はとても有用である．そのような引用は読者が研究の質を判断できるからである．例えば，エスノグラファーが研究［に参加してくれた人］の考えにどの程度近いか……研究の結論を支持するためにそのようなデータを研究者が適切に使用したかどうかが評価できるのである．それ故，エスノグラファーは，報告されている状況や事象に関して，典型的あるいは特徴的な引用を選択しなければならない」(Fetterman, 1989, p.22)．

### 図表の使用

言語データを示すために，図，マトリックス，グラフを使用することが有用な場合がよくある．研究者がMilesとHuberman（1994）のデータ分析法，Patton（1990）のデータ分析法を使用している場合は特に有用である．この方法については第10章に詳しく解説した．質的研究論文で図表などを使用するのは，量的研究から得られた数量データを図表で表す場合と同様に意味があり，大量の言語データを整理した形で，視覚的に捉えやすく，凝縮した形で呈示することで読者が理解しやすくなるのである．

### 記述形式

質的研究の分析，意味，解釈，示唆の記述は，使用した自然主義的研究デザインの種類により，異なった形式をとる．例えば，文化を述べることが主な目的であるエスノグラフィーの報告論文では，コツコツと集められ，理解された情報について，時系列順に記述する．解釈やそれを支持する文献は，報告論文全般に散りばめられて使われる．一方，特定の集団のユニークな経験に焦点を当てる現象学的研究デザインでは，論文はストーリー（story）[訳注] として書かれ，研究参加者の観点から語られる．参加者のものの見方を表すのに参加者自身の言葉が強調され，研究者の解釈は最小限にとどめられる．

### 参加者にとって納得できる分析

その分析が成功か失敗かは，研究の参加者や同僚研究者がどの程度まで本当だと納得するかによる．読者が研究者の解釈や結論に同意できないこともあるだろうが，記述の詳細についてはきっと正確なものであると認識するはずである．研究者の仕事はエミック（emic），つまり内部者の視点から情報を収集するだけでなく，エティック（etic），つまり外部者の社会科学的視点から，収集した情報のすべてを理解することである．当該グループまたは事象に対する研究者の解釈は，参加者や他の研究者の解釈とは異なっていることもある．しかし，事象や場所の基本的な記述は，両者のいずれもがそれについてはよく知っていると思えるような記述でなければならない．

研究結果を報告し，解釈し，結論を導く，あるいは新しい理論をうち立てることは，研究過程における最後の部分である．あと残っているのは，報告論文を発表する

---

訳注：ナラティブ（語り）とストーリーとは異なる．ナラティブは研究中のある事象を具体的に説明するために引用される対象者自身の言葉による語りであり，論文あるいは研究報告を構成する要素である．それに対して，ストーリーとは，研究者が自分の研究テーマに沿って研究報告の全体像を筋道立てて，一つの物語のように話の流れを展開させ，「読ませる」ものに仕立てることを指している．

にあたって適切な形に整えることだけである．

## ■迷いやすい箇所

　専門誌のなかには印刷コストがかかるため，図表の数を制限するものがある．雑誌社から提供される投稿規定には，おそらくそのような制限についても記述されている．

　実験研究の結果を解釈するとき，研究結果を過大評価してしまう傾向がある．研究者は時々，情報から過度の推量をしてしまったり，入手したデータによっては十分に立証できない結論を導いてしまうという罠にはまることがある．そうならないためには，一歩後ろに下がって批判的にデータを再検討し，「この結論を導く正当性があるのか」，「これが本当にこのデータの意味していることなのか」と自問することが大切である．研究結果について混乱してしまって，立証できない結論を導き始めている場合，同僚研究者が客観的な見解を示してくれることもある．

　一方，質的研究の初心者は，しばしばデータ分析を早く切り上げすぎてしまい，テーマに関する自分の考えを十分に発展させる機会を逸してしまうことがある．彼らは非常に詳しく研究結果を説明するが，研究中のグループや事象に関する新しい見解については粗雑で通り一遍のことしか述べないことがよくある．質的研究のほとんどは，新しい理論や仮説を生み出すために行われることを忘れないでほしい．そして，この目標を達成するためには徹底的にデータを分析する必要がある．

## ●ワークシート●

### ●結果を報告する

サンプル数を数字で記述しよう．

　　　全サンプル数

人を対象に行った場合は；

　　平均年齢

　　年齢のレンジ

　　男女の数

　　条件

　　当研究に関連したその他の属性

または，
研究対象が記録やその他のものである場合は，研究に関連のある特徴について記述しよう．

データをデータシートの記述から表にする（検査測定値，または装置による測定値，返信されてきた調査結果，インタビューの録音データ，クライエントの記録，観察用紙に記入した記録など）．


記述的な量的データを使っている場合：

前記で提示した方法で結果をコード化する










量的データを使用している場合：

先に提示した方法で表にしたデータについて統計解析を行う．統計学者と一緒にデータ処理をしている場合は，この段階でその担当者に資料を渡す．

研究疑問または仮説をここにリストアップしよう．

　　　A．

　　　B．

　　　C．

　　　D．


データ分析結果の再検討


推測統計を行っている場合は次のことをチェックしよう．

自分の研究結果が有意水準に達したのか

　　　仮説　　A．　_____ はい　　_____ いいえ
　　　　　　　B．　_____ はい　　_____ いいえ
　　　　　　　C．　_____ はい　　_____ いいえ
　　　　　　　D．　_____ はい　　_____ いいえ

有意であった仮説については，表にした生データに戻り，結果の方向性を検討する（例：肯定的または否定的，多いまたは少ない，大きいまたは小さい）．

データに戻って，それぞれの仮説がデータによって立証されたか否かを各仮説の横に記述する．

記述的データを用いている場合は：

そのコード化に従うと，圧倒的多数の証拠となる事実により，自分が立てた仮説が支持されていると考えてよいか

　　　仮説　　A．　_____ はい　　_____ いいえ
　　　　　　　B．　_____ はい　　_____ いいえ
　　　　　　　C．　_____ はい　　_____ いいえ
　　　　　　　D．　_____ はい　　_____ いいえ

## ●解釈および結論

文献レビューのセクションに戻り，自分の研究結果と前述した先行研究の結果との一致点または相違点をあげよう．

　　研究の著者　　　　　　　一致点　　　　　　　　　相違点

前記の相違点について，違いの原因として考えられることを推測する．

自分の研究結果について解釈し，それぞれの仮説に関する結論を導く．

　　仮説　A

仮説　B










仮説　C










仮説　D

●要約

次の質問について検討しよう．

　　貢献したことは何だろうか？

　　もともとの問題点を解決するため，自分の研究がどのように役立っただろうか？

　　自分の研究からどのような結論および理論的な示唆が得られるだろうか？

この研究の不十分な点について記述しよう．

研究デザインまたは研究過程での改良可能な問題点をあげよう．

自分の研究を土台にして構築できると思われる新しい研究を提案しよう．

## ■引用文献

Barnes, K. (1989). Direct replication: Relationship of upper extremity weight bearing to hand skills of boys with cerebral palsy. *Occupational Therapy Journal of Research, 9*(4), 235-242.

Brown, C., Moore, W.P., Hemman, D., & Yunek, A. (1996). Influence of instrumental activities of daily living assessment method on judgments of independence. *American Journal of Occupational Therapy, 50*(3), 202-206.

Davis, G., & Bordieri, J. (1988). Perceived autonomy and job satisfaction in occupational therapists. *American Journal of Occupational Therapy, 42*(9), 591-595.

Fetterman, D.M. (1989). *Ethnography step by step*. Newbury Park, CA: Sage Publications.

Hsieh, C., Nelson, D., Smith, D.A., & Peterson, C.Q. (1996). A comparison of performance in added-purpose occupations and rote excercise for dynamic standing balance in persons with hemiplegia. *American Journal of Occupational Therapy, 50*(1), 10-16.

Miles, M.B. & Huberman, A.M. (1994). *Qualitative data analysis: An expanded sourcebook* (2nd ed.). Thousand Oaks, CA: Sage Publications.

Patton, M.Q. (1990). *Qualitative evaluation and research methods* (2nd ed.). Newbury Park, CA: Sage Publications.

Revak, J. (1989). Incidence of upper extremity discomfort among piano students. *American Journal of Occupational Therapy, 43*(3), 149-154.

Seeger, M.W., & Furst, D.E. (1987). Effects of splinting in the treatment of hand contractures in progressive systemic sclerosis. *American Journal of Occupational Therapy, 41*(2), 118-121.

Van Deusen, J., Harlowe, D., & Baker, L. (1989). Body image perceptions of the community-based elderly. *Occupational Therapy Journal of Research, 9*(4), 243-248.

Weiss-Lambrou, R., Tetreault, S., & Dudley, J. (1989). The relationship between oral sensation and drooling in persons with cerebral palsy. *American Journal of Occupational Therapy, 43*(3), 155-161.

## ■さらに理解を深めるための文献

Cox, R., & West, W. (1986). Chapter 7: Dealing with data. In *Fundamentals of research for health professionals* (pp. 67-87). Laurel, MD: RAMSCO Publishing Co.

Currier, D.P. (1990). Chapter 12: Revealing research. In *Elements of research in physical therapy* (3rd ed.). Baltimore: Williams & Wilkins.

Morris, B., Fitz-Gibbon, J., & Freeman C. (1987). *How to communicate research findings*. Newbury Park, CA: Sage Publications.

Oyster, C.K., Hanten, W.P., & Llorens, L.A. (1987). Chapter 15: Communicating research. In *Introduction to research: A guide for the health science professional* (pp. 190-207). Philadelphia: J.B. Lippincott.

# 13 論文の作成と投稿

ようやく最終段階まで漕ぎ着けたが,「これでもうおしまい」と手を引いてしまってはならない. 研究プロジェクトは, その結果を他の人々と共有するまでは完結していないのである. 不幸にも, ここは研究者に書かれるのを待ってデータがキャビネットの中で弱りきってしまう地点でもある. 研究結果について同僚たちに伝えるまで, それは役立つものとはならない. 現時点で唯一の利益といえば, 研究者が一つの研究を遂行する機会を得たということにすぎない.

もし, 仕事の進行に沿って本書の中のワークシートを完成したなら, すでに研究について書くという作業に含まれる大半の仕事は成し終えているはずである. そして, 今後研究プロジェクトを実施するときにも, これまでプロジェクトの各局面を実行してきたように, 書くという仕事に取り組む気になりさえすれば, 最後に報告書を作成するのも恐れるに足りない. これは, データとなった材料を最終的な形式で書くことを意味するのではなく, これまで自分が考えてきたことや計画したことをざっとノートに書き留めておくことを意味している. そうしておけば, 学術誌に投稿するためであれ, 学位論文にまとめるためであれ, これらのノートを適切な形式に整えるのは比較的簡単である. ただし, 学術誌への投稿論文と学位論文では, そのフォーマットや項目数に大きな違いがある. ここではそれぞれについて, 紹介しよう.

## ■学術誌に投稿する

自分の仕事を学術専門誌に投稿したい場合, まず適切な刊行物を選択し, 求められている執筆スタイルを見つけだし, そのスタイルで書き上げ, 原稿を投稿し, 査読のプロセスを待つ. それから, 求められた修正を施し, 出版する権利を手にするための手続きに従う必要がある.

### 学術誌の選択

読者は, すでに自分の研究を投稿したいと思っている専門誌を決定しているかもしれない. ある学術誌が他のものよりも適切であることがはっきりしている場合も, たまにある. 通常, 作業療法士と理学療法士は, *American Journal of Occupational Therapy*, *Physical Therapy*, *Occupational Therapy Journal of Research*, *Physical and Occupational Therapy Journal in Pediatrics*, *Physical and Occupational Therapy Journal in Geriatrics*, あるいは *Occupational Therapy in Mental Health* を選択する. さらに, 他の刊行物 *Physiotherapy Canada*, *Canadian Journal of Occupational Therapy*, *British Journal of Physiotherapy*, *British Journal of Occupational Therapy* を含めて検討するようである. その他の保健医療や社会学関連の学術誌は, 付録Lに含まれている.

検討中の学術誌のバックナンバーを見て, その雑誌の目的や範囲を把握しよう(たいてい各年度の最初か最終の号に掲載されている). そうすれば, どのような組織がその雑誌の出版に関して責任を負っているのか, そのねらいと目的は何か, その雑誌はどの専門領域に力を注ぎ取り組んでいるのか, どんなトピックスを扱っているのか, その雑誌の特徴(書籍やソフトウェアの論評など)や査読のプロセスについて知ることができる. また, その雑誌の発行部数についても, どこかには記されているだろうから, どのくらいの数の同僚たちが読んでいるのかを知ることもできる.

その学術誌への投稿規定やガイドラインに従うように注意しよう. 投稿規定というのは, 雑誌の巻末に少なく

とも年1回以上は掲載されており，その雑誌が採用している執筆スタイル，受理可能な原稿の枚数，写真，絵，図に関して規定している明確な必要条件，その他の情報などを与えてくれる．Occupational Therapy Journal of Research の「目的と範囲」の一例を付録Mに，Physical Therapy と American Journal of Occupational Therapy から「投稿規定」を抜粋して付録Nに示す．

自分の論文を発表してみたいと考えている学術誌の何号かに，じっくりと目を通してみよう．適切な刊行物について良いアイデアを得るためには，十分な種類の雑誌がストックされた図書館の雑誌閲覧室で，それらを閲覧するのが役立つ．ほとんどの図書館では，最新の月刊誌をタイトルのアルファベット順に展示している．The Serials Directory: An International Reference Book, Ulrich's International Periodicals Directory などの刊行物もまた，将来の著者になるためには助けになるだろう．これらの雑誌索引集は，ほとんどの図書館の文献検索室で使用でき，学術誌の名前，出版組織，価格，発行頻度，発行部数，扱われる主なトピックス，その雑誌の索引が掲載されている箇所，そして論文のタイプ（例えば，査読審査のある論文か，学術的な論文か，あるいは政府の公文書かなど）について情報を提供してくれる．また，Magazines for Libraries (Katz & Sternberg Katz, 1995) では，定期刊行物のタイトルを主題領域ごとにアルファベット順でリストアップしており，それぞれについて発行頻度，価格，発行部数，読者層，出版社，論文が査読審査を受けているかが記されている．その内容の目次には，心身障害，リハビリテーション，医療と健康，加齢，心理学，スポーツ医学，社会学，産業保健などのトピックスがあげられている．定期刊行物のリストは，WorldCat の First Search を通してコンピュータ上のデータベース EPIC／OCLC 上でも見つけることができる．

また多くの編集者は，原稿が査読にかかっている間は，他の学術誌に投稿しないことを要請している．原稿が出版に向けて受理されると，版権書類への署名を求められることになる．

## 執筆スタイル

学術誌を選択した後，その雑誌ではどのような執筆スタイルが使われているか調べなければならない．セラピストにとって関心のある学術誌の多くは，Publication Manual of the American Psychological Association (APA) というマニュアルに掲載された形式を採用している．その他APAのスタイルを採用している学術誌には American Journal of Occupational Therapy, Occupational Therapy Journal of Research, Occupational Therapy in Mental Health, Physical Therapy and Occupational Therapy in Geriatrics がある．しかしながら，Physical Therapy と Physical Therapy and Occupational Therapy in Pediatrics は，American Medical Association (AMA) Manual of Style というマニュアルを使っている．ほとんどの雑誌は，規定の形式に従って論文が書かれている場合のみ，その論文を審査に値するものとして受け付けている．

研究論文を作成するためのフォーマットは，APAとAMAの出版マニュアルに詳細が記述されている．したがって，執筆の過程ではこれらを用いるべきだろう．ほとんどの図書館はこれらのマニュアルを所蔵しているが，ぜひ自分用として手元に1冊持つことを勧める．なぜなら，論文を書いているときは，それらを頻繁に参照するからである．そのマニュアルは，論文内容の質，論文のタイプ，原稿の主要な構成要素，そして長さ，見出し，語調のような一般的なトピックスについて有用な情報を与えてくれる．それらはまた，男女差別のない言葉づかい，句読点，略語，引用，図表，参照と文献リスト，脚注，そして書式のような，明確な項目のためのガイドラインも提供してくれる．

## 量的研究の論文作成のためのフォーマット

ほとんどの学術誌で，科学論文のための一般的フォーマットは類似している．論文は通常，次のセクションに分けられている．それは研究課題，背景，目的，仮説，方法，結果，そして考察である．ここではそれぞれのセクションについて説明する．また論文に含めるべき要素は，これまでに完成させたワークシートから手に入れることができる．

### 研究課題

ここでは第3章の「研究課題」に関するワークシートで明確に記述した課題を提示しよう．これは，研究によって取り組もうとしている主要な問題である．それがなぜ重要な問題なのか，なぜその問題を解決することが必要なのかを読み手に伝えよう．研究によって利益を得るだろうクライエント，あるいは改善されるであろうプログラムが存在するのだろうか？　第3章の「研究の背景」のセクションで書いた材料を用いて，「この研究によっ

て改善されるであろう社会の問題点や患者の生活とは何だろう？」という論文の読者の疑問に答えよう．

次に，その課題に関連する仮説と実験デザインはどのようなものか，1文か2文で要約する．つまり，どのようにして自分が行う特定の研究によって，より大きな問題に取り組もうとしているのか，ということである．最後に，その研究から理論的に示唆される意味，すなわち研究結果により何が改善される可能性があるのかについて言及しよう．このセクションは，1段落か2段落以上長く使って書くべきではなく，しかも何が実施されたか，なぜ実施されたのかについて，しっかりとした感覚を読者に伝える必要がある．

### 背景

論文の背景のセクションは，ほとんどの場合，これまで検討してきた文献レビューで構成される．したがって，ここでは文献について検討するのだが，網羅的な歴史的レビューを含めてはならない．ここは最も濃縮しなければならないセクションであるが，これまで蓄積してきた相当な量の材料を提供するセクションでもある．スペースの制限のため，ほとんどの学術誌では，背景の文献について1文か2文のセンテンスしか許されないだろう．しかしながら，*Occupational Therapy Journal of Research*のような研究論文に特化している雑誌では，各論文に対してかなりのスペースを承認しているため，より多くの背景に関する情報を提供することが可能だろう．APAマニュアルは，背景のセクションを書くために役立つガイドラインを提供している（Box13-A）．ここでは，トピックについてこれまでの研究と自分の研究の間にある論理的な連続性を指摘しよう．また異論のある問題を公正に扱い，それぞれの立場の論点を支持する研究について述べておく必要がある．

### 目的

研究を実行する目的を読者に伝えよう．何をやり遂げたいと望んでいたのか，その研究は，とりわけ他の研究にも増してなぜ価値があったのか．すでに第3章のワークシートの「目的」と「意義」のセクションで，このことについて明確に書いたはずである．

### 仮説

このセクションでは，仮説もしくは帰無仮説，あるいは研究疑問を簡潔に述べる．形式的で明確な表現はその論文を分かりやすいものにする．

---

**Box13-A**

「先行研究に関する学術的なレビューは，適切な歴史をもたらし，他者の研究の優先権を認識させるものである．また関連する先行研究を引用し，それらの特定の長所を認めることは，著者の科学的かつ学術的な責任の一部をなしている．それは累積的な科学の進歩にとって不可欠なことでもある．同時に引用と参照は，具体的な問題に関してだけ成功するのであって，わずかに関係のある問題や一般的な重要性については効果的でない．したがって先行研究を要約する場合には，重要ではない研究の細部まで要約に含めるのは避けるべきである．その代わりに，関係が深い所見，的を射た方法論的問題，主要な結論を強調するほうがよい．また，一般的な調査やトピックに関するレビューが利用可能ならば，それらを参照するように読者に勧めればよい．」

(American Psychological Association, 1994, p.11)

---

### 方法

このセクションでは，研究がどのように実施されたかを細かく記述する．それは，他の研究者がその研究を再現でき，読者が研究の目的に対する方法論の適切さと研究の信頼性，妥当性を評価できるように十分詳細に書かれるべきである．論文の方法のセクションは，第4章，第5章，第6章のワークシートに記入したものをすべて含むべきであり，対象，資料や測定用具，手順について記述する部分に細分化してもよいだろう．これら3つの項目に関する情報は，第5章の最後にあるプロトコルに書かれていたはずである．

### 対象

対象は，調査研究のためのデータソース，すなわちデータを集めた人々や事柄のことである．対象のセクションにおいては，研究の母集団を決定するために採用した基準を記述しよう．それにはまず，この基準が必要あるいは好ましいことを示唆する文献を引用して説明するのである．そして，サンプルの抽出方法（例：ランダムかランダムでないか）を記述する．もしランダムサンプリングでない抽出法が用いられたのなら，コンビニエンスサンプルが使われたのか，それとも他のテクニックが使われたのか？　もし対象をグループに割り付けしたのであれば，その方法について明確に記すべきである．そして研究の全対象数と各グループの対象数を書く．研究期

間中に，対象の脱落が認められた場合には，それについても言及するべきである．

### 測定用具

用いられたすべてのデータ収集テクニックをこのセクションにリストアップする．これについての情報は，第7章のワークシートから手に入れることができる．信頼性と妥当性を根拠づけるあらゆる情報を含めよう．その研究のために測定尺度を作成したときは，それについて言及すべきである．また，論文の中に測定尺度のコピーを示しておくと役に立つだろう．事前テストと事後テストが行われたのか，誰がそのテストを行ったのか，そのテストはグループ単位で施行されたのか個人単位で施行されたのか，さらにデータ収集の環境条件や期間を含めて，施行されたデータ収集方法を完全に記述しよう．

### 手順

このセクションには，研究の間に実施された各ステップを書き記す．その情報は，すでに作成済みの研究のプロトコールや人権委員会に提出する申請書に見いだすことができるだろう．理想的には，このセクションはその研究を再現可能なほど十分に詳しく書くべきである．しかしながら，学術誌のスペースの制約により，それが不可能であることが多い．そこで，ほとんどの専門誌では，著者の氏名と住所がその論文と共に印刷されており，興味を持った読者が手紙を出し，さらなる情報を求めることができるようになっている．

### 結果

結果のセクションでは，主な発見を簡潔に要約し，後にそれに基づいて導き出す結論を正当化するために，データを詳細に報告しておく．また，考察を結果のセクションに入れるのは不適切である．単に事実を述べるにとどめておくべきである．たくさんのデータを表現するために，表や図，チャートによって視覚的に表現できることを思い出そう．

$t$検定，$\chi^2$検定，あるいは$F$検定などの推測統計による結果を報告する際は，有意水準や自由度について情報を含める．論文の形式に関するマニュアルは，どのようなスタイルで統計処理の結果を書けばよいのか（例えば，母集団には"N"，サンプルには"n"というような，大文字と小文字の使い分けなど）を提供してくれる．

### 考察

ここは，結果が何を意味しているのか，楽しみながら推測する機会である．まず初めに，結果について心に浮かぶすべてのアイデアを簡潔に書き留めておこう．後の草稿で，それらを意味のある理論に拡張することができるし，有用でないか妥当でないアイデアは捨てることもできる．自分の発見を解釈することに怖じ気づいてはならないが，結果のセクションで言及した結果に関する問題についてのみ考察が許されることを忘れてはならない．この最後のセクションのための素材は，第12章のワークシートから得られるだろう．

考察の初めのステートメントでは，まずこの研究の仮説が支持されたのか，あるいは研究疑問が解決されたかを読み手に伝えるべきである．そして，自由に文献を活用して，自分自身の研究の結果と文献レビューで言及した研究結果との類似点と相違点を考察する．自分の仮説が棄却された結果についても述べ，なぜそのようなことが生じたのか，それが意味することは何かについて簡潔に推察しなければならない．

かつては，最後の部分で研究とその主要な結果をレビューして1つの段落にまとめるのが慣例であったが，今ではあまりその必要はなくなっている．というのも，ほとんどの学術誌は，その論文の冒頭部に要約を載せているからである．

### 引用文献

末尾の引用文献のリストと本文中の引用文献は，打ち間違いや形式のエラーが最も起こりやすい．APAスタイル（本書では一貫してこれを用いている）では，引用文献が本文中と文献リストの両方に引用されている．

本文中では，著者の姓（ラストネーム）と出版年（本文にすでにその名前が記載されている場合は出版年だけ）を引用し，文献リストでは，著者の姓（ラストネーム）と姓以外の名前のイニシャル，括弧内に出版年，論文または書籍の表題（書籍の表題にはアンダーラインを引く），書籍の出版社または雑誌名（雑誌名の下にはアンダーラインを引く），巻（アンダーラインを引く），号，そして論文の掲載ページを記すのである．

一方，AMAスタイルでは，本文中の引用文献を連続した上付き数字で示し，番号が付された引用文献は本文の最後にリストアップされる．その文献リストでは，著者の姓（ラストネーム）と姓以外の名前（ファーストネーム等）のイニシャル，論文または書籍の表題，書籍の

出版社または雑誌名，掲載ページ，そして出版年を記す．Box13-Bにその例を示した．

原稿を細かく検討して仕上げるために，同僚に協力してもらうのは良いアイデアである．どちらかが本文中の引用文献を読み上げ，もう一人が文献リストをチェックして，名前と出版年，あるいは参照番号が一致することを確かめる．雑誌の編集者は，著者に対して引用文献の正確さに責任を持たせている．

### 要約

ほとんどの学術誌は，論文の要約を求めているが，その要約が超過してはならない字数を指定している．例えば，*American Journal of Occupational Therapy* と *Physical Therapy* は，両方とも要約の字数を最大150語としている．論文の要約では，その内容が事実に基づいていなければならない．つまり，意見や推察というよりもむしろ，生じた事象，使われた項目，あるいは発見されたデータのみを述べるのである．要約という定義そのものなのであるが，要約は簡潔であることが求められ，しかも「読者がその論文の要点を素早く掴むことができるために十分にすべての要素を含む」（*American Journal of Occupational Therapy*, 1996, p.73）ものでなければならない．典型的には，要約は研究課題の記述，研究方法，結果，そして結論から成る．Box13-CとBox13-Dは，*American Journal of Occupational Therapy* と *Physical Therapy* から要約の例を示している．

## 質的研究の論文作成のためのフォーマット

質的研究の論文を作成するためのフォーマットは，量的研究の場合とは極めて異なっており，質的研究は多様なスタイルとフォーマットに従って書かれている．例えば，人類学者によって作成される典型的なエスノグラフィー（民族誌）は，研究対象のグループの歴史，その居住地の地理，親族関係のパターン，シンボル，権力関係，経済システム，そして教育や社会化のためのシステムを記述する長いドキュメントである．保健医療専門職によって書かれる専門特化したエスノグラフィーでは，例えば障害児たちが学校の教室に溶け込んでいくという出来事，あるいは重度で永久的な障害をもつ者に対するケア提供者の役割のように，はっきり限定された要素に焦点を当てることが多い．本書では，学位論文や雑誌論文のために質的研究を作成するセラピストや学生に焦点を当てている．

そのようなエスノグラフィーは，たいてい民族誌的な情報に富んだ報告である．言い換えると，自然主義的方法を使って行われた，狭く限定されたトピックに関する専門的な事実の記録である．保健医療専門職によって書かれたものは十分に描写された本格的なエスノグラフィーに比べると短いが，その有用性は劣らないと思われる．ただし，それらはエスノグラフィーに組み込まれている研究の質をコントロールする方法の多くを含んでいないために，信頼性はより低いものになるだろう．

質的な研究の典型は，長いナラティブ（語り）形式の報告である．自然主義的研究の出版に慣れていない雑誌編集者は，これらの論文の長さを嫌がるものである．しかし，質的研究者は，参加者や出来事のエッセンスを適切に表すべきであるならば，分厚く記述された長い事実の記録が必要であるという考えにたいてい賛同を示す．その研究が理にかなった長さと明確さ，読みやすいスタ

---

**Box13-B**

*Physical Therapy* における文献引用の例：

耳介のTENSは，様々な遠位肢部の障害を患っている15人の患者の痛みを劇的に緩和させた[11]．

[11]Longobardi AG, Clelland JA, Knowles CJ, et al: Effects of auricular transcutaneous electrical nerve stimulation on distal extremity pain: A pain study. Phys Ther 69:10-17, 1989.

*American Journal of Occupational Therapy* における文献引用の例：

作業療法の主な目標は，適切な手段で環境と相互作用する人間の能力を拡大することである（Rogers, 1982）．

Rogers, J.C. (1982). Guest Editorial — Educating the inquisitive practitioner. *Occupational Therapy Journal of Research, 2*, 3-11.

### Box13-C

「目的： 市販されている5種類の静的手関節伸展装具を比較し,どれがより強い握力と指の器用さを支障なく発揮できるかを判定する.それは,静的手関節伸展装具は実務的な仕事をするときに使えるように意図されており,それらが手の機能に及ぼす影響は非常に重要だからである.」

「方法： 腕に著しい機能障害がない23人の右利き女性が,このクロスオーバー研究[訳注]に参加した.市販されている5種類の補装具——すなわちKendall-Futuro #33[商標登録](Futuro),AliMed Freedom Long[商標登録](AliMed Long),AliMed Freedom Short[商標登録](AliMed Short),Smith & Nephew Rolyan D-Ring[商標登録](Rolyan),LMB Wrist Rest[商標登録](LMB)——それぞれについて装着しているときと装着していないときにおける利き手の指の器用さと握力が評価された.指の器用さは,Purdue Pegboardの統一マニュアルのサブテストを用いて評価された.握力はJamar[商標登録]水圧握力計で評価された.」

「結果： 補装具のうち4つ(Futuro, AliMed Short, Rolyan, LMB)では支障なく指を器用に動かすことができ,フリーハンドとの間に有意差は認められなかった.また,AliMed Longは,LMBの装着時とフリーハンドの場合のスピードと比べると動かせる指のスピードはゆっくりとしていた.」

「結論： 5種類の市販されている補装具は,握力と指の器用さに異なった影響を与えていた.握力や指の器用さを優先する場合は,装着する装具において認められた差異が,どの補装具にするかまず最初のアドバイスの根拠となる.ただし,医学的ニーズと患者の好みが,最終的な補装具の選択においては優先されるべきである.」

(Stern, 1996, p.32)

---

訳注：クロスオーバー・デザインとは,各患者が2つ以上の処置を順次受け,同一患者内での結果を対比する研究デザインである.例えば,2つの処置を比較するクロスオーバー研究では,患者ごとに処置Aでのレスポンスと処置Bでのレスポンスを比較する.このデザインでは,レスポンスの全般的レベルを規定する患者の特性は,同一患者であるために一定と見なせ,処置の比較からは除外することができる.
ジョン.C.ベイラー,フレデリック・モステラー・編：津谷喜一郎,折笠秀樹・監訳,医学統計学の活用.サイエンティスト社,東京,1995, pp.55-73, (Bailar, J.C. III and Mosteller, F., ed. *Medical Uses of Statistics* (1st ed.), the Massachusetts Medical Society, 1986) を参照.

### Box13-D

「研究は,脳性麻痺(CP)の子どもたちのつま先歩きに対して量的分析を行うようにデザインされており,歩行中の足関節に生じる内的モーメントの総数とその内的モーメントの受動的要素が測定された.そして内的モーメントにおける能動的要素と受動的要素の影響は,受動的モーメント数と内的モーメント総数の比(R)によって表され,測定結果は13名のCPの子どもと5名の健康な子どもの間で比較された.またデータ分析のために,明らかに類似したつま先歩きのCPの子どもたちは,2群に分けられた.すなわち,1)CP I 群と2)CP II 群である.CP I 群は小さなR比が特徴であり,歩行中に下腿三頭筋の過度の縮小が認められた.CP II 群では,R比の値が異常に高く,拘縮(すなわち,筋肉や腱の構造的な変化)が完全に,あるいは少なくとも部分的につま先歩きの原因となっていることを示唆していた.したがって,各々の群には異なった治療的なストラテジーが必要である.」

(Tardieu, Lespargot, Tabary, & Bret, 1989, p.656)

---

イルを用いているならば,その論文はおそらくもっと肯定的に受け入れられるだろう.また,研究対象となった文化やトピックに親しみがない読者でも,きっとその報告は理解しやすく,興味深いと受け止めるだろう.

Fetterman (1989) は,エスノグラフィーの論文は難しいが,満足が得られるものだと考えている.

小さな出来事について簡単なメモを書くことから……一つの経験を記述したり思いがけない洞察を説明しようとする努力まで,エスノグラフィーの作品を書き上げるには細部を見る目,事象の詳細をふさわしい文脈において表現する能力,そして細部と意味の断片を組み込んで,社会生活という織り物を織り上げていくための言語能力が必要とされる.このようにしてエスノグラフィーの著者は,数カ月にわたる観察と研究が明らかにした様々な社会的組織や相互作用の形態を再現しなければならない.あらゆる文化における多種多様な象徴的表現とそれらの環境に対する人々の適応の様子が,そのページの中でともかく真に迫ったものになっていなければならない (p.104).

以下の基礎的な要素を論文に含めよう.

## 目的

研究を発展させるオリジナルな目的は何だったか？ それは時を経てどのように変化したのか？

## 研究疑問

研究に取り組む際に立てた研究疑問を述べ，データを集め分析するにつれて，それらがどのように変化したかを説明する．

## 背景

どのようにして場所，参加者，ドキュメントを見つけだし選択したかを読者に示そう．その選択を導いたのは理論的サンプリングか，分析的帰納法か？ その場所や参加者を事前に知っていたのか？（Box13-E）．

## 手順

その場面でおおよそ何回くらい，どんな時間的な枠組みで参加者と共に過ごしたのかを読者に知らせるべきである．研究された場所のタイプとそこにどのくらいの人がいたのかを述べよう．誰が参加者であったのか，そして彼らの何人がそこにいたのか？（Box13-E）．参加者との間にラポールをどのように形成し，どの程度まで深めたのかを検討しよう．参加者とはどのようにして面識を持ったのか？ 彼らとの関係性は時を経てどのように変化したのか？

## データ収集と分析

読者に，どのようにデータを収集し解釈したのかを伝えるのは重要なことである．研究者は，自分の研究がどの程度信頼できるものか決定でき，研究を文脈のなかで理解できるくらい十分に知っていなければならない．もしデータ収集方法に関する情報が省略されたとしたら，例えば，読者は研究者の発見がその文化に対する研究者自身の知識や研究活動からくる直接的で個人的な経験から生まれたのか，他の人々の理論的枠組みに由来するのか，または実際のフィールドワークとインタビューから生じたのかを知ることができない．

したがって，明確なデータ収集のテクニックに関する情報を読者に与えることが必要である．例えば，参加観察法，徹底的な深いインタビュー，ドキュメントのレビューに加え，使用した録音や録画の機器の種類や隠しどりをしたのかなどについても述べよう（Box13-F）．

どのようにしてデータを分析したのか？ もし，GlaserとStraussのグラウンデッドセオリーのような特定の方法を使ったのであれば，それについて述べ説明する必要がある．参加者が発言したことに対してどのようなチェックを実施したのか？ 参加者は研究者の発見を検討し

---

**Box13-E**

以下は，「脊髄損傷者におけるシーカヤック（訳注）を漕ぐ意味」というタイトルがつけられたTaylorとMcGruderの論文から，方法のセクションを抜粋したものである．

　対象者は，シーカヤックによる探検旅行に参加した脊髄損傷（SCI）者であった．……1人の女性と2人の男性が自発的に参加した……その3名の対象者は歩行不能であったが，ある程度上肢の機能が維持されている不全脊髄損傷であった……

　対象者の選択は，このトピックに関する明らかな興味とインタビューへの参加意欲によって，自己選択する形をとった．それゆえ，これらの対象者はすべてのSCI者や，損傷後にアウトドア活動を始めたすべてのSCI者を代表しているわけではない．

この後，3名の対象者の詳細な記述が続く．

(Taylor & McGruder, 1996, pp.40-41)

訳注：kayak＝カヤック．エスキモーの狩猟用の小舟

---

**Box13-F**

PasekとSchkadeは，彼らの論文「下肢の欠損がある青年におけるスキー体験の効果：作業適応の視点から」の要約に，データ収集と分析の方法を記述している．

　参加観察によるデータ収集方法として，ビデオによる録画，インタビュー，スキー指導者による日々の経過記録，そしてスキー旅行1カ月後の質問紙が含まれていた．データは効率，効果，そして自己と他者への満足（作業適応において相対的な統御能力と説明されているもの）を実証するために分析された．スキー体験者たちが報告したプラスの影響が，セルフエスティーム（自尊感情）への影響を指摘するために分析された．青年たちと一緒に過ごして幅広い経験をした3名の作業療法士も，ビデオテープと記述された情報について検討を行った．

(Pasek & Schkade, 1996, p.24)

> **Box13-G**
>
> Box13-E に示した研究で，Taylor と McGruder は，Guba の質的研究における厳密性のモデルを用い，彼らのデータの信頼性について主張した．いくつかの方法によるトライアンギュレーションが行われたのである．まず「カヤックのガイドだけでなく，カヤックを漕ぐSCI者に同伴したレクリエーションのセラピストもインタビューを受けた．2番目のトライアンギュレーションとして，インタビューデータ，論文の第1著者のフィールドノーツ，さらに障害者がカヤックを漕ぐことに対してすでに発表された説明（Webre & Zeller, 1990）とを比較した．研究の中立性は，コードの記録と研究メンバーのチェックの手続きによってデータ分析のレベルにおいて確保した……」．また，著者は参加者に彼らのインタビュー・データの解釈を検討し評価するよう依頼した．さらに，第2著者は独自に，トランスクリプトの半分を分析してテーマを再コード化した．
>
> （Taylor & McGruder, 1996, p.41）

> **Box13-H**
>
> 「あなたは，秩序だったやり方でアイデアを表し，自分自身の言いたいことをスムーズにそして正確に表現することにより，科学的な報告の主要な目的である明確な伝達を達成することができる．アイデアを明確かつ論理的に発展させることにより，また読者をスムーズにある考えから次の考えへと導くことによって，読みたいと思わせることができるのである．」
>
> （American Psychological Association, 1994, p.23）

たのか？　彼らはその結果について何と言ったのか？　何らかのトライアンギュレーションを用いたのか？（Box13-G）．

## 興味深いものにすること

　科学論文は文学とは異なるが，それは科学論文が退屈なものであることを意味しているのではない．興味を引くやり方で研究を報告することはチャレンジではあるものの，それは可能なのである．論文はスタイルを欠いていたり単調であってはならない．自分の研究と結果をダイレクトに表しながら，同時に興味深く感動するようなスタイルを目指し，そのプロジェクトにいかに深く関与したかを読者に示すのである．きっと研究者の深い関わりは人に伝わりやすく，さらに出来事をよく知るために読み進めたい気持ちにさせるだろう．APA マニュアルは，アイデアを効果的に表現するための有用なアドバイスを提供してくれている（Box13-H）．

　APA マニュアルは，アイデアの秩序だった表現方法，表現のスムーズさ，表現の無駄のなさ，言葉の選択における正確さと明瞭さ，記述スタイルを改善するためのストラテジー，そして文法のための優れた示唆を与えてくれる（*APA Manual*, 1994, pp.23-26）．そのセクションを読むと，これから論文の著者になろうとする者は大いに啓発されるだろう．特に有用なのは，言語上のバイアスを減らすための新しいガイドラインやジェンダー，性的指向（sexual orientation），人種的アイデンティティあるいはエスニック・アイデンティティ，障害，年齢に関するセクションである．

## 投稿のための手続き

　学術誌を選び，論文を適切なフォーマットに従って準備したら，すぐにでも論文を投稿できる．コピーする部数，書式のスタイル，ページ番号の挿入，余白，その他の指示に従っているか確認しよう．表紙には，論文名に加えて，投稿規定で求められているすべての内容を記述する．表紙には，この論文が他の出版社によって審査中ではないこと，そして版権同意書に署名する意志があるという主旨のことを明示する必要がある．

　もし論文が査読に値すると判断されたら，編集者からその論文が受け付けられたこと，そして査読のプロセスが始まっていることを知らせるハガキが送られてくる．それから長い期間，おそらく4～5カ月間は待つ覚悟をしよう．この時点で，編集者は投稿された論文のコピーを，通常，その研究の専門領域のエキスパートである3～4人の査読者に送っている．査読者は，そのトピックがその学術誌の読者層の関心にかなっているか，それが適切にカバーされタイムリーなものであるか，研究の筋が通っており質の高いものであるかに関して編集者が判定するのを助けるために数々の質問を投げかける．すべての査読者が返送してきたら，編集者はその論文をそのままの形で受理するか，再査読をもって受理するか，あるいはそれを不採用とするか決定を下す．容易に想像できるように，編集者から決定について書かれた手紙を受

け取るまでに数カ月を要するのである．

　論文が不採用となった場合，その理由が告げられる．おそらく，そのトピックが読者層にとってふさわしくないかタイムリーでないと考えられたか，査読者が研究内容を出版する基準に達していないと見なしたかのいずれかである．だが，落胆することはない．このような場合は他の学術誌に投稿しよう．目的と領域が自分の研究にもっと適合した雑誌があるだろう．

　編集者は投稿者にいくつかの修正を求めたうえで，論文を受理することが多い．論文が赤ペンでマーキングされているのを見てがっかりするかもしれないが，求められている変更はそれを初めて目にしたときの印象ほど多くはないものである．もし求められた再検討がその論文を改善しない，あるいはそれが研究の意味することや意図を変えてしまうと確信できるなら，そのような変更は有益でないという理由だけを書き，自分の意味していることがより明確になるように書き直したことを示せばよいだろう．素早く妥当な修正をして，2週間以内には修正版を送り返そう．

　論文が受理されるまでに，編集者との間で数回にわたって論文のやりとりを行う羽目になっても驚いてはならない．とりわけ，あまりにがっかりして修正し再提出するのを諦めてしまわないようにしよう．もし編集者がその材料を出版にふさわしいものと見なしていたら，それは単に，出版可能な形にするまでの時間の問題である．

　論文の準備が最終的に整ったとき，編集者は著者に，論文の出版の権利をその出版社に委ねる版権同意書に署名を求めることがある．そして，出版の準備のために論文が印刷所に送られており，近日中に校正刷が手元に届くことを知らされる．その校正刷が届いたら，それらに間違いがないかを素早くチェックし，返送しよう．校正刷のチェックのために許される時間は非常に短くて，訂正箇所を電話で尋ねられるだけかもしれない．校正では，スペルや句読点の訂正のようなわずかな変更だけにとどめなければならない．内容に関してセンテンスを書き直したり何か大幅な変更をしたりするには，時すでに遅しである．

　最終的には，あなたの名前が印刷されるのをじっと待っている以外にするべきことは何一つ残されていない．論文が掲載された雑誌を無料で送ってくる出版社もあるが，出版社によっては論文のコピーだけを何部か送ってくる．ともかく今やっと，すべてが完了した．自分のあらゆる努力を示す何ものかを手にし，専門職に対する貢献を誇ることができるのである．

## ■学位論文の準備

　学位論文の準備はいくぶん異なった手順と思慮を必要とする．通常含まれるステップは，次のことで構成される．

1. 学位論文の計画書を作成し，学位論文の計画書審査会において選定された学位論文審査委員の前で説明を行う．そこで求められた修正を施す．
2. 人権委員会の審査のために資料を作成し，自分が所属する学部に責任を負っている人権委員会で説明するか，資料を提出する．そこで求められた修正を施す．（もし必要であれば）調査を実施する施設の人権委員会にも資料を提出するか，説明を行う．同様に求められた修正を施す．
3. 研究プロジェクトを実行に移す．
4. 学位論文を書き上げ，学位論文審査委員による口頭諮問審査会でそれをディフェンスする．そこで求められた修正を施す．その後学位論文を製本して，決められた場所，例えば学部や大学の図書館などに提出する．

これらは学位論文の準備に含まれる慣例の手順ではあるが，それらは所属機関によって異なっており，そこで採用されている手順に従わなければならない．

## 執筆スタイル

　学術誌の論文と同じく，求められる執筆スタイルは大学によって様々である．作業療法と理学療法のプログラムでは，たいてい American Psychological Association もしくは American Medical Association のスタイルであるが，自分の学部のスタイルを確認するべきである．繰り返しになるが，関連のある執筆マニュアルを1部ぜひ手元に置くことを勧める．なぜなら，執筆を進めながらしょっちゅうそれと突き合わせる必要があるからである．

## 学位論文計画書のフォーマット

　それぞれの大学には，学位論文の計画書に求められるフォーマットがあるだろうが，たいてい次のようなフォーマットである．

### 表紙

研究のタイトルと，研究者の氏名，申請日，学位論文の審査教官の氏名を示す．

## 研究の説明と正当化

### 序章

序章を設ける場合と，すぐに研究課題の記述に移る場合がある．もし序章を設けることに決めたなら，それは簡潔な，研究課題に向けたお膳立てにするべきである．

### 研究課題の記述

研究で関心を寄せている問題を明確に述べよう．そのための資料は，第3章のワークシートの研究課題の記述の箇所にある．質的研究では，人々のグループ，論点となる問題，あるいは事象が「研究課題」に相当するだろう．

### 背景

研究の必要性もしくはその問題が緊急の関心事である理由を述べよう．その材料は文献レビューから生まれてくるが，一般的には2,3ページを超えない．その問題の性質，広がり，そして深刻さに関するいくつかの一般的な事実と共に，問題の重要性とそれを研究する必要性に関する数名の人々の意見を含めよう．

### 目的

研究によってその問題にどのように取り組もうとしているのかを述べよう．これについて，第3章のワークシートの「目的」のセクションから材料を集めよう．質的研究の場合は，研究中の参加者と事象についてどのようなタイプの情報を見つけようとしているのか，仮説を生成するつもりなのかを述べよう．

### 意義

あなたの研究の「だから何なのか？」である．研究の結果として何を変化させられるだろうか？ 第3章のワークシートにある材料を使おう．

### 文献レビュー

すでに予備的な文献レビューだけは済ませただろうが，学位論文のこの準備段階では，徹底的なレビューでカバーしたトピックスのリストを記述する必要がある．また，自分の使おうとする研究方法と類似した方法を使った研究や異なる方法の研究を取り上げるだけではなく，その問題がそもそも重要であるという見解を支持する研究を少なくとも1つか2つは含めたほうがよい．

## 研究のデザイン

### 研究疑問または仮説

研究疑問または仮説を端的に述べよう．それらを定式化して述べることによって研究計画は明確になるだろう．研究疑問は自然主義的な研究を行っているうちに変化するかもしれないが，研究デザインを導くために出発点となる研究疑問を持っておくことは重要である．

### 前提

研究をデザインするときに研究者が立てている前提がいくつかある．第6章のワークシートにある「前提」を利用しよう．

### 範囲と限界

研究の範囲を記述し，今までのところ明らかとなった限界のアウトラインを示そう．その材料は，第6章のワークシートにある．

### 研究デザイン

なぜその研究デザインを使うのか，それを決定した理由を簡潔に述べよう．量的研究については，第5章を読んだ後でデザインを決定し，質的研究では第9章を読んだ後でその決定をしたはずである．

### 量的研究のための研究方法

**対象．** 母集団を決定するために用いる基準，対象を選択するために用いる方法，サンプル数，対象を実験群とコントロール群に割り付けるための方法をここの記述に含める．この材料のすべては，第6章のワークシートの「対象」で見つけられる．

**変数．** もし実験研究または準実験研究を行う予定ならば，独立変数と従属変数を明確にする必要がある．もし相関研究を行うつもりなら，関連性を検討する変数をはっきりとさせる．

**用語の定義．** 簡潔な定義で用語を明確化する必要がある．普通は仮説の中で述べられるのだが，自分の研究にとって重要な役割を担う用語を操作的に定義するのである．第6章のワークシートを完成させたときに，この仕事は終わっているはずである．

**研究の手順．** これは第5章の終わりのプロトコールでリストアップしたように，研究プロジェクトを段階ごとに説明したものである．ここの記述に含まれるものは，対象者の秘密を守るための手続き，対象者のインフォームドコンセントを得るための手続き，必要な治療を拒否されないことを保証するための手続きなどである．また，対象者に対するリスクとベネフィットの割合や研究の安全性についても明確に内容を述べよう．第11章のワークシートにある人権委員会のための資料に含まれている内容を使って，このセクションを書く準備をするとよい．

**データ収集の手段．** これは対象者からデータを収集するために用いる方法のことである．その方法やテスト，あるいは測定用具を説明し，（必要であれば）それらの信頼性と妥当性を示そう．また，研究プロセスでテストが施行された時期についても述べる必要がある．この材料は，第7章のワークシートにある．

**データ分析．** これはデータを分析するために使う方法のことである．方法は，実際にデータ収集の経験を積んだ後では変わってくるかもしれないが，学位論文審査委員会のメンバーは研究者が分析について何を考え，分析に使用する手続きについてどんなアイデアを持っているのか知りたいと思うだろう．このプロセスについては，第6章のワークシートですでに考えたはずである．

### 質的研究のための研究方法

**参加者．** 参加者を選択するために使おうと考えている基準と，研究に協力してもらうことが可能な人数を述べよう（第4章を参照）．

**手順．** 調査地と参加者にアクセスするための計画について述べる．すなわち，参加者や出来事を，インタビューして記録したり，観察するための許可を得る計画である（第7章と第9章を参照）．さらに，参加者の秘密を守ることを保証し，研究の参加へのインフォームドコンセントを得る手続きが含まれる（第11章を参照）．

**データ収集．** 第7章のワークシートで記述したように，どのようにして参加者，場所，アーチファクトから情報を集めるのか，その方法を説明する．

**データ分析．** データを組み立て，分析し，表現するために用いようとしているテクニックを記述する（第10章を参照）．

**タイムテーブル．** 学部によっては，学位論文の準備と作成のステップとしてタイムテーブルを計画するよう学生に求めている．タイムテーブルを作成することで，学生は各ステップの遂行に要する時間について考えざるを得なくなり，プロセス全体に対する現実的な計画の立案が促される．タイムテーブルを作成するにあたり，例えば，単に文献レビューに3カ月かかるというふうに記入するのではなく，それらの出来事が起こるであろう現実的な日付を記入したほうがよい．本書の「はじめに」で，研究を遂行するための時間枠の見積りについて情報を示しておいたが，いくつかタイムテーブルの例を付録Oにも掲載した．

**資源．** 学生は，学位論文を完成するために必要となる資源をリストアップするよう求められることがある．次のことに関して補助を必要とするか否かよく考えてみよう．データの書き起こし，タイピング，編集，あるいは校正についてはどうか．統計の専門家の援助は必要か．統計学的計算やワードプロセッサーのためのコンピュータ使用の補助は必要か．ビデオやテープレコーダー等の使用についてはどうか．図書施設へのアクセス，自分の選択基準に見合う患者または参加者へのアクセス，フィールドにある患者の記録またはアーチファクトへのアクセス，治療機器または用具の使用については援助が必要か．さらに対象への処理の実施，対象のテスト，参加者とのインタビューや観察のために，他のセラピストから支援が必要だろうか．

**引用文献リスト．** 計画書の引用文献リストは，学位論文のために決められたスタイルで書くべきである．それがどんなスタイルなのかを知るために，適切なスタイルのマニュアルを求め，引用文献のセクションを勉強しよう．

**付録．** ここには，テスト，測定尺度，インタビュー，観察シート，その他のデータ収集用具，研究への参加に対する対象者のインフォームドコンセントを手に入れるための文書，そして人権委員会に求められる可能性があるその他の文書を含める．

## 研究計画書の手続き

　研究計画書を準備する間は，学位論文の指導教官でもある論文審査委員会のメンバーと一緒に仕事をする機会が多くなるだろう．完成させた計画書は，委員会のメンバーがレビューする時間を確保するために，予定された口頭諮問による審査会の少なくとも1週間前には各メンバーに提出するべきである．また，計画書のコピーを持参して審査会に臨み，研究の基盤となる哲学と理論，デザインと方法論，重要性と適切さに関する質問に答えられるよう準備しておく．要するに，学位論文に求められている当該学部の必要条件を満たした研究計画を立てる，ということである．そして指導教官は，研究について注意深く考えており，それを聡明に議論できることを期待しているのである．

　また審査の場では，研究計画の修正や改善に関していくつかのアイデアが交換されながら，計画書のかなりの部分について議論されるに違いない．たとえこれまで計画書の準備を指導教官と共に行ってきたとしても，このようなことが起こるのは驚くにあたらない．むしろ，指導教官のなかには，審査会で同僚との討議に巻き込まれた際に触発されて，計画の改善に向けた良い示唆を与えてくれる者もいる．その示唆が研究を改善するものでないと強く感じるのでない限り，求められた修正を施して，計画書を再提出し，研究を開始できるようゴーサインを得たほうがよい．

　しかしながら実際にスタートする前に，人権委員会に対する資料を準備し提示する必要がある．第11章でその手順について説明した．そのワークシートを完成させたら，必要となる材料のほとんどを手に入れたことになる．提出する資料のいくつかについては，計画書審査会の終了後に修正する必要があるかもしれない．人権委員会があなたの研究を承認し，すべてのことがうまく運んだら，今からやっと研究を開始することができる．

## 学位論文のフォーマット

　最終ステップは，研究の素材を学位論文の形式で書くことである．それぞれの大学には，学位論文作成のための特定のフォーマットがある．しかし，おそらくその形式は図13-1や図13-2とほぼ同じであろう．学位論文のために必要とされる基本的な情報は，各章の終わりで完成させたワークシートにある．関連する章が，それらの

---

表紙
要約
謝辞
表のリスト
図のリスト
**第1章　序章**
　背景（第3章）
　研究目的（第3章）
　研究の意義（第3章）
　仮説または研究疑問（第1章と第3章）
　前提（第6章）
　限界（第6章）
　用語の定義（第6章）
　研究の範囲（第6章）
**第2章　文献レビュー（第2章）**
**第3章　研究方法**
　研究デザイン（第5章）
　仮説
　手順：
　　対象（第6章）
　　測定用具（第7章）
　　データ収集の手続き（第7章）
　　データ分析（第8章）
　　パイロットスタディ（第11章）
**第4章　結果**
　ナラティブ（語り）（第12章）
　表と図（第12章）
**第5章　考察（第12章）**
　主な知見
　関連研究における知見との比較
　結果/知見の解釈
　研究からの示唆
　今後の研究課題
引用文献（第13章）
付録
　付録A：テストと測定尺度（第7章）
　付録B：人権委員会のための資料（第11章）

図13-1　量的研究における学位論文のためのフォーマット．カッコの中の章番号は，各セクションのための情報が，本書中のどこに位置するかを示している．

```
表紙
要約
謝辞
表のリスト（第10章）
図のリスト（第10章）
第1章　序章
    背景（第3章）
    研究目的（第3章）
    研究の意義（第3章）
    研究疑問（第3章と第9章）
    前提（第6章）
    限界（第6章）
第2章　文献レビュー（第2章と第9章）
第3章　研究方法
    研究デザイン（第9章）
    研究疑問（第9章）
    手順：
        参加者（第9章）
        データ収集の手続き（第7章と第9章）
        データ分析（第10章）
第4章　結果と考察
    コード化の結果と初期の分析（第10章）
    徹底した分析（第10章，第12章，第13章）
    データの表示（第10章）
    分析のチェック（第10章）
    仮説の生成（第10章）
引用文献（第13章）
付録
    付録A：同意書の形式（第11章）
    付録B：インタビューのアウトライン（第9章と第10章）
    付録C：スタートコード（第10章）
```

図13-2　質的研究における学位論文のためのフォーマット．カッコの中の章番号は，各セクションのための情報が，本書中のどこに位置するかを示している．

図で示されたトピックの見出しの後に列記されている．すでに論文の各構成要素について骨子となるステートメントを1, 2文書いているだろうが，今はその細目をすべて埋め尽くすことが必要なのである．

## 学位論文のための手続き

ほとんどの指導教官は，学位論文のいくつかの章について，それが書けた時点で一度読みたがるものである．なぜなら，それによって学生が辿っている道筋を確かめられ，論文作成の進展に伴い変更が必要となるかもしれないからである．指導教官のなかには，書いた文章を見せるように要求しない者もいるので，このような場合には，事前に一度読んでもらうように頼むのがよいだろう．なぜなら，論文作成のプロセスがあまり進んでしまわないうちに，自分が正確なスタイルを使って書いているのか確認できるからである．たとえ一度読んでもらっていたとしても，指導教官が全体の原稿を見たときには，改めて修正のための示唆を与え，いくつかのセクションの書き直しを求めるに違いない．

指導教官がその内容に満足したらできる限り速やかに，学位論文の口頭諮問を計画してもらうべきである．これは学位論文を"ディフェンスするための"審査会である．質問は審査員以外の者が参加してもよいオープンな審査会である場合もある．審査会では自分の研究プロジェクトについて要約された形式で発表し，次いで質疑応答の時間があり，その研究に関する全般的な討論が行われる．それに備えるために，自分の主指導教官にその大学での口頭諮問による審査の形式についてよく質問しておいたほうがよい．

口頭諮問審査会の結果はたいてい，その学位論文が"そのままで"承認されるか小さな修正が完了するまで承認が延びるかである．大きな再検討の要求があるのは多くの場合，実際の執筆期間中に学生が審査会のメンバーと十分緊密に連絡をとりながら作業を進めてこなかったことを意味している．

すべての審査教官が最終的に完成させた論文に納得したら，あとは承諾書に署名し（学生が学位論文のための必要事項を満たしたことを意味する），必要部数のコピーを作り，それらをしかるべき場所に提出するのみである．大学は通常，学部用または大学図書館用に学位論文のコピーを求めている．また，専門職団体の協会の図書室も論文のコピーを求めてくることがある．

## 学位論文を投稿するための準備

学生のなかには，自分の学位論文を投稿し，出版することに興味を持っている者がいる．これは素晴らしいアイデアであり，おそらく実際に出版された数以上に，そのような考えを思い描いている学生がいるだろう．しかしながら，それは簡単な仕事ではない．なぜなら，非常に多くの切り捨てと書き直しが必要とされるからである．やっとの思いで手に入れた非常に多くの素材を削除する気になるのは，生やさしいことではない！　だが，

なかには進んで手伝ってくれる指導教官がいるかもしれない．そのような教官は研究論文に対する重要性や一貫性に対する感覚を保ちながら，不要な部分を切り捨てることに対しもっと客観的であることができるだろう．一般的に，文献レビューは最もたくさん削除される章である．事実，ほとんどの学術誌に投稿するためには，15ページか20ページあるものを少しもひるむことなく2〜4のパラグラフに減らさなければならない．

投稿し，出版するために学位論文を手直しする予定なら，最も良いのは，そのプロジェクトの間に準備したワークシートに戻り，気持ちを新たにしてスタートを切り直すことである．別の目的で書き上げられた材料を作り直そうとするよりも，走り書きから何かを新たに書くほうがやさしいこともある．もしこれが良いアイデアだと思えたなら，この章の前半を参考にして，学術誌への投稿のための指示に従おう．

## ■迷いやすい箇所

編集者から投稿者に論文が返され，それを出版できる形にするためにまだ多くの仕事が必要であることが分かると，多くの研究が泥沼にはまり込んで，にっちもさっちもいかなくなる．自分たちの目には欠点のない仕事のように映っていても，他の人たちからすれば改善を要するかなりの余地があるということを，ほとんどの者が即座に学ぶのである．

最初の落ち込みから回復したらなるべく早く，もっと多くの作業を必要とする項目があるという現実的な認識を持ち，一つ一つ順に詳しく検討しよう．その修正のいくつかはごく簡単に済んでしまい驚くかもしれない．著者はそのトピックに近すぎるために，現在のアイデアとは別の見方をすることができなくなっている可能性がある．同僚は，それらに客観的な光を当てる手伝いをしてくれ，もっと大きな修正のために示唆を与えてくれるだろう．

さらにもっとがっかりさせられるのは，要求されたいくつかの変更が，あなたの見方からすると元の記述の意味を変えてしまったり，言いたいことを誤って解釈されそうな場合である．これらの変更をする義務はない．このようなケースは，編集者に手紙を書き，あなたの関心事を説明し，その文書の特定のポイントを変更することが有益ではないと信じていることを述べるべきである．これは，その後の議論を導き，編集者が著者の意図を誤って理解したのは，記述が明瞭でないことが原因であることが明らかになるかもしれない．おそらく，両者にとって受け入れ可能な解決を導き出すことは可能である．しかしながら，そううまくいかない場合には，そのポイントが研究にとってどれほど重要かを決断すべきである．それがとても重要ならば，自分の論文をその出版社から取り戻し，別の出版社に投稿する選択をしてもよい．そうしようと決めたときは，必ず編集者に知らせなければならない．

すべての修正を終える締め切りを，おおよそ2週間以内に設定しておくことを勧めたい．私の経験では，この段階を迅速に経過しないと"拒否された"原稿は，キャビネットの中に永遠にしまい込まれてしまうことになるだろう．この時点であなたの原稿を萎れさせて死なせてしまうのは，自分にとっても，おそらく専門職にとっても損失になるに違いない．

# ●ワークシート●

もし自分の研究を専門誌に投稿する準備をしているのなら：

## ●研究にとってベストな学術誌を選択する

まず学術誌を決定しなければならない．もし，これがすぐにははっきりしないときは，図書館を訪れ，雑誌閲覧室に展示されている雑誌を検討しよう．展示されている雑誌のどれもがぴったりに思えない場合は，この章に述べられている定期刊行物のリストに目を通そう．

可能な学術誌をここに列記しよう．

|  |  | 適切さ |  |
|---|---|---|---|
| A. _____ | _____ 適切 | _____ 不適切 |
| B. _____ | _____ 適切 | _____ 不適切 |
| C. _____ | _____ 適切 | _____ 不適切 |
| D. _____ | _____ 適切 | _____ 不適切 |
| E. _____ | _____ 適切 | _____ 不適切 |

目的と範囲を検討し，適切と思える学術誌に印をつけよう．

最も見込みのある学術誌を3つ選び出し，それぞれの最近号のいくつかにじっくりと目を通して，自分の研究がその雑誌のスタイルと内容にふさわしいか調べよう．

第1番目の候補となる学術誌を決定しよう．

## ●執筆スタイル

投稿規定を検討し，どの執筆スタイルが用いられているか見つけだそう．

どのスタイルかここに書こう．

その執筆スタイルの手引きを入手しよう．

書き始める前にその手引きを読んで検討しよう．

## ●執筆

これまでの章で作成したワークシートを集め，セクション別に並べよう．

　　研究課題
　　背景
　　目的
　　仮説
　　方法
　　結果
　　考察

この章の情報に従って**研究課題**のワークシートにある材料を美しく仕上げて，それを最終的な形式にしよう．

文献レビューのワークシートを基に，**背景**のセクションをここで書こう．

目的の記述

仮説

**方法**を記述しよう.ここに含まれるのは;

　　対象:

測定用具：

手順：

結果を示そう．

では，**結論**について考察しよう．

　　仮説は支持されただろうか？

　　文献の結果と比較しよう．

解釈と結論.

限界.

今後の研究への示唆.

文献リストを作成しよう．

要約を書こう．

自分の研究を振り返り再検討しよう．

興味深い内容だろうか？

研究で何が行われ，何が起きたのかを明確で簡潔に述べているだろうか？

解釈と結論は正当と判断されるだろうか？

### ●投稿のための手順

もう一度投稿規定を読んで検討し，すべての指示に従ったかどうか確かめよう．

論文を必要な部数だけコピーしよう．

編集者へカバーレターを書こう．

## ■引用文献

American Journal of Occupational Therapy. (1996). Author's Guide. *American Journal of Occupational Therapy, 50*(1), 73-74.

American Medical Association. (1995). *Manual of style* (8th ed.) Baltimore, MD: Williams & Wilkins.

American Psychological Association. (1994). *Publication manual of the American Psychological Association* (4th ed). Washington, DC: Author.

Fetterman, D.M. (1989). *Ethnography step by step.* Newbury Park, CA: Sage Publications.

Katz, B., & Sternberg Katz, L. (Eds.) (1995). *Magazines for Libraries.* New York: R.R. Bowker.

Pasek, P.B., & Schkade, J.K. (1996). Effects of a skiing experience on adolescents with limb deficiencies: An occupational adaptation perspective. *American Journal of Occupational Therapy, 50*(1), 24-31.

*The serials directory: An international reference book* (10th ed.). (1996). Birmingham, AL: EBSCO.

Stern, E.B. (1996). Grip strength and finger dexterity across five styles of commercial wrist orthoses. *American Journal of Occupational Therapy, 50*(1), 32-38.

Tardieu, C., Lespargot, A., Tabary, C., & Bret, M. (1989). Toe-walking in children with cerebral palsy: Contributions of contracture and excessive contraction of triceps surae muscle. *Physical Therapy, 69*(8), 656-662.

Taylor, L.P. & McGruder, J.E. (1996). The meaning of sea kayaking for persons with spinal cord injuries. *American Journal of Occupational Therapy, 50*(1), 39-46.

*Ulrich's international periodicals directory* (34th ed.). (1996). New York: Bowker.

## ■さらに理解を深めるための文献

Bates, J.D. (1993). *Writing with precision: How to write so that you cannot possibly be misunderstood.* Sarasota, FL: Acropolis Books.

Carter, J., & Sylvester, P. (1987). *Writing for your peers: The primary journal paper.* New York: Praeger.

Copperud, R.H. (1980). *American usage and style: The consensus.* New York: Van Nostrand Reinhold.

Day, R.A. (1994). *How to write and publish a scientific paper.* Phoenix, AZ: Oryx Press.

International Association of Business Communicators. (1982). *Without bias: A guidebook for nondiscriminatory communication.* New York: John Wiley & Sons.

Ross-Larson, B. (1996). *Edit yourself.* New York: Norton.

Strunk, W., Jr., & White, E.B. (1995). *The elements of style.* New York: Macmillan.

# 付録 A

# 索引集と要約集

*Abstracts for Social Workers.* 季刊．下記に示したソーシャルワーク関係の学術誌からの要約集．
social policy and action, service methods, fields of service, the social work profession, history of social work, related fields in the social sciences.

*Abstracts of Hospital Management Studies.* 季刊．保健医療供給の管理，計画，政策に関する研究の国際的な要約集．

*Ageline.* American Association for Retired Persons（全米退職者協会）制作．老年学研究のあらゆる側面に及び，16,500 件以上の研究が収録されている．隔月更新．

*Bibliography of Bioethics.* 1975 年以来，保健医療に関する倫理問題の英語文献をカバーしている．これには学術誌，判例，政府の公文書や報告書，テープ類，新聞，書籍が含まれる．年刊．

*Biological Abstracts.* 半月刊．定期刊行物の国際的な要約集であり，これには行動科学，生体計測，環境生物学，遺伝学，栄養学，公衆衛生学が含まれる．

*Child Development Abstracts.* 年 3 回の発刊．乳幼児と子どもの発達に関連した多種多様な領域の学術論文と書籍の要約集．

*Combined Health Information Database.* National Institutes of Health（国立健康研究所）制作．4つの健康関連のデータベース（関節炎，糖尿病，健康教育，消化器系疾患）を結合したもので 24,000 件以上の研究が収録されている．年 4 回更新．

*Compendex.* Engineering Information Inc. 制作．リハビリテーション工学を含む，工学のあらゆる領域に関する 1,102,100 件以上の研究が収録されている．毎月更新．

*Cumulative Index to Nursing and Allied Health Literature*（CINAHL）．書籍版は 1956 年から現在までを，オンライン版は 1982 年から現在までをそれぞれカバーしている．看護学関係のすべての学術誌と 125 以上の関連領域の学術誌の索引集であり，それらに加えて書籍レビュー，パンフレット類，映画，種々の記録物などにも及んでいる．隔月更新．

*Current Index to Journals in Education*（CIJE）．テーマ，著者，論文内容による教育学関連の要約集．通常，RIE と ECER を併用する．これらの3つを併せたもののオンライン版が ERIC である．

*Dissertation Abstracts.* 題目，著者，テーマによる博士論文の包括的な要約集．各巻は科学/工学と人文/社会科学に分かれている．

*dsh Abstracts.* ワシントン DC の Gallaudet College にある Deafness, Speech and Hearing Publications, Inc. が年 4 回発刊している．聴覚，聴覚障害，言語，言語障害に関する学術論文の要約集．外国の学術誌も含まれている．

*Education Index.* 1932 年から現在までをカバー．教育学に関する定期刊行物，学会報告，年鑑からの索引集．

*ERIC*（*Educational Resources Information Center*）．Council for Exceptional Children（特別な子どものため

の協議会）制作．特殊教育資源に関する589,000件以上の研究が収録されている．毎月更新．RIE，CIJE，ECERを併合した索引集．

*Exceptional Child Educational Resources（ECER）.* 特別なニーズを持つ子どもに関する教育資源の要約集で，テーマ別，著者別になっている．通常，RIEとCIJEを併用する．これらの3つを併せたもののオンライン版がERICである．

*Excerpta Medica.* オランダのElsevier Science Publishingの子会社によって，1946年に最初に発刊された．世界的な規模で，生物医学に関する研究と臨床の文献をカバーしている．リハビリテーションや物理医学，老年学と老年医学，精神医学，産業保健，産業医学などを含む52の領域から構成されている．

*Hospital Literature Index.* 1945年から現在までをカバー．病院や関連する保健医療機関の管理，計画，財政に関する研究の索引集．保健医療に関するすべてのタイプの機関が網羅されている．年4回の発行で毎年累加される．

*Index Medicus.* 完全版と縮小版が利用可能．約4,680の医学関連の学術誌から収録されている．月1回更新され毎年累加される．*Index Medicus*のオンライン版がMEDLINEである．

*Index of Physical Therapy.* 毎年，テーマ別，著者別に索引が付けられる．

*Index of the American Journal of Occupational Therapy.* テーマ別，著者別に索引が付けられている．1972年から1983年まで累積され，その後は毎年発行されている．

*International Nursing Index.* 1966年から現在までをカバー．270の国際的な看護学の学術誌と*Index Medicus*に登録されている2,600の非看護学関係誌からの看護学の論文索引集．年4回の発行で毎年累加される．

*Linguistics and Language Behaviors Abstracts.* Sociological Abstracts, Inc. 制作．言語の問題，発語と聴覚の問題，学習障害，特殊教育などに関する72,000以上の研究が収録されている．年4回更新．

*MEDLINE.* *Index Medicus*のオンライン版である．生物医学や医学に関係する人文科学の領域などを含む，1,600,000件以上の医学研究が収録されている．作業療法および理学療法，看護学，ソーシャルワーク，生物学，生理学などの領域も含む．月1回更新され毎年累加される．

*PsychINFO.* *Psychological Abstracts*のオンライン版である．題目別，著者別，テーマ別に収録されている．心理学の16の主要な領域別に分割されている．

*PsychLit.* 心理学関係の書籍，学術誌，他のメディアなどからなる包括的なオンラインデータベースである．著者別，テーマ別に構成されている．

*Psychological Abstracts.* 1894年に*Psychological Index*として発刊され，1927年に*Psychological Abstracts*となった．毎月発行するために，多くの学術誌，定期刊行物，博士論文の要約集が詳しく調べられている．1年あたり4巻で累加される．*Psychological Abstracts*のオンライン版がPsychINFOである．

*REHABDATA.* National Rehabilitation Information Center （NARIC，国立リハビリテーション情報センター）制作．リハビリテーションに関する16,000件以上の研究が収録されており，商業出版物，政府報告書，学術誌，未刊行の研究などが含まれている．毎月更新．

*Reliable Source for Occupational Therapy.* 文献データベースOT BibSysを含むオンライン情報システム．著者別，テーマ別，題目別に構成されている．

*Research in Education（RIE）.* 1975年から発刊されている教育学関連の要約集であり，テーマ別，著者別，所属機関別に構成されている．マイクロフィルムでの利用も可能．通常，CIJEとECERと併用される．これら2つにRIEを加えたもののオンライン版がERICである．

*Research Quarterly, American Alliance for Health, Physical Education and Recreation.* 身体的健康，体育，レクリエーションについての文献をカバー．1930年

から現在まで，10年ごとに索引が累積されている．

*Science Citation Index.* 医学，行動科学，薬物乱用，いくつかの看護学の学術誌などの科学領域からの索引集．隔月の発行で1955年から累積されている．

*Social Planning/Policy & Development Abstracts.* 以前の名称は "Social Welfare, Social Planning, Policy and Development" であった．1979年から発行されている．オンラインでも利用可能．

*Social Science Citation Index.* 1969年以来，社会科学領域の文献をカバーしている．これには作業療法・理学療法，看護学，教育学研究，家族研究，ソーシャルワーク，老年医学と老年学，健康政策，心理学，精神医学などが含まれている．年に3回発行され，毎年累加される．

*Sociological Abstracts.* 社会学関連の書籍と学術誌の要約集でテーマ別，著者別になっている．

*Sport Database.* 障害者スポーツなどスポーツのあらゆる領域に関する100,000件以上の研究が収録されている．隔月更新．

*US Superintendent of Documents, Monthly Catalog of United States Government Publications.* 1895年から現在までにわたり，合衆国政府のすべての部門と議会・各部局の出版物を網羅したリストとなっている．現在の問題は，著者別，題目別，テーマ別，シリーズ/レポート別に索引が付けられる．

*Vocational Rehabilitation Index.* 1955年から1973年まで．主要な職業リハビリテーション関係の学術誌や，政府から後援された職業リハビリテーション関係の研究プロジェクトの報告などからなる索引集．

# 付録 B
# よく書かれた文献レビュー

Case-Smith, J. (1995). The relationships among sensorimotor components, fine motor skill, and functional performance in preschool children. *American Journal of Occupational Therapy, 49*(7), 645-652.

Clark, C., Corcoran, M., & Gitlin, L. (1995). An exploratory study of how occupational therapists develop therapeutic relationships with family caregivers. *American Journal of Occupational Therapy, 49*(7), 587-594.

Croce, R., & DePaepe, J. (1989). A critique of therapeutic intervention programming with reference to an alternative approach based on motor learning theory. *Physical and Occupational Therapy in Pediatrics, 9*(3), 5-33.

Delitto, A. (1994). Are measures of function and disability important in low back care? *Physical Therapy, 74*(5), 452-456.

Eng, J.J., & Pierrynowski, M.R. (1993). Evaluation of soft foot orthotics in the treatment of patellofemoral pain syndrome. *Physical Therapy, 73*(2), 62-68.

Hauzlik, J.R. (1989). The effect of intervention on the free play experience for mothers and their infants with developmental delay and cerebral palsy. *Physical and Occupational Therapy in Pediatrics, 9*(2), 33-51.

Laflin, K., & Aja, D. (1995). Health care concerns related to lifting: An inside look at intervention strategies. *American Journal of Occupational Therapy, 49*(1), 63-72.

Neuhaus, B.E. (1988). Ethical considerations in clinical reasoning: The impact of technology and cost containment. *American Journal of Occupational Therapy, 42*(5), 288-294.

Stewart, K.B., Brady, D.K., Crowe, T.K., & Naganuma, G.M. (1989). Rett Syndrome: A literature review and survey of parents and therapists. *Physical and Occupational Therapy in Pediatrics, 9*(3), 35-55.

Stratford, P.W., Norman, G.R., & McIntosh, J.M. (1989). Generalizability of grip strength measurements in patients with tennis elbow. *Physical Therapy, 69*(4), 276-281.

Warren, M. (1995). Providing low vision rehabilitation services with occupational therapy and ophthalmology: A program description. *American Journal of Occupational Therapy, 49*(9), 877-883.

＃ 付録 C

# 機器類に関する資料

*Directory and Buyer's Guide*
*Medical Electronics & Equipment News* で入手可能.
通常 12 月号に掲載. 翌年に購入する場合に必要な情報も盛り込まれている.

*Encyclopedia of Instrumentation and Control.* D.M. Considine 編集.
McGraw-Hill Book Co.
New York, NY 10011
から入手可能.
約 700 の機器類に関して収録されているリストである.

*Informed Consumer Guide to Wheelchair Selection* と車いすに関する事実記述シリーズ
ABLEDATA
8455 Colesville Road, Suite 935
Silver Spring, MD 20910
から入手可能.
現在販売されている手動式および電動式の車いすの各タイプの概要がイラスト付きで説明されており, 車いすを購入するときに考えなくてはならない選択のプロセスと要素が明らかにされている.
*Wheelchair Fact Sheet Series* には, 小児用の車いすと成人用の電動式および手動式の車いすに関する専門的なデータ表が掲載されている.

*Medical Electronics and Equipment News*
Reilly Publications Co.
Park Ridge, IL 60068
から入手可能.
購読の申し込みによって隔月刊で送付されてくる. 機器に関する有用性についての報告集である. これには科学的な装置, 電子機器, 実験用具などの他に, 臨床応用, 診断, 治療, 放射線科学, 外科学, 分析, 研究などで使用される機材とその付属品なども含まれている.

*Science Guide to Scientific Instruments*
*Science* 誌の年鑑から入手可能.
多くの機器類と製造メーカーのリストである.

*Source of Equipment for Sport Science Laboratories.*
R.B. Walker 編集.
Canadian Association of Sports Sciences
Guelph, Ontario, Canada
から入手可能.

# 付録 D
# 各種テストの供給元

The Psychological Corporation
757 Third Avenue
New York, NY 10017
心理学的な各種テストの最大手の出版元かつ供給元の一つであり，適性・能力検査，知能検査，パーソナリティ検査，適性・興味検査，読解・語彙検査，検査法に関する各種の書籍などを網羅している．

Stoelting Corporation
1350 South Kostner Avenue
Chicago, IL 60623
知能検査，形態盤（form board）[訳注]，空間関係テスト，協調性テスト，運動技能テスト，各種計測機器、バイオフィードバック機器，感覚－運動装置などの供給元である．

J.A. Preston Corporation
60 Page Road
Clifton, NJ 07012
感覚－運動機器，就学前・小学生用のレディネステスト，形態盤，手指の器用度テスト，職業前技能検査，リハビリテーション機材，研究装置・機器の供給元．

Western Psychological Services
12031 Wilshire Boulevard
Los Angeles, CA 90025
以下の各種テストの供給元である．パーソナリティ検査，態度・行動特性，リーダーシップに関するインベントリー，社会的成熟度検査，投影法による描画テスト，神経学的評価，行動測定尺度，学校レディネステスト，学習障害に関する特殊教育的評価，教育的達成度テスト，知覚－運動テスト，言語的・聴覚的評価，健康に関する質問紙，職業上の興味・適性検査，検査法，カウンセリング，特殊教育に関する書籍類．

Educational and Industrial Testing Service
San Diego, CA 92107
パーソナリティ検査，興味・能力・態度検査，達成度・リーダーシップテストなどの供給元である．

Psychological Assessment Resources, Inc.
P.O. Box 98
Odessa, FL 33556
達成度・態度検査，神経心理学的評価，パーソナリティ・知能検査の供給元．

Institute for Personality and Ability Testing
P.O. Box 188
Champaign, IL 61820
パーソナリティ検査，知能検査，動機づけテストなどの供給元．

---

訳注：形，大きさの異なる切片を盤上の対応する箇所にはめ込む作業検査用具

# 付録 E

# 各種テストのための著作目録の資料のリスト

Asher, I.E. (1996). *Occupational therapy assessment tools: An annotated index* (2nd ed.). Bethesda, MD: AOTA.
すべての作業療法の実践領域における 200 の評価法の概要と，新しい評価法に関する 100 を越えるレビューが記載されている．これには評価と評定に際して，AOTA の *Uniform Terminology* (3rd ed.)（アメリカ作業療法協会統一用語法第 3 版）から改訂された定義が含まれている．

Chun, K.T., Cobb, S., & French, J.R. (1985). *Measures for psychological assessment*. Ann Arbor, MI: Institute for Social Research, University of Michigan.
各種の心理学的評価の検査名，著者，発行元，測定の説明などが記載されている．3,000 のオリジナルな資料とそれらの応用のためのガイド．

Kramer, J., & Conoley, J. (Eds.). (1992). *The eleventh mental measurements yearbook*. Lincoln, NB: Buros Institute of Mental Measurement.
精神心理学的測定に関する最も包括的な説明書．検査名，頭文字，テーマ，発行者，現在発行されているほとんどの検査の説明などによる索引が含まれている．

Murphy, L., Conoley, J., & Impara, J. (1994). *Tests in print IV : An index to tests, test reviews, and the literature on specific tests*. Lincoln, NB: Buros Institute of Mental Measurement.
現在発行されている各種テストのリスト．検査名別，頭文字別，テーマ別，発行者別となっている．

Robinson, J.P. (1991). *Measures of personality and socio-psychological attitudes*. San Diego, CA: Academic Press.
検査名，著者，発行者，パーソナリティ検査に関する説明などが記載されている．

Robinson, J.P., & Shaver, P.R. (1985). *Measures of social psychological attitudes*. Ann Arbor, MI: Institute for Social Research, University of Michigan
検査名，著者，発行者，心理学的態度に関する説明などが記載されている．

Sweetland, R., & Keyser, D. (1986). *Tests: A comprehensive reference for assessment in psychology, education, and business* (2nd ed.), Kansas City, KS: Test Corporation of America.
現在発行されているテストおよび絶版になってしまったテストがリストアップされている．聴覚障害，身体障害，視覚障害のテストの索引と著者別，発行者別の索引がある．

# 付録 F
# 質的データ分析のためのソフトウェア

質的データ分析のためのコンピュータプログラムを選ぶ際の詳細な情報については以下を参照のこと．

Fielding, N., & Lee, R, (1991). *Using computers in qualitative research*. Newbury Park, CA: Sage Publications.

Miles, M., & Huberman, A. (1994). *Qualitative data analysis: An expanded sourcebook* (2nd ed.). Newbury Park, CA: Sage Publications.

以下のリストはこれら2つのテキストから多数引用している．ここにあげられているのはユーザーフレンドリーであると考えられるプログラムだけである．

*ATLAS/ti*： 開発：Thomas Muhr, Trautenaustr. 12, D10717 Berlin, Germany.
供給元：Qualitative Research Management, 73425 Hilltop Road, Desert Hot Springs, CA 92240.
DOS；コード化，メモ化，データ間の関連づけ，理論構築に適している．

*ETHNO*： 開発：David R. Heise, Indiana University.
供給元：National Collegiate Software of Duke University Press, 6697 College Station, Durham, NC 27708.
DOS；データ間の関連づけ，テストスコアの関連づけに適している．

*ETHNOGRAPH*： 開発：John V. Seidel, Qualis Research Associates, Amherst, MA.
供給元：Qualitative Research Management（住所は前記）．
DOS；コード化，メモ化に適している．

*FOLIO VIEWS*： 開発および供給：Folio Corporation, 2155 N. Freedom Boulevard, Suite 150, Provo, UT 84604.
DOSまたはWindows；コード化，データベース管理，メモ化，データ間の関連づけに適している．

*HYPERQUAL*： 開発：Raymond V. Padilla, Arizona State University, 3327 N. Dakota, Chandler, AZ 85224.
供給元：Qualitative Research Management（住所は前記）．
Macintosh；コード化，データベース管理，メモ化，データ間の関連づけに適している．

*HYPER RESEARCH*： 開発および供給：Sharlene Hesse-Biber, Paul DuPuis, Scott Kinder, Boston College, Researchware, Inc., 20 Soren St., Randolph, MA 02368.
MacintoshおよびWindows；コード化，生データ（原文，録音・ビデオテープ）からの理論構築に適している．統計のオプションもある．

*INSPIRATION*： 開発および供給：Inspiration Software, Inc., 2920 S.W. Dolph Court, Suite 3, Portland, OR 97219.
Macintosh；メモ化，データ間の関連づけ，理論構築に適している．

*KWALITAN*： 開発および供給：Vincent Peters, Department of Research Methodology, Social Sciences Faculty, University of Nijmegen, Th. Van Acquinostraat 4, 6225 GD Nijmegen, The Netherlands.
DOS；コード化，メモ化に適している．

*MECA*： 開発および供給：Kathleen Carley, Depart-

ment of Social and Decision Sciences, Carnegie Mellon University, Pittsburgh, PA 15568.
MacintoshおよびDOS；データ間の関連づけ，理論構築に適している．

METADESIGN：　開発および供給：Meta Software Corp., 125 Cambridge Park Drive, Cambridge, MA 02140.
MacintoshおよびWindows；データ間の関連づけ，ネットワーク使用に適している．

QSR NUD・IST：　開発および供給：T. Richards and L. Richards, La Trobe University, Qualitative Solutions & Research Pty, Ltd. 2 Research Drive, Bundoora, Victoria 3083, Australia. また，Scolari, Sage Publications Software, P.O. Box 5084, Thousand Oaks, CA 91359. でも供給している．
バージョン 2.3；Macintosh, Windows. バージョン 3.0；Macintosh. バージョン 2.3 はコード化，検索，理論構築に，バージョン 3.0 はコード化，検索，メモ化，表作成，理論構築に，それぞれ適している．

QUALPRO：　開発：Bernard Blackman, Florida State University.
供給元：Qualitative Research Management（住所は前記），およびImpulse Development Company, 3491-11 Thomasville Road, Suite 202, Tallahassee, FL 32308.
DOS；コード化，検索に適している．

SEMNET：　開発および供給：Joseph Faletti, SemNet Research Group, 1043 University Ave., San Diego, CA 92103.
Macintosh；メモ化，データ間の関連づけ，表作成，理論構築に適している．

SONAR PROFESSIONAL：　開発および供給：Virginia Systems Inc., 5509 West Bay Court, Midlothian, VA 23112.
MacintoshおよびWindows；検索，データベース管理に適している．

TAP（Text Analysis Package）：　開発：Kriss Drass, Southern Methodist University.
供給元：Qualitative Research Management（住所は前記）およびKriss Drass, Department of Sociology, Southern Methodist University, Dallas, TX 75275.
DOS；コード化，パターン合わせ，検索，各コードの度数表作成に適している．

TEXT COLLECTOR：　開発および供給：O'Neill Software, P.O. Box 26111, San Francisco, CA 94126.
DOS；検索，データベース管理に適している．

TEXTBASE ALPHA：　開発：Bo Sommerlund and Ole Steen Kristensen.
供給元：Qualitative Research Management（住所は前記）．
DOS；コード化，検索，度数のカウント，表作成に適している．

WORD CRUNCHER：　開発および供給：Johnston & Co., 314 E. Carlyle Avenue, Alpine, UT 84004.
バージョン 4.5；DOS. βバージョン；Windows. バージョン 4.5 はデータ間の関連づけに，βバージョンは検索，メモ化，データ間の関連づけに，それぞれ適している．

# 付録 G
# ヘルシンキ宣言の原則（世界医師会）

1964年，フィンランド，ヘルシンキの第18回世界医師会（WMA）総会で採択，1996年10月，南アフリカ共和国，サマーセットウエストの第48回総会で改訂[訳注]

〈諸言〉
医師の使命は人々の健康を守ることである．医師は，この使命達成のために，自分の知識と良心をささげるべきである．

WMAのジュネーブ宣言は，「私の患者の健康は私の第一の関心事とする」という言葉で医師に義務を負わせている．また，医の国際的倫理基準では，「医師は，患者の身体的・精神的な状態を弱める可能性のある医療に際しては，『患者の利益』のためだけに行動するべきである」と宣言している．

人を対象とした生物医学的研究は，診断，治療，予防の方法の改善と病気の原因および要因についての理解を目的としなければならない．

今日の医療においては，大部分の診断的，治療的または予防的な方法は，何らかの危険を伴う．ことに生物医学的研究の場合にあてはまる．

医学の進歩は研究に基づくが，この研究は最終的には人を対象とした実験に依存せざるを得ない．

人を対象とする生物医学的研究の分野では，目的が本質的に患者の診断と治療のためである医学研究と，その本質が純粋に学術的であって，研究の対象となる人にとっては診断または治療において直接的価値をもたない医学研究とを区別しなければならない．

環境に影響を与える可能性のある研究の実施においては，特別の注意が必要であり，また研究に用いる動物の愛護も尊重されなければならない．

実験室内での研究の成果を人類に応用することは，科学的認識を深め，人類の悩みを救うということが本質であるので，WMAは，人を対象とする生物医学的研究に携わるすべての医師の指針として，次のような勧告を用意した．これらの勧告は，今後も引き続き検討されなければならない．ここに素案として提示した基準は，全世界の医師にとっての指針のひとつにすぎないことが強調されなければならない．医師は，各国の法律のもとに，刑事，民事，および倫理上の責任を免れない．

## Ⅰ．基本原則

1. 人を対象とする生物医学的研究は，一般に受け入れられている科学的原則に従い，適切に行われた研究室における実験，動物実験，ならびに科学的文献による完全な知識に基づくものでなければならない．

2. 人を対象とする個々の研究の計画および実施は，実験計画書に明確に記載され，その実験計画書は，研究実施者および責任をも有するスポンサー企業等から独立している特別に任命された委員会に提出され，検討，コメントおよび指導を受けなければならない．ただし，この独立した委員会は，研究が実施される国の法律，規則に従っていなければならない．

3. 人を対象とする生物医学的研究は，科学的資格をもつ人によって，臨床的に能力のある医療担当者

---

訳注：原著では，第41回総会（1989年9月，ホンコン）での改訂版が掲載されているが，ここでは1996年の改訂版を翻訳した．なお，2000年10月にスコットランドのエディンバラで開催された第52回総会でさらに改訂されている．その全文は http://www.wma.net/e/policy/17-c_e.html で見ることができる．

の監督のもとで行われなければならない．研究の対象である人に対する責任は，常に医学的資格を有する者にあり，たとえその研究の被験者の同意があったとしてもその被験者には決して責任はない．

4．人を対象とする生物医学的研究は，その研究の重要性を被験者に起こりうるリスクと比較考慮したうえでなければ，合法的に行うことができない．

5．すべての生物医学的研究は，被験者またはそれ以外の人々に対して，予期できる利益と予想されるリスクを比較考慮しなくてはならない．被験者の利益に対する考慮は，常に科学的，社会的利益よりも優先しなければならない．

6．被験者が自分の人格のすべてを守る権利は，常に尊重されていなくてはならない．被験者のプライバシーを尊重し，その身体，精神の両面にわたる本来のすがた，およびその人格に対して研究が与える影響を最小限にするために，あらゆる注意を払わなければならない．

7．医師は，人を対象とする研究において，自信をもって危険性を予知できる場合以外は研究を行うことを差し控えるべきである．起こりうる利益よりも危険性が大きいということが分かった場合は，医師はいかなる研究も中止しなくてはならない．

8．研究成果の発表に際しては，医師は結果の正確性を守る義務がある．発表のために，この宣言にある原則に従っていない研究の報告を受け入れてはならない．

9．人を対象とする研究においては，被験者は，その研究の目的，方法，予想される利益と，研究がもたらすかもしれない危険性および不快さについて十分な情報を与えられなければならない．被験者は，この研究への参加を断る自由をもち，参加していても，いつでもその同意を撤回する自由があるという情報を与えられなければならない．そのうえで，医師は被験者の自由意志によるインフォームドコンセントを，望ましくは書面で入手すべきである．

10．被験者からインフォームドコンセントを得る際に，医師は，被験者がその医師に依存する関係にある場合，または強制されて同意する可能性がある場合は特に注意しなければならない．このような場合，インフォームドコンセントは，この研究に携わっておらず，上に記した両者の正式な関係には全く関与していない医師によって得られなければならない．

11．法的不適格者の場合は，インフォームドコンセントは，その国の法律に従って，法的保護者から入手すべきである．被験者が身体的精神的不適格者，あるいは未成年であるため，インフォームドコンセントを得ることが不可能な場合は，その国の法律に従って，責任ある親族による許可が被験者による許可の代わりになる．実際に，未成年者に同意する能力がある場合は，未成年者の法的保護者からの同意を入手する以外に，未成年者からも同意を得なければならない．

12．研究計画書には，この宣言に明言されている倫理的配慮が常に含まれていなければならず，またこの計画書は，この宣言にある基本的原則に従うものであることを明示しなければならない．

## II．専門職としてのケアと結びついた医学研究（臨床研究）

1．患者を治療するに際して，新しい診断法や治療法が生命の救助，健康の回復，または苦悩の軽減になると医師が判断した場合は，それを自由に用いるようにしなければならない．

2．新しい方法により，起こる可能性のある効果，危険性，および不快さを，現行の最良の診断法および治療法による利点と十分に比較検討しなければならない．

3．いかなる医学研究においても，コントロール群がある場合はそれに割り付けられた患者も含めて，現行の最善と証明されている診断法および治療法を受けることができるという保証が与えられなければならない．これは，立証された診断法あるいは治療法が存在しない研究段階における非活性プラシーボの使用を除外するものではない．

4. 患者が研究に参加することを拒否することによって，患者対医師の関係は決して損なわれてはならない．

5. 医師がインフォームドコンセントをとらないことが絶対に必要であると考える場合は，その決定に関する特別な理由をIの基本原則の第2項に述べてある独立した委員会に伝えるため，実験計画書にそのことを明記しなければならない．

6. 医師は，新しい医学知識を得るという目的をもって，臨床研究を専門職としてのケアと結びつけることができる．しかしこの場合，この研究が許されるのは，患者に対して診断および治療において価値があるという可能性のゆえに正当化される場合に限られる．

## III. 人を対象とした非治療的生物医学的研究 （非臨床的生物医学的研究）

1. 医学研究を人に対し純粋に科学的に応用する場合には，その生物医学的研究が実施されている被験者の生命および健康の擁護者となることが医師の義務である．

2. 被験者は，健康な人か，または患者で実験計画がその患者の病気と関係のない場合，自発的な意志により研究に参加するものでなければならない．

3. 研究者または研究チームは，研究を続けることが被験者に有害になると判断すれば，それを中止すべきである．

4. 人を対象とした研究において，被験者の福利に対する配慮よりも，科学的，社会的な利益を決して優先させてはならない．

# 付録 H

# 同意書のサンプル

**電子機器ゲームと成人知的障害者の探求行動**

担当研究者名；(全員)＿＿＿＿＿＿＿＿＿＿＿＿＿＿＿＿＿＿＿＿＿＿＿＿＿＿＿＿＿＿＿＿＿＿＿＿＿＿＿＿

　(クライエント名)＿＿＿＿＿＿＿＿＿は，電子機器ゲームが探求行動に及ぼす効果に関する研究に参加するよう求められました．この研究の目的は，自分の置かれている環境に興味を失い，ゲームに対する探求心や相互反応が低下してしまった知的障害者が，電子機器ゲームによってそのような探求心や反応を呼び起こすことができるかどうかを見ることです．

　＿＿＿＿＿＿＿＿＿＿＿＿＿＿は，州立校にて1日15分間，週3日，3週間，電池で動くゲームを渡され，そのゲームを行います．探求行動に変化が見られるか，またゲームに興味を示すかなどを見るため，彼/彼女の行動を作業療法士のメンバーが筆記にて記録します．また，その行動は2回にわたってビデオテープに記録されます．

　＿＿＿＿＿＿＿＿＿＿＿＿＿＿は，ゲームをしてもしなくてもどちらでも構いません．参加するかどうかは，全く本人の自由意志によるものであり，参加者はいつでも参加同意を取り消して参加を中止する権利があり，参加に同意しないからといって所属する州立校で偏見を受けたり，今後のケアが滞ることはありません．この研究では，一切費用は必要ありません．

　不快感やリスクが生じる心配はありません．(クライエント名)＿＿＿＿＿＿＿がゲームをすることを楽しみ，彼/彼女の環境についてより多くのことを学ぶことでゲームを楽しみ知能改善効果がみられる可能性があると期待するものです．研究で得た情報は，秘密を保持するため匿名になるようコード化し，この研究結果を掲載する出版物のいかなるものからも参加者個人が特定されることはありません．この研究で撮ったビデオや記録は施錠した保管庫に保管されます．ビデオは作業療法部門のメンバーしか見ることはありません．また，データ分析が終了した時点で破棄いたします．親/法律上の後見人は，研究のために撮影したビデオを見ることができます．

　(学校名)＿＿＿＿＿＿＿＿＿＿州立校(電話番号)＿＿＿＿＿＿＿＿＿＿＿へお問い合わせになれば作業療法部長である(部長の名前)＿＿＿＿＿＿＿OTRが，研究や研究方法，あるいはこの研究に参加して生じうるリスクまたは効果について，どのようなご質問にもお答えいたします．

私は，前述のクライエントの親/法律上の後見人として，彼/彼女が記述にある本研究へ参加することを許可します．この同意書のコピーを受領致しました．

署名 (親/法律上の後見人) _____　日付 _____

　　　(研究主任) _____　日付 _____

　　　(連署人) _____　日付 _____

# 付録 I

# 学位論文用の同意書サンプル

### ハンドセラピーを受けている患者の治療法に対するコンプライアンス：セラピストの視点

　<u>　　（担当研究者）　　　　</u>は，<u>　　（参加者）　　　　</u>に，ハンドセラピーを受けている患者および，患者が治療に従っているかどうかに関する研究への参加同意を求めました．

　<u>　　　　　　　　　　　　</u>は，担当研究者に2つのことについて報告するよう求められます．一つは，作業療法士が治療がうまくいっていると認めた患者についての報告，もう一つはうまくいかなかったと認めた患者についての報告です．治療が成功した要因，また失敗した要因と思われる点について検討が求められます．担当研究者は，報告の内容と質疑応答のすべてをテープに録音いたします．

　この研究への参加は自由意志であり，たとえ参加しなくても，なんら影響を受けることはなく，いつでも研究への参加を中止する権利があります．この研究に関連した不快感やリスクはありません．

　この研究で得られた情報は，秘密を保持するためにコード化し，この研究の結果を発表する出版物のいかなるものからも，<u>　　　　　　　　　　　　</u>を特定できないようにします．記録されたテープは，研究者，テープ起こし担当者，ただし，他に作業療法専攻の学生（録音テープについて，テープ起こしの際に必要な関連部分の選択作業の助手となった学生）が聞く可能性はあります．また，担当研究者の学部のアドバイザー教官三人が聞きます．テープ起こしをした記録内容そのままを出版公表することはありませんが，内容を短く要約し，担当研究者の論文や将来出版される可能性のある論文に引用することがあります．

　研究に関するいかなる事柄についても，また研究への参加に関しても，さらに質問がある場合は担当研究者がお答えいたします<u>（電話番号）　　　　　　　　</u>．私は，<u>（プログラム名）　　　　　　　　</u>の倫理委員会のメンバーも質問に答えて下さると理解しています<u>（電話番号）　　　　　　　　</u>．

私は上述の研究に参加することに同意いたします．この同意書のコピーを受領いたしました．

署名：(参加者)_____　　日付：_____

(担当研究者)_____　　日付：_____

(連署人)_____　　日付：_____

# 付録 J

# 写真や他のメディアで公表するための許可文書例

## メディアへの公表

私は，以下の状況について，＿＿＿（患者/クライエント名）＿＿＿＿＿が本人であることがはっきりと分かる資料を＿＿＿（機関名）＿＿＿＿＿の報道部が使用することを許可します．

_____ 外部の出版物（例えば，専門的な学術誌，新聞，雑誌）
_____ ラジオ番組
_____ テレビ番組
_____ 内部の出版物（例えば，施設内出版物）
_____ 内部の/居住用の建物への陳列（例えば，掲示板，写真アルバム）
_____ 会議用機材（スライド映写機，オーバーヘッドプロジェクター）
_____ その他＿＿＿＿＿＿＿＿＿＿＿＿＿＿＿＿＿＿＿＿＿＿＿＿＿＿＿＿＿＿＿＿＿＿＿

多くの場合では，患者/クライエントの氏名の使用は必ずしも必要ではありませんが，あなたの氏名を完成したストーリーや写真に追加することができます．もしご自分の姓の使用を希望しない場合にはどうぞ，下記でお示し下さい．

_____ 氏名の使用を希望しない
_____ 氏名を使用してもよい
_____ 名だけあるいは姓のイニシャルだけの使用を希望する

私は，上記の目的のためだけに資料が使用されるという条件で同意します．同意する前に，あるいは資料が公開される前に，その資料を見ることができることを理解しました．また，資料が使用される前に言葉による通知を受け取ったり，以下の制限（期間による制限も含む）を資料そのものやその使用に対して設けることができることを理解しました．

私は，罰を受けるのではないかという脅威や特別な報酬を得る約束からではなく，自発的にこのことに同意します．私には公開について十分に議論し，疑問に対して回答を得る機会が与えられています．私は，脅威や処罰を与えられることなく公表に先がけて同意をいつでも白紙に戻せることを理解しました．

署名：（患者/クライエント）_____　　日付：_____

署名：（親/保護者）_____　　日付：_____

私は上記内容について十分に説明し，私の能力で回答できるすべての疑問に回答しました．同意が意志に基づきかつ自由に得られたというのが私の見解です．

署名：（同意を得た研究者）_____　　日付：_____

（学位/地位・階級）_____

# 付録K

# 小児専門病院における インフォームドコンセントのための 人権委員会ガイドライン

## インフォームドコンセント

人を対象とする研究を実施する際に，最も重要な要素の一つとしてインフォームドコンセントがあげられる．

ここではガイドラインの目的に沿って，インフォームドコンセントを以下のように定義する．

「個人が受ける研究の手続きについて十分な情報の開示を受けたうえで，研究プロジェクトへの参加者（participant）が自由意志によって与えた同意」

## インフォームドコンセントに関する一般情報

同意書の様式は，素人に対して，わかりやすい言葉で記載されたものでなければならない．そして，あらゆる分別のある人が必要とし，知りたいと思うような研究に関するすべての情報を含んでいなければならない．また，参加者が期待してよいことを，現実的かつ誠実に表現すべきであり，誤った希望を抱かせて説得することは避けなければならない．

研究プログラムで使用されるインフォームドコンセントの形式は法的な文書ではないが，これまで参加者が十分なインフォームドコンセントが不足していると感じたケースでは，研究者に不利な判決が下されてきた．

インフォームドコンセントは，人権委員会が管轄するいかなるプログラムにおいても，それに参加することを同意したすべての者から得なければならない．各研究に対する同意書の様式は，研究のどのような部分であっても，それが開始される前に，承認された研究プロトコールと共に委員会に提出されていなければならない．

精神的・知的な能力上の問題や言語面での困難さ，識字能力，年齢などの複雑な要因があったとしても，研究への参加者がインフォームドコンセントによって得られた情報を十分に理解できるように，あらゆる努力を払うべきである．もし患者やその保護者あるいは後見人が，これらの情報を十分に理解できていないように思われる場合は，管理責任者はその報告を受けなければならず，人権委員会のメンバーの協力を得て対処することになるだろう．また，言語的な障壁がある場合には，管理責任者はその言語の知識が十分にある人をアシスタントとして採用し，インフォームドコンセントの内容を翻訳してもらい，説明をするときは通訳をしてもらうことになる．研究が始まると，参加者は研究に関することなどで，きっといろいろな疑問を持つものなので，通訳をつけて，再度研究プロジェクト側から説明をすることになるだろう．

### A. 文書化されたインフォームドコンセント

インフォームドコンセントが容易に書けるように，標準的な様式が考案されてきた．

これらの様式は ＿＿＿＿＿＿＿＿＿＿＿＿＿＿＿ から得られる．同意書の様式を立案し，文章化して，開発するための付加的な援助は ＿＿＿＿＿＿＿＿＿＿＿＿＿＿＿ から得られるだろう．

標準的な様式を使う場合は，必ず以下の項目が含まれている．

1. 手続きの記述と説明
2. 危険性と不快
3. 潜在的な利益
4. 代替の選択肢
5. "同意"の表明

## 1．手続きの記述と説明

研究の基本的な手続きは，専門用語を使わず明確かつ簡潔に記述されるべきである．とりわけ実験手続きでは，そのいかなる部分においても，特別な注意が払われるべきである．さらに，研究目的が記述されていなければならない．そして，なぜその人に参加が求められているのか，その理由も説明しなければならない．

## 2．危険性と不快

わかりやすい言葉を使用して，最も重大な危険と最も起こる可能性が高い危険性をリストアップする．それぞれの危険性や有害性について，それがあてはまる場合にはいつでも，次のような疑問について回答する．その危険性や有害性によって，どのくらいの損傷を被るのか？　それはどの程度の期間続くのか？　どのような危険に患者は曝されるのか？　負の影響を抑えるために何が行われるのか？　副作用からの回復は可能であるのか？　危険性や不快を最小にするために，何が事前に行われるのか？　時間や負担に関して，患者に不都合なことはあるのか？　精神的な危害，プライバシーの侵害，秘密の漏洩，困惑させられること，あるいは社会的に傷つけられることが起こりうるのか？

実験手続きの危険性や副作用がすでに知られているのか否かを記述することは，重要である．

## 3．潜在的な利益

潜在的な利益としては，次のいずれかが考えられる．すなわち，(a) 対象者に対する直接的な利益，あるいは (b) 将来において患者となる人々や社会全体にもたらす価値である．研究期間中に身体的あるいは情緒的な問題が表面化するかもしれないと感じている場合は，それらの問題に対処するために専門的なサービスを提供する用意があることを記述しておくのが望ましいだろう．また，保護者や対象者が求めており，それが適切な場合には，テストや質問紙，インタビューの結果について，子どもの学校や主治医に提供することになるだろう．

## 4．代替の選択肢

記述されている手続きや投薬に代わる別の方法が存在する場合がある．対象者に明確な選択肢を提示するため，これらについてもリストアップするべきである．そして，代替の手続きについても，その危険性と利益を記述しなければならない．特定の治療に対しては，別の選択肢がない場合もあるが，このことは明示されるべき事柄である．もし唯一の別の選択肢が研究への不参加であるならば，この項目は除外してもよい．この項目は，研究への参加を強制されていると患者に感じさせないように慎重に言葉を選んで表現されなければならない．というのも，代替の選択肢は，それを選択するのはあまり好ましいことではないのだと感じさせるような言葉で表現されがちだからである．

## 5．同意の表明

以下に追加する項目はすべての同意書の様式に含まれていなければならない．

1. 研究に関する十分な情報が対象者に与えられたという保証．
2. 医師や研究者が研究に関するどのような疑問にも答える用意があるという事実．
3. 対象者には，自分が受けている治療でいかなる不利益を被ることなく，もし対象者が病院職員の場合には彼らの雇用が脅かされることなく，いつでも研究プロジェクトへの参加を取りやめる選択肢があること．

以下の段落は標準的な様式の一部であり，同意書の文末で提示されるべきである．

私は，上記の研究の手続きの内容と目的およびその実施に際して起こりうる危険性について（参加者/保護者/後見人）＿＿＿＿＿＿＿＿＿＿に対し十分に説明しました．私は疑問に対して十分に答えました．今後も私の能力のすべてを発揮してあらゆる疑問に答えます．また，私は，いかなることが研究プロセスの実施中あるいは終了後に生じようとも，参加者には，あらゆる研究手順における変更やその危険性と利益について知らせます．

（研究者署名）＿＿＿＿＿＿＿＿＿＿＿＿＿＿＿＿＿＿

私は，上記の研究の手続きやそれに伴う危険性と利益に関して，満足のいく十分な説明を受けました．私は，私/私の子どもが本研究に参加することを承諾します．これから生じるかもしれない疑問についても，＿＿＿＿＿＿＿＿＿医師やその同僚の方々に答える準備があることがわかりました．私が抱いた疑問に関して十分に満足のいく回答が得られなかったと感じた場合には，病院のインフォームドコンセント委員会（内線番号）＿＿＿＿＿＿＿＿＿のメンバーに話すことができることもわかりました．この同意を撤回し，本研究プロジェクトへの参加をいつでも自由に中止できること，さらにそのことが私の子どものケアに影響を与えることはないことを理解しました．私はこの同意書の写しを所持しています．

（参加者署名）＿＿＿＿＿＿＿＿＿＿＿＿＿＿＿＿＿＿

（立会人署名）＿＿＿＿＿＿＿＿＿＿＿＿＿＿＿　　　（保護者/後見人署名）＿＿＿＿＿＿＿＿＿＿＿＿＿

　研究の内容によって，ある特定のケースの場合には，これらの段落の文体を修正する必要があるかも知れない．
　医師，研究者，そして立会人と同様，保護者や法的後見人もこの同意書に署名しなくてはならない．立会人は署名のみ行うべきである．もし立会人への説明が必要とされる場合には，インフォームドコンセント委員会のメンバーがこの任に当たることになるだろう．
　署名のある同意書の原本は，カルテ等の診療記録に添付されなくてはならない．ボランティア，学生など診療記録がない場合は，研究者が署名のある同意書の写しをファイルに保管しなくてはならない．同意書の写しは必ず参加者に渡さなければならない．
　もし新しい情報が研究の実施中に生じた場合，研究者は対象者にその情報を知らせる義務を負う．その際，同意書には相応な修正が必要となり，変更点を管理責任者に伝えなければならない．

## B. 他の形態の同意

　1.　手紙．いくつかのケース，特に質問紙調査や他のリスクが少ない研究などに参加する場合は，人権委員会は手紙という形式による同意を承認するだろう．一般にこれらの形式は，病院外の個人を対象とする郵送調査を実施する際に，学校の生徒を対象とする研究や，元患者を対象とした後ろ向き調査（retrospective studies）などでみられる．

　2.　電話．研究対象となる可能性がある子どもの保護者には，同意書に直に署名してもらうのが難しいときがある．これらの稀なケースにおいては，電話で同意を得ることが許される．その際には同意書の様式に以下が加わる．

　子どもの保護者が面談に応じられなかったため，この情報は電話によって＿＿＿＿＿＿＿＿＿＿＿＿＿＿＿＿に伝えられた．

(研究者署名)

　　(電話による説明の際の立会人署名)

　研究者は保護者あるいは後見人に対して同意書を読み上げなければならない．その間，別の人が，同意が得られたという事実を証言するために別の電話回線でやりとりを聞いているのである．

　3．省略形式．研究が複雑であるために，時として，簡潔な同意書を書くことが困難な場合がある．このような例では，研究者は手続きを口頭で詳細に説明してもよい．そして，患者には，略式の文書のみを署名するために提示することになる．略式は，インフォームドコンセントのすべての要件が口頭での説明によって満たされたことを意味している．そして書面による同意の標準的な締めくくりの段落だけを含むことになるだろう．このような同意形式を用いる場合は，患者に説明した内容を要約した文書を研究プロトコールの一部として組み入れ，委員会の承認を受けなくてはならない．
　口頭による同意は特別な状況に限定されるべきである．

## C. 同意プロセスに子どもが参加すること

　適切あるいは可能な場合はいつでも，子どもは同意プロセスに関与するべきである．子どもには，研究プロジェクトに関する十分な情報が与えられ，その情報は彼らの年齢にふさわしいものでなければならない．そして研究に参加することを拒否する権利が与えられなければならない．研究への参加に関して，保護者と子どもの間に対立があるような場合は，その子どもを対象者にしないほうがよい．

　18歳未満の子どもで，研究手続きやそれに関連して起こる問題を理解でき，研究への参加に同意している場合は，保護者あるいは後見人と一緒に同意書に署名することを勧める．このプロセスは研究者の自由裁量に委ねられている．

# 付録 L

# 専門的な学術誌およびそれらの発行元のリスト（訳注）

## 管理

*Administration and Policy in Mental Health.* Plenum Publishing Corp., 233 Spring Street, New York, NY 10013

*Hospital and Health Services Administration.* American College of Health Care Executives, Health Administration Press, 1021 East Huron Street, Ann Arbor, MI 48104

*Hospitals and Health Networks.* American Hospital Association, American Hospital Publishing Inc., 737 North Michigan Avenue, Suite 700, Chicago, IL 60611 （オンラインでも利用可能）

*Journal of Long-Term Care Administration.* American College of Health Care Administrators, 325 South Patrick Street, Alexandria, VA 22314

*Journal of Rehabilitation Administration.* Journal of Rehabilitation Administration Inc., Box 19891, San Diego, CA 92159

*Modern Healthcare.* Crain Communications Inc., 740 North Rush Street, Chicago, IL 60611

---

訳注：英文の学術誌にどのようなものがあるか知りたい場合は，http://www.ncbi.nlm.nih.gov/entrez/jrbrowser.cgi にインターネットでアクセスするとよい．キーワードを入れて検索すると当該する学術誌が表示される．さらにその学術誌をクリックすると最近の論文の要約などを見ることが可能である．

## 加齢

*Activities, Adaptation and Aging.* Haworth Press, 10 Alice Street, Binghampton, NY 13904

*American Journal of Geriatric Psychiatry.* American Psychiatric Press, Inc., 1400 K Street NW, Suite 1101, Washington, DC 20005

*Clinical Gerontologist.* Haworth Press, Binghampton, NY

*Gerontologist.* Gerontological Society of America, 1275 K Street NW, Suite 350, Washington, DC 20005

*International Journal of Aging and Human Development.* Baywood Publishing Co., Inc., 26 Austin Avenue, Box 337, Amityville, NY 11701

*Journal of Aging and Physical Activity.* Kinetics Publishers, Inc., Box 5076, Champaign, IL 61825

*Journal of Aging and Social Policy.* Haworth Press, Binghampton, NY

*Journal of Aging Studies.* JAI Press, Inc., 55 Old Post Road, Box 1678, Greenwich, CT 06836

*Journal of Applied Gerontology.* Sage Publications Inc., 2455 Teller Road, Thousand Oaks, CA 91320

*Journal of Geriatric Psychiatry.* Boston Society for

Gerontological Psychiatry International, Universities Press Inc., 59 Boston Post Road, Box 1524, Madison, CT 06443

*Journal of Gerontology.* Gerontological Society of America, Washington, DC

*Journal of Women and Aging.* Haworth Press, Binghampton, NY

*Physical and Occupational Therapy in Geriatrics.* Haworth Press, Binghampton, NY.

## コンピュータの応用

*Computers in Human Behavior.* Elsevier Science Ltd, Pergamon, PO Box 800, Kidlington, Oxford OX5 1DX, England

*Computers in Human Services.* Haworth Press, Binghampton, NY

*Computers in the Schools.* Haworth Press, Binghampton, NY

*Health Management Technology.* Argus, Inc., 6151 Powers Ferry Road NW, Atlanta, GA 30339.

## 保健医療

*Home Health Care Services Quarterly.* Haworth Press, Binghampton, NY

*Journal of Allied Health.* American Society of Allied Health Professions, 1730 M Street NW, Suite 500, Washington DC 20036

*Journal of Home Health Care Practice.* Aspen Publishers Inc., 200 Orchard Ridge Drive, Gaithersburg, MD 20878

*The Journal of Women's Health Care.* Haworth Press, Binghampton, NY

*Occupational Therapy in Health Care.* Haworth Press, Binghampton, NY

*Physical Therapy in Health Care.* Haworth Press, Binghampton, NY

## ホスピス

*American Journal of Hospice and Palliative Care.* Prime National Publishing Corp., 470 Boston Post Road, Weston, MA 02193

*Hospice Journal.* Haworth Press, Binghampton, NY

*Hospice Letter.* Health Resources Publishing, Brinley Professional Plaza, 3100 Hwy. 138, Box 1442, Wall Township, NJ 07719

## 産業保健および職業発達

*International Journal of Sports Medicine.* Human Kinetics Publishers, Inc., 1607 North Market Street, PO Box 5076, Champaign, IL 61825

*Job Safety and Health.* Subseries of BNA Policy and Practice Series: Environment, Safety and Health Services. Bureau of National Affairs, Inc., 1231 25th Street NW, Washington, DC 20037（オンラインでも利用可能）

*Journal of Health and Social Behavior.* American Sociological Association, 1722 N Street NW, Washington, DC 20036

*Journal of Occupational Rehabilitation.* Plenum Publishing Corp., 233 Spring Street, New York, NY 10013

*Occupational Health and Safety.* Stevens Publishing Corp., 3630 J.H. Kultgen Freeway, Waco, TX 76706（オンラインでも利用可能）

*Occupational Health Nurses Journal.* American Association of Occupational Health Nurses, Slack Inc., Thorofare, NJ

## 小児科学および小児期における介入

*Child Development.* University of Chicago Press, 5720 S. Woodlawn Avenue, Chicago, IL 60637

*Infants and Young Children.* Aspen Publishers, Inc.,

7201 McKinney Circle, Frederick, MD 21701

*Journal of Early Intervention.* Division for Early Childhood, Council for Exceptional Children, 1920 Association Drive, Reston, VA 22091

*Journal of Pediatric Psychology.* Plenum Publishing Corp., 233 Spring Street, New York, NY 10013

*Pediatric Physical Therapy.* Williams & Wilkins, 428 Preston Street, Baltimore, MD 21202

*Physical and Occupational Therapy in Pediatrics.* Haworth Press, Binghampton, NY

*Physical Disabilities—Education and Related Services.* Council for Exceptional Children, Division for Physical and Health Disabilities, 1920 Association Drive, Reston, VA 22091

*Special Services in the Schools.* Haworth Press, Binghampton, NY

*Topics in Early Childhood Special Education.* Pro-Ed, Inc., 8700 Shoal Creek Blvd., Austin, TX 78757

## 物理医学とリハビリテーション

*Accent on Living.* Cheever Publishing Inc., Box 700, Bloomington, IL 61702

*American Journal of Physical Medicine and Rehabilitation.* Williams & Wilkins, 428 East Preston Street, Baltimore, MD 21202

*American Rehabilitation.* Rehabilitation Services Administration, US Department of Education, Mary E. Switzer Bldg. Room 3127, 330 C Street NW, Washington, DC 20202

*Clinical Laboratory Science.* 7910 Woodmont Avenue, Suite 1301, Bethesda, MD 20814

*Continuing Care.* Stevens Publishing Corp., 3630 J.H. Kultgen Freeway, Waco, TX 76706

*European Journal of Physical Medicine and Rehabilitation.* Blackwell-MZV, Feldgasse 13, A-1238 Vienna, Austria.（英語で印刷されている）

*Journal of Occupational Rehabilitation.* Plenum Publishing Corp., 233 Spring Street, New York, NY 10013

*Journal of Orthopedics & Sports Physical Therapy.* Williams & Wilkins, 428 E. Preston Street, Baltimore, MD 21202

*Journal of Rehabilitation.* National Rehabilitation Association, 633 S. Washington Street, Alexandria, VA 22314

*Physical Medicine and Rehabilitation.* Hanley and Belfus, Inc., 210 South 13th Street, Philadelphia, PA 19107

*Physical Medicine and Rehabilitation Clinics of N. America.* W.B. Saunders Co., Harcourt Brace & Co., The Curtis Center, 3rd floor, Independence Square West, Philadelphia, PA 19106

*Physical Therapy Products.* Novicom, Inc., 20000 Mariner Avenue, Suite 480, Torrance, CA 91503

*Physiotherapy Theory and Practice.* Lawrence Erlbaum Assocs., Ltd., 27 Palmeira Mansions, Church Road, Hove, East Sussex BN3 2FA, England

*Rehabilitation Administration.* Elliot and Fitzpatrick, Inc., Box 1945, Athens, GA 30605

*Rehabilitation and Community Care Management.* BCS Communications Ltd., 101 Thorncliffe Park Drive, Toronto, Ontario M4H 1M2, Canada

*Rehabilitation Counseling Bulletin.* American Rehabilitation Counseling Association, 5999 Stevenson Avenue, Alexandria, VA 22304

*Rehabilitation Education.* Elliott and Fitzpatrick, Inc., Box 1945, Athens, GA 30603

*Rehabilitation Index.* British Library Medical Information Centre, Boston Spa, Wetherby, W. Yorkshire LS23 7BQ, England

*Sexuality and Disability.* リハビリテーションおよび地域でのセクシュアリティ問題の心理学的・医学的な側面に焦点を合わせた学術誌. Human Sciences Press, 233 Spring Street, New York, NY 10013

*Work: A Journal of Prevention, Assessment and Rehabilitation.* Andover Medical Publishers, Inc., 15 Terrace Park, Reading, MA 01867

## 専門職団体の学術誌

*American Health Care Association Provider.* American Health Care Association, 1201 L Street NW, Washington, DC 20005

*American Journal of Art Therapy.* Vermont College of Norwich University, Montpelier, VT 05602

*American Journal of Occupational Therapy.* American Occupational Therapy Association, Box 31220, Bethesda, MD 20824

*AMT Events.* American Medical Technologists, 710 Higgins Road, Park Ridge, IL 60068

*British Journal of Occupational Therapy.* College of Occupational Therapists, Ltd., 6-8 Marshalsea Road, Southwark, London SE1 1HL England

*Journal of Allied Health.* American Society of Allied Health Professions, University of Illinois at Chicago, College of Associated Health Professions, (M-C518), 808 South Wood Street, Chicago, IL 60612

*Journal of Hand Therapy.* American Society of Hand Therapists, Hanley and Belfus, Inc., 210 South 13th Street, Philadelphia, PA 19107

*Journal of Rehabilitation.* National Rehabilitation Association, 633 S. Washington Street, Alexandria, VA 22314

*Journal of Sport Rehabilitation.* Human Kinetics Publishers, Inc., PO Box 5076, Champaign, IL 61825

*Occupational Therapy International.* Whurr Publishers, Ltd., 19b Compton Terrace, London WC1 P4ED, England

*Physical Therapy.* American Physical Therapy Association, 1111 North Fairfax Street, Alexandria, VA 22314

*Physiotherapy.* Chartered Society of Physiotherapy, 14 Bedford Row, London, WC1R 4ED, England

*Physiotherapy Canada.* Canadian Physiotherapy Association, 890 Yonge Street, 9th floor, Toronto, Ontario M4W 3P4, Canada

*Public Health Journal.* American Public Health Association, Inc., 1015 15th Street NW, Washington, DC 20005

*Radiologic Technology.* American Society of Radiologic Technologists, 15000 Central Avenue SE, Albuquerque, NM 87123

*Rehabilitation Counseling Bulletin.* American Rehabilitation Counseling Association, 5999 Stevenson Avenue, Alexandria, VA 22304

*Respiratory Care.* American Association for Respiratory Care, Daedalus Enterprises, Inc., 11030 Ables Lane, Dallas, TX 75229

## 精神医学と精神保健

*Clinical Supervisor.* Haworth Press, Binghampton, NY

*Community Mental Health Journal.* Human Sciences Press, 233 Spring Street, New York, NY 10013

*Hospital and Community Psychiatry.* American Psychiatric Association, 1400 K Street NW, Washington, DC 20005

*Journal of Family Psychotherapy.* Haworth Press, Binghampton, NY

*Journal of Organizational Behavior Management.* Haworth Press, Binghampton, NY

*Occupational Therapy in Mental Health.* Haworth Press, Binghampton, NY

*Prevention in Human Services.* Haworth Press, Binghampton, NY

*Residential Treatment for Children and Youth.* Haworth Press, Binghampton, NY

*Schizophrenia Bulletin.* US Public Health Service, National Institute of Mental Health, 5600 Fishers Lane, Rockville, MD 20857

*Schizophrenia Research.* Elsevier Science B.V., PO Box 211, 1000 AE Amsterdam, Netherlands

*Special Services in the Schools.* Haworth Press, Binghampton, NY

## 健康と教育に関する研究

*International Journal of Qualitative Studies in Education.* 216 Claxton Bldg. University of Tennessee, Knoxville, TN 37996

*Occupational Therapy Journal of Research.* American Occupational Therapy Foundation, Slack, Inc., 6900 Grove Road, Thorofare, NJ 08086

*Physiotherapy Research International.* Whurr Publishers, Inc., 19b Compton Terrace, London WC1 R4ED, England

*Qualitative Enquiry.* Interdisciplinary journal for qualitative methodology in the human sciences. Department of Sociology, University of Illinois, Urbana-Champaign, 326 Lincoln Hall, 702 S. Wright Street, Urbana, IL 61801

# 付録 M
# 専門的な学術誌の目的と範囲の例

(The American Occupational Therapy Foundation, Bethesda, MD. の許可による *The Occupational Therapy Journal of Research* からの再掲)

## The Occupational Therapy Journal of Research

### 目的と範囲

1965年に，The American Occupational Therapy Foundation Inc. は，「作業療法学の進歩と……公衆への啓蒙と理解」を推進するために慈善的，科学的，文学的，教育的団体として設立が認められた．これらの目標に向けて，The American Occupational Therapy Foundation Inc. が奨学金，出版物，研究を提供してきた．*The Occupational Therapy Journal of Research* を後援することは，The American Occupational Therapy Foundation Inc. が，(作業療法士が) 科学的な研究を通じて専門職として進歩することに深く関わっていることをよりよく表現している．

そのタイトルが示唆するように，*The Occupational Therapy Journal of Research* の目的は，作業療法の各領域の潜在的な意義に関する論文によって研究者間でダイナミックなコミュニケーションを行うためのメディアを提供することである．本誌は，個人に対する作業療法の影響に関するオリジナルな論文，特に，作業療法が障害を予防したり，人間の最適な機能や行為を維持したり回復させるといった健康という文脈で応用されている論文の出版を追求する．

*The Occupational Therapy Journal of Research* は，作業療法研究者が潜在的に関心を持つ広範囲なテーマの投稿論文を期待している．特に関心があるのは以下のような論文である．

- 作業療法サービスの価値と効果を示したもの．
- 新しい作業療法に関する評価的アプローチの説明に言及したり，既存の手段の一般化，信頼性・妥当性の検証あるいは革新的な応用を行っているもの．
- 現行の理論の妥当性を検証する研究を通じて，作業療法実践の概念的な基礎を進歩させているもの．
- 既存のデータを有益な方法で説明したり構築したりするのに役立つ，新しい理論やパラダイムを提起しているもの．
- そして，作業療法実践者の教育に関連するもの．特に，実証的研究を基礎にした教育プロセスにおける改善を示唆するような論文．

さらに，「編集者への会員の声」や「会員からのコメント」を通じて学問的な対話が奨励される．本誌は，受理された論文に批判を加えるための討議者を選任することがあり，そのような論評はそれらの受理論文に続いて出版される．

*The Occupational Therapy Journal of Research* に掲載された論文の著者に対して，読者は自分の意見を自由に提出することができる．また本誌には「短報」がある．短報は完成されたテーマあるいは未発表の研究プロジェクトに関する詳説された要約を示す．他には「書評」，「モノグラフ」，「雑誌レビュー」などがある．「他の学術誌に掲載された論文」では最近出版された，作業療法研究者の潜在的な関心に関する論文のリストが示されている．

投稿された論文は匿名の査読プロセスを通じて評価され，受理されるか否かは，専門職に対する貢献度，科学的なメリット，タイムリーさ，学術的優秀さなどに基づく．すべての投稿者は，著作権が The American Occupational Therapy Foundation Inc. に帰属することを受け

入れるよう要求されており，原稿が他のいかなる出版予定もないことを保証しなければならない．投稿しようとする者は，本誌に掲載されている著者への情報にある投稿規定を参照すべきである．

# 付録 N
# 学術専門誌における投稿規定の例

### サンプル1：*Physical Therapy* の投稿規定

（アメリカ理学療法協会：The American Physical Therapy Association の許可を受け，*Physical Therapy* から転載）

*Physical Therapy* は，アメリカ理学療法協会（The American Physical Therapy Association；APTA）の公式学術誌であり，理学療法における科学的かつ専門的な知識体系の発展と展開に寄与し，その証拠を記録にとどめるための学術的で査読のある雑誌である．

*Physical Therapy* に投稿する原稿は，理学療法に関連する諸問題を取り扱っており，学術誌の編集方針と投稿規定に沿っていなければならない．編集者は，これらの基準を満たさない原稿を，査読に回さないで返却する権限を有している．ピアレビュー[訳注1]に回されるすべての投稿は，意見のやりとりをする特権が与えられる．著者の個人情報は，「原稿の種別」の下に，違った形で示されない限り，査読者には明らかにされない．

*Physical Therapy* は，いかなるオリジナルな研究の知見やデータがその原稿で報告されていようとも，未公表で，しかも他での出版が予定されていない原稿であるという条件を考慮して論文を受理している．二次データ解析[訳注2]に基づく研究報告では，そのデータリソースを明示しなければならない．*Physical Therapy* に発表された論文は，APTAに著作権があり，論文の全体あるいは一部分であっても *Physical Therapy* の許可なしで他に出版することはできない．転載の請求は，Journal Editorial Office 気付で編集者宛に送る．

### 原稿の種別

もし原稿が以下の6つのカテゴリー内の1つに該当するならば，*Physical Therapy* による査読の対象となる．

研究報告：使用された研究方法によらず，オリジナルな研究であればどのようなものでも該当する．このカテゴリーには量的，あるいは質的な方法を使用している研究や，シングルケーススタディ・デザインによる研究が含まれる．査読方法：2人の査読者と1人の編集委員会のメンバーにより，誰が査読者か伏せて査読される．

ケースレポート：1人あるいは複数の患者の治療に関する報告である．症例報告は，理学療法士によって検討されたもので，治療法や患者の状態の自然な経過に独自の洞察を提供するような場合に適切であるとみなされる．複数の患者の治療について記述した症例報告は特に奨励されている．文献は，患者，治療法，治療結果に関

---

訳注1：同じ職種やその専門領域の研究者が審査する仕組み．たいてい，その雑誌の編集委員から1～2名，編集委員会の依頼でその他の学会員から1～2名が査読者となる．査読する原稿の内容によっては，学会員以外の専門家に依頼することもあり得る．質の高い学術誌にするためには，公正で的確な査読が重要である．また，批判に終始せず，どう修正すればよいのか教育的な示唆も含まれるべきであろう．
D.シュワーブ，B.シュワーブ，高橋雅治：初めての心理学英語論文．京都，北大路書房，1998，pp83-101を読むと日米の査読の違いなどがわかり，興味深く参考になる．

訳注2：厚生省が管理している人口動態統計など官公庁が保有しているデータセットや，公開されている調査研究のデータベースを使って独自の解析を行うことを指している．アメリカでは自分で調査しなくとも，公開されている様々な大規模調査のデータセット（例えば，全米規模の National Health and Nutrition Examination Survey のデータセットなど）を利用して独自の解析を行い，研究論文や学位論文を作成することが可能である．日本では研究者に公開されているデータベースはまだ乏しく，官公庁の調査データも利用しにくい．改善されるべき点である．

する正確な記述に力点が置かれたもので，必要最低限にとどめるべきである．査読方法：2人の査読者と1人の編集委員会のメンバーにより，誰が査読者か伏せて査読される．

テクニカルレポート：治療や測定のために理学療法士が使用する機器類の仕様や技術的な側面について，その根拠となるデータが明確に記述されたオリジナルな報告である．機器類の評価は報告の一部でなければならない．文献は，機器類を評価するために使用した方法について主に強調される最小限のものでなければならない．査読方法：2人の査読者と1人の編集委員会のメンバーにより，誰が査読者か伏せて査読される．

総説：理学療法士が関心を持つ特定のテーマに関する文献の批判的な分析である．総説により観点や理論的アプローチが促進されることもあるが，これを主要な目的とすべきではない．そのような総説は，その領域に精通していると認められた専門家で，編集者から依頼された者だけが書くことができる．総説を書きたいと望んでいる者は，編集者と連絡をとり，自薦する必要がある．査読方法：査読者名を伏せないで，2人の査読者と1人の編集委員会のメンバーが査読をする．

クリニカル・パースペクティブ：理論的あるいは実践的な基盤のいずれかに立脚して，患者の治療に関する特定の臨床的なアプローチを詳しく説明した学術論文である．文献は，論文上で提示された考えを支持するに足るものでなければならない．この論文は，その領域に精通していると認められた専門家で，編集者から依頼された者だけが書くことができる．このような論文を書きたいと望んでいる者は，編集者と連絡をとり，自薦する必要がある．査読方法：査読者名を伏せないで，2人の査読者と1人の編集委員会のメンバーが査読をする．

プロフェッショナル・パースペクティブ：理学療法，保健医療，その他の関連領域における専門的な論点を扱った学術論文である．著者は，特定の視点に基づいて詳細な説明をしなければならない．文献は，論文上で提示された考えを支持するに足るだけ十分に広範なものでなければならない．この論文は，その領域に精通していると認められた専門家で，編集者から依頼された者だけが書くことができる．このような論文を書きたいと望んでいる者は，編集者と連絡をとり，自薦する必要がある．査読方法：査読者名を伏せないで，2人の査読者と1人の編集委員会のメンバーが査読をする．

## 編集対象となる他の原稿のタイプ

コメンタリー：論文に対するコメントは，編集者によって依頼されるが，論争となる問題に関して著者と読者が対話をしたり，論文で提起された問題の意味を議論する場を提供する意図がある．査読方法：コメントを論文の著者に送るかどうか，それを出版するかどうかは編集者が決定する．また，編集者は著者の意見を吟味し，著者の意見を出版することができるか決定する．コメントに対する著者の意見が期限内に得られない場合は，編集者への会員の声として取り扱われるだろう．

要約：理学療法の実践や研究に関する論文の概要である．要約とレビュー担当の副編集者が，要約を行う者のリストを管理し，要約すべき論文についての調整，選択，割り当てに対する責任を負っている．要約を行う者は，彼らが論文に寄与していたり，いかなる形であれ関与が認められる論文について要約を作成することは許されない．査読方法：すべての要約は，要約とレビュー担当の副編集者が査読する．編集者は要約の出版に関する決定について最終的な責任を負う．依頼されていない要約は受理されない．

レビュー（書籍，ソフトウェア，ビデオテープ）：理学療法士が関心を持つ，書籍，ソフトウェア商品，ビデオテープのレビューである．要約とレビュー担当の副編集者は，レビュー担当者のリストを管理し，レビューすべき題材の調整，選択，割り当てに対する責任を負っている．レビュー担当者は，彼らが寄与していたり，いかなる形であれ関与が認められる題材のレビューを作成することはできない．査読方法：すべてのレビューは，要約とレビュー担当の副編集者が査読する．編集者はレビューの出版に関する決定について最終的な責任を負っている．依頼されていないレビューは受理されない．

コンピュータプログラムのレビュー：MS-DOS オペレーティングシステムやアップル・コンピュータで作動するベーシック言語のプログラムで，著作権を取っていないプログラムのレビューである．それらのプログラムは，理学療法士にとって価値があり，ユニークかつ実用的な寄与が認められるものでなければならない．要約とレビュー担当の副編集者は，プログラムのレビュー担当者のリストを管理する責任がある．コンピュータプログラムに関するレビューを投稿する者は，プログラムを保存したフロッピーディスク2枚とプログラムコードのリストのコピーを3部に，プログラムと操作方法に関する簡単な説明を付けて，提出しなければならない．ソフトウェ

ア・プログラムの説明，操作方法，プログラムコードが，レビューと共に出版される．査読方法：すべてのコンピュータプログラムのレビューは，要約とレビュー担当の副編集者が査読する．編集者はレビューの出版に関する決定について最終的な責任を負う．

編集者への会員の声：編集者への会員の声は，*Physical Therapy* で出版された論文，または理学療法専門職に関する問題と明確に関連したものでなければならない．出版のためには，会員の声は，論文の公表から8週以内に受領されなければならない．会員の声は，ダブルスペース（1行おきのタイプ）で，コピーを2部添付しなければならない．編集者への会員の声の受領については，各人への通知をしない．しかし，会員の声の出版が認められた場合には，発信者に通知されるだろう．そこで討論される論文の著者はすべて，討論に参加するよう依頼される．編集者への会員の声で受理された原稿は，可能なときには著者の意見と共に出版される．会員の声とそれへの回答は，すべて署名付きで行わなければならない．査読方法：会員の声の出版についての決定は，編集者が行う．

## 許可

対象の保護：研究報告は，対象者に対するインフォームドコンセントと施設内の審査委員会や類似の組織による承認を得たことを明示する文章が含まれていなければならない．その文章では，対象とした人や動物の権利が保護されたことを明示すべきである．

写真の公開：著者は，対象者が誰か識別できるような写真を公表する際には許可を得て投稿しなければならない．この文書には，対象者，両親あるいは保護者による署名がなされなければならない．対象者のプライバシーを保護するために，写真における対象者の目の部分を黒いバーによって隠すとよい．

図表の転載：著者は，原典からイラスト，写真，図表を借用して出版する際には，APTA名で出典先から文書による許可を得て，投稿しなければならない．

## 著作権の譲渡

すべての原稿は，以下に示す文言を伴っていなければならず，全著者の署名を必要とする．

1976年の著作権法改正に従い，ここに署名した著者は，投稿した著作（work）の唯一の所有者であり，この研究はオリジナルなもので，これまでに公表されたことはなく，その権利を譲渡するすべての権限が著者にあることを保証する．

APTAの学術誌である *Physical Therapy* が，私（達）の投稿論文を査読し編集することを考慮して，*Physical Therapy* にAPTAがこの原稿を掲載する場合は，ここに署名した著者はAPTAに権利を譲渡し，権利の帰属を認める．すなわち，すべての著作権の保有をATPAに移転する．

さらに著者は，APTAの学術誌である *Physical Therapy* に，先の原稿の編集，修正，短縮，要約，そして外国語に翻訳する権利を譲渡する．

これらの目的のために，編集者は実際の投稿原稿やその中のオリジナルな研究知見やデータを「著作（work）」と規定する．

## 利害の対立

著者には原稿に添えた手紙（カバーレター：cover letter）の中で，投稿した原稿に関連して利害の対立を引き起こす可能性がある商業あるいは経済団体を明らかにすることが期待されている．研究を支援しているすべての助成元は，タイトルページの脚注において謝辞を述べられるだろう．この情報は，査読プロセスの間は，編集者によって守られる．

## 事前発表

原稿の内容に関するいかなる事前発表でも，それが広範囲かつ実質的な形式で行われると，*Physical Therapy* における出版には不適格とされる可能性がある．注：出版された要約や学会発表は事前発表にはあたらない．この方針をもっと明確に知りたいという著者は，原稿から各種の情報を発表したり，何らかの形で原稿の部分的な発表をする前にJournal Editorial officeに連絡しなければならない．

専門職の討論会や研究会で口頭発表された論文は，その事実を読者に知らせるために補足説明を含めなければならない．著者は，そのような口頭発表に関して編集者に文書で通知するべきである．

## キーワード

著者は，原稿の内容を最もよく表していると思われるキーワードを5つまで提示することができる．もし論文として受理されれば，キーワードを選択するために，編集スタッフは *Index Medicus, Sixty-Five-Year Index to*

*Physical Therapy* の事項索引の見出しと一緒に，このリストを使用するだろう．

**投稿原稿の準備**

著者と査読者は，それぞれの判断に基づいて，仮説の記述が原稿の中に必要かどうかを決定するべきである．

本誌は，たとえ統計学的に有意ではない知見を報告するものでも，文献として寄与する論文を歓迎している．そのような論文の著者は，以下のような点に特に注意する必要がある．(1) 研究の正当性を示すこと，(2) データを収集する前に別の仮説が構築可能であったかどうかについて，説得力のある議論を展開すること，(3) 統計的なタイプⅡエラー[訳注]の可能性について言及することである．

著者は論文中のすべての変数を明確に定義するべきである．論文のタイトルは一般的あるいは漠然としたものではなく，測定された変数を反映するものであるべきである．

研究に推測統計を用いている場合は，結果のセクションで有意確率を記述するべきである．論文の要約や緒言，文献の考察では $p$ 値の記載は避けるべきである．

*Physical Therapy* では，論文中に使用した統計プログラム名の記載が求められる．したがって，著者は原稿にこの情報を含めなければならない．

すべての原稿はダブルスペースで投稿されなければならない．

原稿には以下のものが含まれていなければならない．

タイトルと著者名，著者の紹介が記載されたタイトルページ（最近出版された論文を参照のこと）．本誌は以下の順番で著者の資格をリストする．最終取得学位（例えばPhD），専門職の資格（例えばPT），専門職の認定資格（例えばATC）および名誉学位（例えばFAPTA）．もし研究が，助成金や他の財源から援助を受けていたり，学会発表をもとに書き換えたものである場合は，それらを脚注に記載しなければならない．

---

訳注：検定する帰無仮説（$H_0$）が正しいにもかかわらず，統計的検定によって棄却してしまうことをtype Ⅰ error（第一種の誤り）といい，逆に帰無仮説（$H_0$）が誤っているにもかかわらず，採択してしまうことをtype Ⅱ error（第二種の誤り）という．有意な結果が得られなかった研究の場合には，サンプルサイズの小ささ，最適でない統計手法の選択などにより，本来は棄却されるべき帰無仮説を棄却できなかった可能性がある．この点について考察するということである．

150語以下の要約．研究報告とテクニカルレポートの要約は，以下の主な項目を含み，構造化された形式でなければならない．背景と目的，対象，方法，結果，結論および考察．別種の論文の要約には，目的，提示されたキーポイントの要約，結論あるいは提言が含まれなければならない．

本文（15ページ以下を推奨する）．2.54cm（1インチ）のマージンをとり，21.6cm × 27.9cm（8½インチ × 11インチ）を使用する．緒言にて目的を述べること．受理可能な見出しの例については，最近の発刊号を参照すること．

本文中で言及されたすべての機器類の情報に関する脚注．その製品に関して言及したページの下部に記載すること．メーカーの住所・郵便番号を間違いなく記載し，連続的な記号（*，，，，#，**，，，，##）を使用すること．国際単位を使用すること（英語の単位はカッコに入れること）．

重要な貢献者に対する謝辞（省略可能）．本文の終わりに段落を別にして記載すること．

文献は，上付き数字にて本文中に引用順で示す．そして本文の後にページを変えて引用順に記載する．文献リストを作成する際には，以下の場合を除いてAMAのスタイルに従うこと．文献リストには，4人までの著者名はすべて記載する，もし5人以上の著者の場合には最初から3人目までの著者名まで記載し，その後は「他（et al.）」とする．著者名が言及されるたびに，文献を本文中で引用する．雑誌名の短縮には *Index Medicus* を使用する．

表は順番に番号をふり，文献の後に置かれる．受理可能な表の形式のためには，最近の号を参照すること．

図は順番に番号がふられ，文献と表の後に置かれる．個々の図についてオリジナルを1部とコピーを4部提出すること．すべての図の題名を1枚にして提出すること．線，グラフ，チャートは，カメラ撮りできる資料にして提出すること．レタリングは大きく，鋭く，明確でなければならず，図中で使用された省略表記は本誌のスタイルに合致していること．しっかりピントが合って，コントラストのくっきりした白黒の写真のみを提出すること．12.70cm × 17.78cm（5インチ × 7インチ）の大きさが望ましい．ラベルに著者の姓と図の番号を記入し，オリジナルな図の後ろに貼ること．図のコピーにはラベルを貼ってはならない．もし図の上方がはっきりしない場合は，矢印を使用すること．カメラ撮りできる資料の裏側に直接記入してはならない．クリップやホッチキスは

使用しないこと．2枚の厚紙で挟んで保護された図を送ること．注：本誌は著者に図版を返却しない．そのため，著者はコピーを保有しておくべきである．

付録は順番に番号がふられ，論文の終わりに置かれる．図，表，本文中に記述するには適当ではないが，論文には必須の内容を提供するために付録を使用すること．

*Physical Therapy* のためのスタイルマニュアルは，*American Medical Association (AMA) Manual of Style, 8th ed.* である．発行元：Williams & Wilkins (Baltimore, MD)．受理可能な形式と文献スタイルを知るために，著者はこの文献を参照するべきである．表の形式を整えるためには，AMA スタイルを使用してはならない．代わりに，*Physical Therapy* の最近の発刊号を参照すること．

こちらからのすべての通信は，別の要求がない限り，論文中の第1著者に宛てて送られる．

原稿を新規に投稿する際は以下を参照すること．

- 原稿のコピー5部
- それぞれの図のオリジナル1部とコピー4部
- 許可書（対象の保護，写真の公開，図表の転載許可）
- 著作権譲渡の同意書とすべての著者による署名
- 投稿する原稿の種別を記したカバーレター；あらゆる潜在的な利害の対立；そして著者の連絡先の住所，日中と夕方の電話番号およびファックス番号

修正した原稿を再投稿する際は，以下を含むこと．

- 修正した原稿のコピー3部
- 修正したそれぞれの図のオリジナル1部とコピー2部
- 修正原稿であることを記したカバーレター（原稿の番号を記載）．また，著者の連絡先，電話番号，ファックス番号に関する変更も，あれば明記する
- 受理された原稿の著者は，可能な場合には，IBM/PC 互換フォーマットのフロッピーディスクで WordPerfect の ASCII 形式のファイルにした原稿のファイルの提出を依頼される

### 著者の承認，別刷

本誌は，そのスタイルとフォーマットに従って出版が受理された原稿の入稿用の整理をする権利を保持している．また，本誌に投稿されたすべてのものは，読みやすくするために編集される．著者には，出版の前に編集された論文を校正する機会が与えられる．

要約，書籍・ソフトウェア・ビデオテープのレビュー，編集者への会員の声は本誌スタッフが入稿用に整理する．大きな編集作業が必要でない限り，要約担当者，レビュー担当者，あるいは寄稿者には校正するために編集用のコピーは送付されない．

著者は，*Physical Therapy* に掲載される自分の論文の別刷を注文するよう勧められる．別刷の注文用紙は，論文が掲載された号のコピーと一緒に，当該の著者に送付される．別刷が欲しい読者は，連絡先となっている著者に依頼するとよい．

すべての投稿と編集者への連絡は，以下の宛先に送る．
The Editor
*Physical Therapy*
American Physical Therapy Association
1111 North Fairfax Street
Alexandria, VA 22314-1488

## サンプル2：*American Journal of Occupational Therapy* の投稿規定

（アメリカ作業療法協会：The American Occupational Therapy Association の許可による *American Journal of Occupational Therapy* からの転載）

*American Journal of Occupational Therapy* は，作業療法に関連する原稿を歓迎する．長編の原稿（12-18ページ）には，以下が含まれるだろう．(a) 研究，教育活動あるいは専門的な動向に関する報告，(b) 新しい作業療法アプローチやプログラム，サービスに関する記述，(c) 新しい情報を概観する総説，(d) 理論的な論点を批判的に考察するか取り扱っている理論的論文．短編の原稿（3-6ページ）には，以下が該当するだろう．(a) オリジナルな治療的補助具，装置，テクニック，(b) 特定の臨床状況における作業療法について記述したケースレポート，(c) 論点や意見をタイムリーに議論したり，適切な議論によって支持される意見を展開したエッセイ．さらに，本誌は，編集者への会員の声，書籍レビュー，ソフトウェアレビュー，テクノロジーレビューを掲載している．すべてのコピーは編集の対象となる．配慮すべき重要な点は，専門的な関心，オリジナリティ，タイムリーさ，妥当性，読みやすさ，そして簡潔さである．

## 投稿

　原稿は，同時に他の出版物での公表を検討してはいないという著者の保証を明示して，投稿しなければならない．匿名のピアレビューを実施するために，コピー3部（図表，写真などのコピー3部を含む）を，編集者宛，Elaine Viseltear（616 Tanner Marsh Road, Guilford, CT 06437）に送付する[訳注]．こちらからの連絡先として，主たる著者あるいは別の者を指定する．本誌は原稿の損失については責任を負いかねる．

## 準備

　原稿は，要約，引用，表と文献を含み，8½×11インチの白紙にダブルスペースでタイプし，マージンを1インチとらなければならない．

　**タイトルページ**．タイトルは短くかつ的確で，論文の主要なアイデアが要約されているべきである．論文で提示されている題材の重要な側面を強調する3つのキーワード，あるいはフレーズ（タイトル中に使われていないもの）をリストアップする．また，著者の氏名，取得学位，職種，および現在の所属をページの下部あるいは別紙に記載する（もしその論文が以前の所属で働いていたときに書かれたものならば，以前の所属も記載する）．さらに，連絡先の著者の電話番号だけではなく，職場のある都市名，州名，郵便番号も記載する．

　**要約**．すべての長編の論文には要約をつけなければならない（最大150語）．要約は事実に基づいて作成され，簡潔で，読者が論文に書かれている内容の本質を迅速に把握することができるように十分に完成されていなければならない．構造化された要約には，目的の記述，研究の方法，結果，そして到達した結論が含まれる．記述的なタイプの要約では，カバーしている対象，中心的なテーマ，使用された情報源，そして結論が示される．

　**本文**．緒言には，目的（今回，作業療法の読者にこの論文を提示する理由）に関する記述がなされるべきであり，そのテーマの重要性やフィールドの適切さが示されていなければならない．文献レビューは，テーマについ

---

訳注：2000年現在はhttp://www.aota.org/nonmembers/area7/links/link03e.aspによると，
Betty R. Hasselkus, Editor
University of Wisconsin-Madison
Occupational Therapy-Kinesiology
1300 University Avenue
Madison, WI 53706

---

て主要な関連を示す引用に限定されるべきである．より最近に出版されたものを強調するべきである．

　**謝辞**．謝辞は短いものを，ダブルスペースでタイプし，本文と文献ページの間に提示する．人々への謝辞は，助成に関する謝辞よりも先に書く．もし，論文が学会での発表論文あるいはプレゼンテーションに基づくものならば，人々への謝辞，助成への謝辞に続けて，この事実を記載する．

　**文献**．文献もダブルスペースでタイプしなければならない．その書き方は，*Publication Manual of the American Psychological Association*（1994）に従い，論文の終わりに文献をABC順にリストし，本文中では引用した文献の著者名および発行年を記しておく．

　私信あるいは他の再現不可能な引用は本文中で説明する．その情報が人から得られたものならば，その氏名と日付を記載し，情報が組織から得られたものなら，組織名，日付，連絡先を記載する．まだ出版されていないが，すでに受理されている論文については，学術誌や書籍の発行者名が分かっている場合は，文献に含めることができる．

　著者だけが，文献の正確さと完全さについて責任をもっている．したがって，あなたは文献を完全にレビューし，チェックするべきである．一般的に使用される文献リストの例を下記に提示するので参照してほしい．

雑誌論文の場合

Ottenbacher, K., & York, J. (1984). Strategies for evaluating clinical change: Implications for practice and research. *American Journal of Occupational Therapy, 38*, 647-659.

単著である書籍の場合

Ayres, A.J. (1973). *Sensory integration and learning disorders.* Los Angeles: Western Psychological Services.

編集された書籍の場合

Hopkins, H.L., & Smith, H.D. (Eds.). (1978). *Willard and Spackman's occupational therapy* (5th ed.). Philadelphia: Lippincott.

法人組織・団体や出版社が著者となっている書籍の場合

American Psychiatric Association. (1980). *Diagnostic and statistical manual of mental disorders* (3rd ed.). Washington, DC: Author.

　**表**．表は，それ自体が説明的であるべきである．した

がって，表は，本文にある内容を繰り返すためではなく，本文の補足をするために用いるのがよい．表はダブルスペースでタイプし，1ページに1個の表とする．それぞれの表にタイトルをつけ，本文中では番号順にそれらを引用する．

図．図には線で描いた画，グラフ，チャート，写真などが該当する．本文中で示されている内容の繰り返しや，論文の理解を高めることに役立たない図は削除する．

線画やグラフ，チャートは専門的に作成されるべきである．また，光沢画紙に焼き付けた白黒写真を提出する．それをテープで一枚ずつ白紙にとめ，その用紙上にのみ書き込みを行う．写真を直接クリップでとめてはならない．記号，省略語，スペルは本文と一致させなければならない．それぞれの図にはラベルを貼り，そこに図番号と主たる著者名を記入し，矢印で図の上方向を指示する．

本文中では，図を順番に引用する．それぞれの図にはタイトルをつけねばならず，それらを一枚の別紙にダブルスペースでタイプし，連続の番号をふる．

対象者が特定できる写真のすべてに，出版に対する対象者の承諾書を添付しなければならない（コピー可）．

省略語．省略語の使用は控えるべきである．もし省略語を使用する場合は，初出時にスペルを省略しないで書いておく．

## 特許

*American Journal of Occupational Therapy* に関するAOTAの著作権は，本誌で出版された著作を無断でコピーすることから保護するだけであり，それによっては著作に関わるいかなる事項や成果物も保護されない．

*American Journal of Occupational Therapy* に投稿された論文で，製造に向けて明確な方向性を記述した自助具や機器類の一部，スプリント，その他の製品は，いかなるものでもAOTAの所有する著作権によって保護はされない．したがって，論文が投稿されたときに，すでに特許を取得していたり，特許申請中でない限り，それらが商用目的で製作されたり，他の人々に特許を取得されることもあり得る．

## 著作権

著者はAOTAに原稿の著作権を譲渡するよう求められる．本誌で出版された原稿はAOTAが著作権を所有し，許可なしに他で出版することは許されない．商用あるいは他の目的で本誌の内容を再掲する場合の許可は，AOTAの Periodical Publications Department から文書で手に入れなければならない．

## 原稿の校正

受理されたすべての原稿は編集の対象となる．著者は，別刷の注文書と一緒に，校正と最終的な承認のために編集された原稿のコピーを受け取ることになる．校正原稿は72時間以内に第1種郵便[訳注]でAOTAに返送しなければならない．著者は編集を含めて原稿の内容に関する最終的な責任を負うことになる．

## 論文形式とマニュアル

本誌では，論文形式のマニュアルとして *Publication Manual of the American Psychological Association* (4th edition, 1994) を採用している．論文形式に関するすべての質問について，このマニュアルを参照してほしい．投稿しようと考えている論文に関する疑問がある場合には，本誌に掲載された類似の論文にあたってみるとよい．あるいは，以下に示した原稿の執筆要領については，本誌編集者まで連絡するとよい．短報（Brief articles, New articles），ケースレポート（Case Reports），プログラムの解説（Program Descriptions），原著論文（Scientific Papers），レビュー論文（Review Papers），特集されるテーマへの投稿（Procedures on Special Issues）．

---

訳注：日本で言えば，さしずめ書き留めの速達郵便というところであろう．

# 付録 O
# 学位論文のタイムテーブルの例

## サンプル1

このタイムテーブルは1995年の秋学期から1996年の春学期までで作成されている

| | |
|---|---|
| パイロットスタディの実施と評価尺度に対する必要な修正 | 1995年秋学期 |
| 学生を対象にリーダーシップスキルと責任感尺度を用いた事前テストを施行する | 1996年春学期の第2週 |
| 学生同士が互いにリードしあうILSグループを実施する | 第3週−第13週（2月−4月） |
| 事前テストの結果を表にする | 第3週（2月5日） |
| 評価尺度を使って学生に事後テストを実施する | 第12週（4月2日） |
| 事後テストの結果を表にする | 第13週（4月9日） |
| 結果と考察を書き上げる | 第14週−第16週（4月−5月） |
| 第1章を書き上げる | 11月 |
| 第2章を書き上げる | 1995年9月−1996年1月 |
| 文献と付録を書き上げる | 1996年1月 |
| 論文審査教官との面談 | 4週ごと |

## サンプル 2

手順と時間枠の順序

| | |
|---|---|
| 1. 質問の適切さを評価するためにパイロットスタディを実施する | 2 週間 |
| 2. 調査票の修正 | 1 週間 |
| 3. 調査票とカバーレターの印刷 | 1 週間 |
| 4. マサチューセッツ州における発達障害領域の作業療法士リストを得る | 2 週間 |
| 5. 封筒の宛名書き，切手貼付，封入 | 1 週間 |
| 6. 調査票への回答期間 | 3 週間 |
| 7. 督促状を送付する | 1 週間 |
| 8. 調査票への回答期間 | 2 週間 |
| 9. データを表にして検討する | 2 週間 |
| 10. データの分析 | 1 週間 |
| 11. 結果と考察を書き上げる | 4 週間 |
| 合計 | 20 週間 |
| 文献レビューを継続 | 1 週間 – 16 週間 |

## サンプル 3

タイムテーブル

| | |
|---|---|
| 1995 年 10 月 – 11 月 | 学位論文の研究計画書を審査委員会に提出する |
| 1995 年 12 月 | 人権委員会の承認 |
| 1995 年 11 月 – 1996 年 1 月 | 文献のレビュー |
| 1995 年 12 月 – 1996 年 2 月 | データの収集と分析 |
| 1996 年 2 月 – 3 月 | 結果を書き上げる |
| 1996 年 3 月 | 論文審査教官に最終稿を提出する |
| 1996 年 5 月 | 論文審査の準備 |

## サンプル 4

タイムテーブル

| | |
|---|---|
| 1995年12月下旬 – 1996年1月中旬 | 学位論文の研究計画書を完成させる |
| 1月中旬 – 2月初旬 | 研究計画書の審査 |
| 2月 | 人権委員会の審査 |
| 2月 – 4月中旬 | データの収集および文献レビューに取り組む |
| 4月下旬 – 5月下旬 | データ分析を完了させる |
| 6月 – 8月 | 論文を書き上げる |
| 9月 | 論文審査 |
| 9月下旬 | 論文の修正 |

# 索 引

太字の数字は，そのトピックがもっともよく説明されているページを示している.

■欧文■

*Abridged Index Medicus*. 縮刷版インデックス・メディクス を参照
*American Journal of Occupational Therapy* 15, 69, 221, 225, 280
*American Medical Association* (AMA) *Manual of Style* 222, 224-225
*Annual Reviews* 14
*Books in Print* 14
*British Books in Print* 14
*Complete Index Medicus*. 完全版インデックス・メディクス を参照
*Cumulative Index to Nursing and Allied Health Literature* 15
*Current Index to Journals in Education* (CIJE) 15, 17
*Dissertation Abstracts* 16
Education Resources Information Center 17
*Exceptional Child Educational Resource* (ECER) 15, 17
*Index Medicus* 15, 16
*Magazines for Libraries* 222
*Medical Subject Headings* 16
Osgood, Charles 104
*Physical Therapy* 15, 221, 222, 225
*Psychological Abstracts* 15, 17
*Publication Manual of the American Psychological Association* (APA) 20, 222, 223, 224, 228
*Resources in Education* (RIE) 15, 17
*Serials Directory: An International Reference Book* 222
*Sociological Abstracts* 15-16
*Ulrich's International Periodicals Directory* 222

■あ■

アーチファクト. 記録やアーチファクト を参照
意義. 研究の意義 を参照
生きられた体験
　質的研究と―― 41
一次資料
　歴史研究 107, 152
逸脱したケースのサンプリング 144
一般化
　歴史研究と―― 153
一般化の可能性
　外的妥当性と―― 74
依頼文（カバーレター） 103
因果関係 67, 153
因果関係研究 29, 48, 54, 68
因果関係のネットワーク 188
因果関係の分析
　質的データにおける―― 185-186, 188
インタビュー
　質的研究のストラテジーとしての―― 43, 44, 153-154
　調査研究と―― 68
　データ収集のテクニックとしての―― 101-103, 109-110
インフォーマント（情報提供者）. 参加者；対象(者) を参照

インフォームドコンセント 193-194, 259-268
インベントリー. データ収集のテクニック を参照
引用文献
　引用の形式 20
　フォーマット（執筆スタイル）；学術誌の論文作成のための 224-225
引用文の使用 210
ウィルコクソンの順位和検定 132
ウィルコクソンの符号つき順位検定 131
影響のマトリックス 185
AMAマニュアル. *American Medical Association* (AMA) *Manual of Style* を参照
APAマニュアル. *Publication Mnual of the American Psychological Association* (APA) を参照
SD法（セマンティック・ディファレンシャル法） 104-105
エスノグラフィー（民族誌） 42, 167
エスノメソドロジー 42-43
エスノグラフィックな研究
　記述 145-148
　研究デザイン 42, 43
　データ収集のテクニック 99, 101, 106, 147-148
　データ分析 167
　パイロットスタディ 197
　フィールドワーク 146-148
　フォーマット（執筆スタイル）；学術誌の論文作成のための 225-226
$F$ 検定 126
$F$ 比 133

円グラフ　129, 205, 208図
折れ線グラフ　205, 207図
オンラインでのコンピュータ検索　16-17, 222

■か■

画．データの表示　を参照
回帰分析　133
解釈学の定義　152
外的信頼性
　　質的研究における――　157-158
外的妥当性
　　定義　48
　　量的研究　73, 74-75
$\chi^2$検定．ピアソンの$\chi^2$検定　を参照
概念軸によるデータ表示　184-185
概念のクラスターからなるマトリックス　184
概念のコード化
　　事前的な方法としての――　189
概念枠組み
　　研究の――　86-87
科学的記述．論文の作成　を参照
鍵となるインフォーマント　143, 148
鍵となる出来事　148
学位論文の準備　229-234, 261-262, 283-285
学術誌の論文
　　所蔵場所を探す　18
　　投稿規定　211, 221-222, 276-282
　　フォーマット（執筆スタイル）；質的研究の論文作成のための　225-228
　　フォーマット（執筆スタイル）；量的研究の論文作成のための　222-225
　　ページ数の制約　20
　　求められる要約　209, 225
'拡張'の定義　171
確率
　　有意性の検定と――　130
　　ランダム化と――　48, 89
仮説
　　ケーススタディ　69
　　質的データと――　41-42
　　――の洗練　29-30
　　――の目的　4
　　フォーマット（執筆スタイル）；学術誌の論文作成のための　223
　　例　4-5

片側$t$検定　131
合衆国政府の刊行物　13, 14
活動記録　184
活動の次元
　　評定尺度と――　105
カテゴリー
　　質的データ分析における――　168-173, 174-177, 180-181
間隔データ　127, 130
刊行物　13, 14．記録やアーチファクト　も参照
観察
　　データ収集と――　99-101, 109, 144
観察者のバイアス　109, 156
完全版インデックス・メディクス　15
キーワード
　　コンピュータ検索の――　17
記述単位
　　質的データの分析における――　168-173
記述的研究　50, 203
記述統計　126, 128-129, 205
記述用語
　　コンピュータ検索の――　17
帰納的分析　141, 167
'基本単位にばらす'ことの定義　169
帰無仮説　29, 30
共分散分析　134
極端なケースのサンプリング　144
記録やアーチファクト
　　データ収集と――　43, 106-107, 151-152
グラウンデッドセオリー
　　質的研究と――　141, 142, 144, 173-178
クラスカル-ワリス検定　134
グラフ　205．データの表示　も参照
形成的な研究　72
計測機器（ハードウェア）
　　供給元のリスト　251
　　適用　107
系統的なバイアス（偏り）　46
ケーススタディ〈質的研究〉
　　記述　145, 149-150
　　研究デザイン　44
　　データ分析　167
ケーススタディ〈量的研究〉
　　研究デザイン　69-71
　　データ収集　106
　　データの報告　203
　　パイロットスタディ　196

非実験デザイン　50
ケース・ダイナミック・マトリックス　188
結果．研究結果　を参照
結果を攪乱させるヒストリーの影響
　　妥当性と――　73-74
決定的に重要なケースの選択　144
結論を引き出す
　　質的データ分析において――　179
研究課題の明確な記述
　　質的研究　142
　　展開　26-27, 30
　　フォーマット（執筆スタイル）；学術誌の論文作成のための　222-223
研究疑問．仮説　も参照
　　質的研究　143, 227
　　洗練　26
　　妥当であるための特性　2-4
　　調査研究　69
　　フォーマット（執筆スタイル）；学術誌の論文作成のための　227
研究結果
　　フォーマット（執筆スタイル）；学術誌の論文作成のための　224
　　報告　202-211
研究者
　　外的妥当性と――　74, 75, 156
　　外部評価者の利点と欠点　73
　　観察者のバイアス　109, 156
　　対象者との関係　52
　　テストの影響およびテスティング　74, 75
　　フィールドワーク　146-148
　　複数の研究者で行う利点　5, 158
　　身分・地位　157
研究者が自分自身で作った類型　168, 169, 171
研究トピック（ス）　1-5
研究の意義　3, 28-29, 30, 86
研究の限界
　　量的研究と――　87-88, 90, 209
研究の背景
　　フォーマット（執筆スタイル）；学術雑誌の論文作成のための　223, 227
　　――の発展　27
研究の範囲　86-87, 89
研究の目的
　　特徴　51
　　――の明確な記述　27, 30
　　フォーマット（執筆スタイル）；学術

誌の論文作成のための　223, 227
研究表記法　48
研究プロジェクト
　　仮説の明確化　4-5
　　結果を報告し，結論を導く　202-211
　　研究課題の明確な記述　26-27, 30
　　研究の意義　28-29, 30
　　最終準備　192-198
　　人権委員会の手続き　192-194, 197-198, 199
　　背景　27
　　パイロットスタディ　195-197
　　目的　4, 27, 30
　　倫理　194-195
　　——を完成させる　192-198
研究方法．質的研究；量的研究　も参照
　　選択　38-39
　　統合されたデザイン　39
　　フォーマット（執筆スタイル）；学術誌の論文作成のための　223, 227
　　迷いやすい箇所　53-54
検証
　　質的データ分析　179
現象学的なものの見方
　　質的研究と——　40-41, 142, 154
現象学の定義　43
現場に根ざしていること
　　質的データ　40
原理
　　研究疑問と——　2-3
交差分類マトリックス　171-172
公式インタビュー　102, 109-110
公式理論　178
構成的（構造化された）インタビュー　50, 102
コードとコーディング
　　事後的な方法　144, 168, 189
　　事前的な方法　188-190
　　質的データの分析　167-168, 182-183
　　スタートの定義　180
個性記述的な研究　69
言葉のコード化
　　事前コーディングにおける——　189
コホートデザイン
　　準実験デザインと——　65-66
コミュニケーションのエスノグラフィー　42
コンタクト・サマリーシート
　　質的データ分析と——　179
コントロール
　　準実験デザイン　65-67
　　量的研究における——　45-46
コンビニエンスサンプル
　　質的研究　144
　　準実験デザイン　65
　　——の問題　90
コンピュータソフトウェア
　　BMDP　135
　　Minitab　135
　　SAS/STAT　135
　　SPSS　135
コンピュータの使用
　　質的データの分析　169, 254-255
　　ソフトウェアのリスト　254-255
　　データベースを使用した学術誌の選択　222
　　統計解析　135
　　文献レビュー　12, 16-17, 21

■さ■

再現性　74
再テスト法による信頼性　75, 108
最頻値
　　記述統計と——　126, 129
索引．雑誌の索引集と要約集　を参照
索引カードの使用　18-19, 19図, 21図, 169-171, 174
雑誌（学術誌）
　　研究の目的と範囲の例　274-275
　　執筆スタイルのガイドライン　222
　　選択　221-222
　　発行元のリスト　269-273
雑誌の索引集と要約集　13, 14-16, 17, 209, 225, 247-249
参加観察
　　質的研究　43, 100-101, 150
　　定義　100
3×2多要因デザイン　64, 64図
参加者．対象（者）も参照
　　研究者との関係　52
　　質的研究　156-157, 158
　　妥当性と——　155, 156
　　ハロー効果　156
参加者の選択
　　エスノグラフィックな研究　148
　　外的信頼性と——　157
　　質的研究　143-144
散布図　132

サンプル　88．コンビニエンスサンプル；対象（者）も参照
時間軸によるデータ表示　183-184
自記式質問紙　103
時系列デザイン
　　事後コーディング　144, 168, 189
　　準実験デザイン　66-67
事後的研究　50, 53, 67, 68
思索的所見
　　質的データ分析　181
事前コーディング　144, 168, 180, 188-190
自然主義的（質的）デザイン
　　結果を報告し，結論を導く　210-211
　　研究デザイン　38-39
　　信頼性と——　156-159
　　——の理論　142-143
　　フォーマット（執筆スタイル）；学術誌の論文作成のための　225-229
事前テストと事後テスト
　　実験デザイン　48-49, 62-63
　　準実験デザイン　49-50, 64-67
　　推測統計と——　129-130
シソーラス
　　学術用語の——　15, 15図, 17
実験デザイン（実験研究）
　　限界　87-88
　　古典的デザイン　62, 129-130
　　事前テストと事後テスト　63
　　ソロモン4グループデザイン　63
　　多要因デザイン　64, 64図
　　追跡調査　62
　　データ収集のテクニック　106
　　データの報告　202
　　——の概念　38-39, 48-49
　　迷いやすい箇所　53-54
　　用語の操作化　82-84
実験変数．独立変数の項の量的研究を参照
質的研究．ケーススタディ〈質的研究〉；エスノグラフィックな研究；歴史研究；自然主義的（質的）研究　も参照
　　一般的な構成要素　142-145
　　インタビューのストラテジー　43, 44
　　概観　38-39
　　学位論文の準備　231
　　記述　145-154
　　研究課題の明確な記述　142
　　研究疑問　143

現象学的なものの見方　40-41, 43
現場に根ざしていること　40
コミュニケーションのエスノグラフィー　42
参加観察　43
参加者の選択　143-144
自然主義的なありのままの場面　40
資料を利用するストラテジー　43
信頼性　156-159
ストラテジー　42-44
妥当性　155-156
適用　40
　――のための準備　142
　――の特徴　40-42
フォーマット（執筆スタイル）；学術誌の論文作成のための　225-228
報告書を書くこと　144-145
迷いやすい箇所　53-54
目立たない態度での研究と観察者としての研究　43
目的　51, 141
量的研究との比較　51-53
理論もしくはモデル　142-143
質的研究におけるデータ
　結果を報告し，結論を導く　144-145, 210-211
　組織化し記述する　168-173
　――の特徴　40-42
質的研究におけるデータ収集
　測定用具　52, 144
　テクニック　99, 100-101, 144, 158, 159
　量的研究との比較　51, 54
質的研究のデータ分析　144．事前コーディング　も参照
　因果関係　185-188
　概観　167-168
　グラウンデッドセオリー　173-178
　原因，結果と関連性　173
　交差分類マトリックス　171-172
　コード化とその表現法　178-188
　コンタクト・サマリーシート　179
　参加者にとって納得できる　210-211
　思索的所見　181
　スタートコードとその定義　179-181
　ソフトウェアのリスト　254-255
　中間的なケースの要約　182
　典型的な分析手順　167
　パターン，カテゴリーと記述単位　168-173

　パターン・コーディング　181
　フォーマット（執筆スタイル）　210, 227-228
　プロセスと結果のマトリックス　173
　方法の選択　109
　メモすること　182
　余白に書き込んだ所見　181
　量的研究との比較　52, 53-54
質問．研究疑問；質問紙　を参照
質問紙　68, 103-106, 110
写真　263-264．データの表示　も参照
重回帰分析　134-135
自由回答形式の質問　104, 106, 145, 151, 153-154
従属変数
　実験研究　53
　多要因デザイン　64
　非実験研究　54
　量的研究における――　45
重要な出来事のチャート　183
縮刷版インデックス・メディクス　15
出版（投稿）．学術誌の論文；雑誌　も参照
　学位論文の準備　229-234
　手続き　228-229
　迷いやすい箇所　234
出版する権利を得るための手続き　221, 222, 228-229
準実験デザイン（準実験研究）
　概念　49-50, 50図
　コホートデザイン　65-66
　コンビニエンスサンプル　65
　データの報告　202
　ランダム化の条件を欠く場合　64-66
順序データ　127, 130
少数の対象者でのケーススタディ　69
処理変数．独立変数の項の量的研究　を参照
資料を利用するストラテジー
　質的研究における――　43
シングルケーススタディ（単一事例研究）　69-70
シングルケースレポート（単一事例報告）の定義　50
人権委員会の手続き　192-194, 197-198, 229, 265-268
信頼性．妥当性/信頼性　を参照
図　129, 204, 205, 211．データの表示　も参照
推測統計　126, 129-135, 202, 205, 224

推論の少ない記述
　内的信頼性と――　158
スタートコードとその定義
　質的データ分析　179-181
スピアマンの相関係数 rho の検定　133
図表による表示．データの表示　を参照
成熟
　妥当性と――　74
精神分析学的理論
　質的研究　142
正の（順の）相関関係　68
世界医師会　192, 256
折半法による信頼性　75, 108-109
前提
　量的研究と――　84-86, 89
総括的な研究　72
相関関係の検定　132-133
相関係数（$r$）　68, 132
相関係数 $r$ の検定　126
相関研究
　データの報告　202
　非実験デザイン　50, 54, 67-68
相互参照
　文献資料の――　19
操作
　量的研究と――　45
相対的な位置づけ
　記述統計による――　129
属性の定義　109
測定用具．計測機器；テスト用具；テストとテスティング；質的研究におけるデータ収集　を参照
ソフトウェア．コンピュータの使用　を参照
ソロモン4グループデザイン　63

■た■

対象（者）．人権委員会の手続き；参加者；ランダムサンプリング　も参照
　研究疑問と――　4
　研究者との関係　52
　サンプル　51-52
　選択と内的妥当性　74
　選択の基準　88-89
　妥当性/信頼性と――　73-75
　調査研究　68-69
　フォーマット（執筆スタイル）；学術誌の論文作成のための　223-224

対象者の自然減．対象者の脱落 を参照
対象者の脱落
　定義　62
　内的妥当性と――　74
タイトル
　表や図の――　205
タイムサンプリング　148
絶えざる比較法　174
脱落．対象者の脱落 を参照
妥当性/信頼性
　外的　48, 74-75, 157-158
　競合する説明と――　155
　研究者の影響　156
　研究デザインのチェック　155-156
　参加者の反応　156
　質的研究　154-159
　知的な厳密さ　156
　定義　73
　テスト用具　108-109
　トライアンギュレーション　155
　内的　48, 66, 73-74, 157, 158-159
　反証事例　155
　量的研究　73-76
多要因デザイン
　変数と――　63-64, 64図
単一群の時系列デザイン　66
ダンカン法　133
探索的研究．ケーススタディ（量的研究）を参照
チェックリスト・マトリックス　183
中央値
　記述統計と――　126
チューキー法　133
中心傾向
　記述統計と――　129
調査研究
　外的妥当性と――　74-75
　研究デザイン　68-69
　データ収集のテクニック　99, 101
　データの報告　203
　非実験デザイン　50, 68-69
追試　1
定義
　質的データ分析　175
$t$ 検定　126, 127, 131
データ．質的研究におけるデータ；量的研究におけるデータ も参照
　結果を報告し，結論を導く　202-211
　現場に根ざしていること　40

事前コーディング法とデータ管理　190
組織化し，記述する　168-173
タイプ/カテゴリー　40, 41, 51, 126-128, 128表, 159
データ収集
　外的信頼性と――　158
　ケーススタディ　71, 149
　迷いやすい箇所　54
データ収集のテクニック．計測機器 も参照
　インタビュー　101-103, 109-110
　観察　99-101, 109
　記録やアーチファクトの検討　106-107
　質問紙　103-106, 110
　テスト，測定尺度，インベントリー　108
　フォーマット（執筆スタイル）；学術誌の論文作成のための　224
　迷いやすい箇所　109-110
　例　80図
データの縮小　178
データの表示
　質的研究　168, 178-179, 183-188, 210
　フォーマット（執筆スタイル）；学術誌の論文作成のための　224
　量的研究　204-205, 204表, 205表, 206表, 207図, 208図
データ分析．質的研究のデータ分析；量的研究のデータ分析 も参照
　外的信頼性と――　158
　ケーススタディ　71
　結論を導く　202-211
　評価研究と外部評価者　73
　方法の選択　109
　迷いやすい箇所　54
　歴史研究　152-153
データベース　16-17, 222
　CINAHL　16
　EPIC/OCLC　222
　ERIC　17
　MEDLINE　16, 17
　OT BibSys　16-17
　PsycINFO　17
出来事の一覧表（イベント・リスティング）　183
出来事の状況を示すネットワーク　184
テストとテスティング．事前テストと

　事後テスト も参照
　信頼性と――　75
　推測統計　129-132
　相関関係　132-133
　著作目録　108
　データ収集と――　108
テスト用具（測定用具）．データ収集のテクニック も参照
　供給元のリスト　252
　研究の前提と――　85-86
　研究法による比較　52
　信頼性と――　75
　著作目録の資料のリスト　253
　――の妥当性と信頼性　108-109
　フォーマット（執筆スタイル）；学術誌の論文作成のための　224
手続き
　研究の前提と――　85
典型的なケースのサンプリング　143-144
電話インタビュー　101-102
道具．計測機器；テスト用具 を参照
統計学的分析．記述統計；推測統計 も参照
　ケーススタディ　71
　コンピュータの使用　135
　相関研究　68
　迷いやすい箇所　135-136
統計の専門家に相談する　125-126, 135-136
統合的デザインによる研究法　39
同僚との検討
　内的信頼性と――　159
独立変数
　実験研究　53, 63
　相関研究　67
　非実験研究　53-54
　量的研究　45
図書館　13, 14, 16, 152
度数分布図．ヒストグラム を参照
トライアンギュレーション　39, 155

■な■

内的サンプリング　148
内的信頼性
　質的研究の――　157, 158-159
内的妥当性
　準実験研究　66
　定義　48
　複数の事前テストを行う時系列デザ

イン　67
　　量的研究　73-74
2×2×2多要因デザイン　64, 64図
2×2多要因デザイン　64
二次資料
　　歴史研究　107, 152
二重カッコ
　　思索的所見と——　181
二峰性の分布　129
ニューマン-ケウルス検定　133
認知地図　184-185
認知理論
　　質的研究と——　142
ネットワーク
　　質的データの分析　182-186, 187,
　　　188．データの表示　も参照
ノンパラメトリック・データ　127-128,
　　130, 131, 132, 133

■は■

パーソナリティ理論
　　質的研究　142-143
バイアス（偏り）　46, 109, 156
パイロットスタディ　2, 71, 195-197
　'橋渡し'の定義における　171
パターン
　　質的データの分析　168-173
　'パターンを完成させること'の定義
　　　171
発展過程の理論　178
パラメトリック・データ　127-128, 130,
　　132
ハロー効果　156
範囲〈量的研究〉
　　限界　87-88, 90
　　研究の範囲　86-87, 89
　　コンビニエンスサンプル　90
　　前提　84-86, 89
　　対象の基準と選択　88-89
　　迷いやすい箇所　89-90
　　用語の定義と操作化　82-84
ピアソンの$\chi^2$検定　128表, 130-131
ピアソンの積率相関　132-133
比較可能なケースの選択　144
非公式インタビュー　102
非構成的（構造化されていない）イン
　　タビュー　44, 102, 145, 153-154
非実験デザイン（非実験研究）．調査
　　研究　も参照
　　相関研究　67-68

データの報告　203
統計学的分析　128-129
——の概念　50-51
迷いやすい箇所　54
ヒストグラム　205, 207図
非代表性
　　準実験デザイン　65
比データ　127, 130
ビデオテープの使用　99, 159
非方向仮説　29, 30
秘密保持　194
表　129, 204-205, 211．データの表示
　　も参照
評価研究
　　記述　51
　　研究デザイン　72-73
　　データの報告　203
　　パイロットスタディ　197
評価者．研究者　を参照
評価の次元
　　評定尺度と——　105
評価の高いケースの選択　144
表紙　228
表示．データの表示　を参照
標準化されたテスト用具　108, 109
標準化されていないテスト用具　108
標準偏差（SD）　126, 129
評定者間信頼性　75, 109
評定尺度
　　質問紙と——　104-106
評定者の偏りのなさ　99
標本．サンプル　を参照
'表面の舗装'の定義　171
分厚い記述としてのデータ　41, 43
フィールドデータを収集する方法　99-
　　101
フィールドノーツ　147-148
フィールドワーク
　　エスノグラフィックな研究と——
　　　146-148
フォローアップ（追跡）．事前テスト
　　と事後テスト　を参照
複合的な理論　178
複数の処理
　　外的妥当性と——　75
負の（逆の）相関関係　68
部分的に整理されたデータ表示　183
部分母集団の定義　47
プロセスと結果のマトリックス　173
文化．エスノグラフィックな研究　を
　　参照

文化理論
　　質的研究と——　142
文献カード目録　13-14
文献レビュー（文献検討）
　　結論を導くことと——　205-207
　　コンピュータ検索　16-17, 21
　　資料の整理　18-20
　　手作業での検索　13-16
　　長さ　20
　　フォーマット（執筆スタイル）；学術
　　　誌の論文作成のための　223
　　迷いやすい箇所　20-21
　　目的　12-13
　　よく書かれた文献レビューのリスト
　　　250
　　論文と書籍の所蔵場所を探す　18
分散分析
　　共分散分析（ANCOVA）　130, 134
　　分散分析（ANOVA）　133-134
文章
　　データの表現方法としての——
　　　179
分析的帰納　141
文脈チャート　183
'分類すること'の定義　170
平均
　　記述統計と——　126, 129
閉鎖回答形式の質問（択一回答式質
　　問）　104
ヘルシンキ宣言　192, 256-258
変数．従属変数；独立変数　も参照
　　研究仮説と——　29
　　研究疑問と——　3-4
　　定義　3
　　統計学的分析と——　67-68, 109
　　2変数以上の比較　133-135
　　——のコントロール　45-46
　　パラメトリック・データ／ノンパラメ
　　　トリック・データと——　128
　　量的研究における操作　45
包括的なサンプリング　144
棒グラフ　205
方向仮説　29, 30
方法論研究
　　パイロットスタディ　197
　　非実験デザイン　50
　　量的研究デザイン　71-72
ホーソン効果　74
母集団の定義　46-47, 88

■ま■

マイクロフィルム　16
マトリックス．データの表示　も参照
　　交差分類　171-172
　　プロセスと結果の――　173
　　方法　182-188
マルチケーススタディ　71
マン-ウィットニー U 検定　127，128表，132
無作為化．ランダム化　を参照
無作為抽出．ランダムサンプリング　を参照
名義データ　126，130
目立たない態度での研究と観察者としての研究　43
メタファー（隠喩）
　　交差分類マトリックスと――　171-172
目的．研究の目的　を参照

■や■

役割で整理されたマトリックス　184
唯物論
　　質的研究　143
有意性の検定
　　確率と――　130
ユニークなケースの選択　144
要因説明のためのマトリックス　186
要因の定義　63
用語
　　定義と操作化（量的研究）　82-84
用語の対象
　　操作的定義　83
要約．雑誌の索引集と要約集　を参照
予測を行いテストする　188
余白に書き込んだ所見
　　――の目的　169，181

■ら■

ランダム化
　　準実験デザイン　64-66
　　量的研究　46-48，54
ランダムサンプリング
　　記述統計と――　128
　　定義　46，54
　　パラメトリック・データ／ノンパラメトリック・データと――　128

量的研究　89
ランダム割付け
　　準実験デザイン　66
　　定義　46，54
リカート・スケール　104，105
力量の次元
　　評定尺度と――　105
離散変数　126，127
理念の前提　85
領域密着理論　178
両側 t 検定　131
量的研究．範囲〈量的研究〉ケーススタディ〈量的研究〉；実験デザイン；非実験デザイン；準実験デザイン　も参照
　　概観　38-39
　　学位論文の準備　230-231
　　研究の限界　87-88，90，209
　　研究の前提　84-86，89
　　研究の範囲　86-87，89
　　研究の目的　51
　　コントロール　45-46
　　質的研究との比較　51-53
　　従属変数と独立変数　45
　　操作　45
　　――の概念　44-48
　　――の妥当性／信頼性　73-76
　　――の分類　44，48-51
　　フォーマット（執筆スタイル）；学術誌の論文作成のための　222-225
　　迷いやすい箇所　53-54
　　用語の定義と操作化　82-84
　　要約　76
　　ランダム化　46-48
量的研究におけるデータ
　　結果を報告し，結論を導く　202-209
　　収集のテクニック　51，99-108，109-110
　　タイプ　126-128，128表
量的研究のデータ分析．統計学的分析　も参照
　　間隔データ　127
　　記述統計　126，128-129，205
　　質的研究との比較　52，53-54
　　順序データ　127
　　推測統計　126，129-135，202，205，224
　　統計の専門家に相談する　125-126，135-136
　　ノンパラメトリック・データ　127-128

　　パラメトリック・データ　127-128
　　比データ　127
　　方法の選択　109
　　名義データ　126
　　有意性の検定　130
理論に基づいていること
　　研究疑問と――　2-3
理論もしくはモデル　142-143．グラウンデッドセオリー　も参照
倫理
　　研究者に関する事柄　194-195
　　コントロール群と――　46，49
　　対象者の権利　192-194，256-258
類型
　　研究者が自分自身で作った――　168，169，171
歴史学的記述研究　150
歴史研究
　　記述　145，150-153
　　研究デザイン　44
　　データ収集のテクニック　106，107
　　データ分析　167
　　パイロットスタディ　195-196
レファレンスブック　14
レンジ（範囲）
　　記述統計と――　126
連続変数　126
録音したデータ　144，159
論証　153
論文．学術誌の論文　を参照
論文の作成．出版（投稿）も参照
　　学位論文の準備　229-234
　　学術誌の論文　221-228
　　興味深いものにする　228
　　結果を報告し，結論を導く　144-145，210
　　質的研究のフォーマット　144-145，210，225-228
　　執筆スタイルのガイドライン　222
　　文献レビュー　19-21
　　量的研究のフォーマット　222-225

■著者
Diana M. Bailey, EdD, OTR, FAOTA
Associate Professor, Boston School of Occupational Therapy, Tufts University, Medford, Massachusetts

■監訳者
朝倉　隆司　東京学芸大学教育学部（保健医療社会学）．（主担当章：4, 8章／副担当章：5, 9章）

■訳　者（五十音順．主担当章／副担当章）
朝倉　京子　東北大学医学部（基礎看護学，ジェンダー研究）．（5, 7章／10, 12章）
奥原　秀盛　文京学院大学保健医療技術学部（成人看護学）．（1, 3章／13章）
鈴木　久義　昭和大学保健医療学部（基礎作業療法学）．（2章，付録A〜F, J〜O／3, 8章）
松本佳代子　Aquinas college(米国ミシガン州)（社会薬学）．（11, 12章，付録G〜I／1, 6章）
守田美奈子　日本赤十字看護大学看護学部（基礎看護学）．（6, 10章／7, 11章）
谷津　裕子　日本赤十字看護大学看護学部（母性看護学，助産学）．（9, 13章／2, 4章）

---

保健・医療のための研究法入門
― 発想から発表まで ―

ISBN4-7639-6011-3
2001年1月1日　第1版第1刷発行
2016年2月10日　第1版第7刷発行
定価はカバーに表示

著　者：Diana M. Bailey
監訳者：朝倉隆司
訳　者：朝倉京子／奥原秀盛／鈴木久義
　　　　松本佳代子／守田美奈子／谷津裕子
発行者：中村三夫
発行所：株式会社　協同医書出版社
　　　　113-0033　東京都文京区本郷3-21-10
　　　　　　　　　浅沼第2ビル4階
　　　　電話　03-3818-2361
　　　　ファックス　03-3818-2368
　　　　郵便振替口座　00160-1-148631
DTP：　　Kyodoisho DTP Station
印刷・製本：株式会社　三秀舎

JCOPY 〈(社)出版者著作権管理機構 委託出版物〉
本書の無断複写は著作権法上での例外を除き禁じられています．複写される場合は，そのつど事前に，(社)出版者著作権管理機構（電話03-3513-6969, FAX 03-3513-6979, e-mail: info@jcopy.or.jp）の許諾を得てください．
本書を無断で複製する行為（コピー，スキャン，デジタルデータ化など）は，「私的使用のための複製」など著作権法上の限られた例外を除き禁じられています．大学，病院，企業などにおいて，業務上使用する目的（診療，研究活動を含む）で上記の行為を行うことは，その使用範囲が内部的であっても，私的使用には該当せず，違法です．また私的使用に該当する場合であっても，代行業者等の第三者に依頼して上記の行為を行うことは違法となります．